LES

GRANDS ÉCRIVAINS

DE LA FRANCE

NOUVELLES ÉDITIONS

PUBLIÉES SOUS LA DIRECTION

DE M. AD. REGNIER

Membre de l'Institut

MÉMOIRES

DE

SAINT-SIMON

TOME XXXIII

MÉMOIRES

DE

SAINT-SIMON

NOUVELLE ÉDITION

COLLATIONNÉE SUR LE MANUSCRIT AUTOGRAPHE

AUGMENTÉE

DES ADDITIONS DE SAINT-SIMON AU JOURNAL DE DANGEAU

et de notes et appendices

PAR A. DE BOISLISLE

Membre de l'Institut

AVEC LA COLLABORATION DE L. LECESTRE

ET DE J. DE BOISLISLE

TOME TRENTE-TROISIÈME

PARIS

LIBRAIRIE HACHETTE

BOULEVARD SAINT-GERMAIN, 79

1922

MÉMOIRES
DE
SAINT-SIMON

Un événement que nous verrons bientôt, puisqu'il arriva le 28 janvier de cette année 1718, en laquelle nous allons entrer[1], m'a paru mériter d'en rapprocher les choses un peu précédentes qui l'ont préparé, et de préférer pour cette fois une suite plus éclaircissante[2] des choses qui l'ont amené, à un scrupule trop exact des temps même peu éloignés, et qui auroit fait perdre de vue ce qui a peu à peu[3] produit l'événement, lorsqu'il sera temps de le raconter. 1718.

Manèges du duc de Noailles à l'égard de Law.

On a vu p. 2094[4] la brouillerie du duc de Noailles et de Law, le replâtrage qui s'y fit, le gré sensible que M. le duc d'Orléans sut au duc de Noailles de sa complaisance et de ses protestations à cet égard, et l'âpreté avec laquelle il en sut profiter pour en tirer le gouvernement et la capitainerie de Saint-Germain, qu'il avoit toute sa vie

1. Il fait allusion à la disgrâce du chancelier Daguesseau, qu'il va raconter un peu plus loin, p. 40.
2. Adjectif verbal peu usité, surtout au sens figuré.
3. Saint-Simon avait d'abord écrit *ce qui a peu pro*; il a écrit *à peu* sur cette dernière syllabe, puis mis à la suite *a produit*, de sorte que le manuscrit porte : *ce qui a peu à peu a produit*.
4. Tome XXXII, p. 201.

Mort de Mornay. Duc de Noailles obtient sur le champ le gouvernement et capitainerie de Saint-Germain.

muguetée[1], et que la fortune lui livra précisément dans ce favorable instant par la prompte mort de Mornay sans enfants[2]. Il y avoit longtemps que Noailles, jaloux de Law, troubloit sa banque et ses desseins. Non seulement il le barroit en tout par les manœuvres et l'autorité de sa place dans les finances ; mais il lui suscitoit dans les conseils et dans le Parlement tous les contradicteurs qu'il pouvoit, et qui très souvent arrêtoient et faisoient même échouer ses propositions les plus raisonnables. Law, qui, comme je l'ai expliqué[3], venoit chez moi tous les mardis matins, m'en faisoit continuellement ses plaintes, et m'en prouvoit d'autant plus aisément la raison et le mal que faisoit aux affaires cette contradiction perpétuelle, qu'on a vu, d'une part, comme j'étois avec le duc de Noailles, et d'autre part, mon incapacité souvent avouée sur la matière des finances. Mais il y a pourtant des choses qui dépendent quelquefois plus du bon sens que de la science, et de plus Law, avec un langage fort écossois, avoit le rare don de s'expliquer d'une façon si nette, si claire, si intelligible, qu'il ne laissoit rien à desirer pour se faire parfaitement entendre et comprendre. M. le duc d'Orléans l'aimoit et le goûtoit. Il le regardoit et tout ce qu'il faisoit comme l'ouvrage de sa création. Il aimoit de plus les voies extraordinaires et détournées, et il s'y attachoit d'autant plus volontiers qu'il voyoit échapper les ressources devenues si nécessaires à l'État et toutes les opérations ordinaires des finances. Ce goût du Régent blessoit Noailles, comme étant pris à ses dépens. Il vouloit être seul maître dans les finances. Law y avoit une partie indépendante. Cette partie plaisoit au Régent, et Noailles, qui le prétendoit gouverner, et atteindre par là au premier ministère, dont il ne perdit jamais les vues ni

Liaison de l'abbé Dubois et de Law, et sa cause.

1. Verbe déjà rencontré dans le tome I, p. 123.
2. Léonor de Mornay-Montchevreuil. Tout cela a été raconté dans le précédent volume, p. 201-202.
3. Tome XXX, p. 93-94.

l'espérance, trouvoit en Law un obstacle dans sa propre gestion, lui qui empiétoit tant qu'il pouvoit sur toutes celles des autres. Toutes ses bassesses sans fin et sans mesure prodiguées au maréchal de Villeroy n'avoient pu l'accoutumer[1] à n'être que de nom à la tête du conseil des finances. Ainsi il protégeoit souvent Law contre lui, encore qu'il n'aimât pas au fond ce que le Régent pouvoit rendre utile, et qu'il fomentât sous main les mouvements sourdement commencés du Parlement, à qui il falloit des prétextes, et qui se proposoit bien de s'en faire un de la gestion des finances et de la singularité de celle de cet étranger.

L'abbé Dubois, qui, pour regagner l'esprit de M. le duc d'Orléans, avoit eu besoin d'entours[2], ne se fut pas plus tôt emparé de lui par ses négociations avec l'Angleterre et la Hollande, que ceux dont il s'étoit servi lui devinrent suspects dès que son crédit n'eut plus besoin du leur. Son plan alloit aussi au premier ministère. Il n'y vouloit point de concurrents ni de contradicteurs. Celui de tous qu'il craignoit davantage étoit le duc de Noailles, parce qu'il avoit le même dessein et bien d'autres moyens que lui pour s'y porter. Il résolut donc de l'écarter de bonne heure sans rien montrer de personnel. La partie eût été trop inégale, et d'ailleurs la soumission du duc de Noailles, qui augmentoit pour lui à la mesure du crédit qu'il reprenoit auprès de son maître, lui en ôtoit jusqu'au prétexte : on a vu combien, pour lui plaire, il avoit mérité les louanges des Anglois[3]. Dubois se lia donc avec Law[4]. Leurs intérêts à former cette union étoient pareils. Un étranger, aboyé[5] d'un nombre de gens autorisés par leur

1. N'avaient pu accoutumer le maréchal.
2. Il a parlé dès 1715 (tome XXVI, p. 367-373) des liaisons que l'abbé avait nouées à cet effet avec le duc de Noailles, avec Effiat, avec Longepierre.
3. Tome XXXI, p. 389.
4. Déjà dit en 1716 : tome XXX, p. 89. — 5. Tome IV, p. 207.

être, par leur état, par leurs places, avoit à chaque instant tout à craindre de la foiblesse du Régent. En le favorisant, Dubois flattoit le goût de son maître, et portoit indirectement des bottes[1] à Noailles, qu'il vouloit perdre sans oser le montrer, et sans que Noailles s'en doutât lui-même, ni dans ces commencements le Régent non plus avec tous ses soupçons. Tout se passoit à cet égard dans un intérieur que tout l'art de Noailles ne pouvoit percer.

Law ne me cacha point cette liaison naissante et l'usage qu'il commençoit à en tirer; mais il ne me disoit pas ce qui lui en coûtoit pour l'accroître et pour la rendre tout à fait solide. Il commençoit à avoir de l'argent à répandre par ce négoce naissant, si connu depuis et si fatal par l'abus qui s'en fit sous le nom de Missisipi. Il étoit doux à l'abbé Dubois de trouver une ressource secrète dont il n'eût obligation à personne qu'à celui qui avoit autant d'intérêt, pour sa propre défense, d'acheter sa protection que lui de l'accorder à ce prix, et les moyens en même temps d'énerver de bonne heure un compétiteur à la première place de toute autorité et de toute grandeur, à la cheville du pied duquel il ne pouvoit encore atteindre[2]. Telle fut la chaîne qui serra l'amitié entre ces deux hommes et qui les a portés si haut ou si loin l'un et l'autre. Je ne sais si, à travers les ruses et les caresses de Dubois, Noailles s'aperçut de quelque chose; car l'odorat de tous les deux étoit bien fin. Ce qui me l'a fait soupçonner, c'est ce qui m'arriva, et qui, à la façon dont j'étois avec le duc de Noailles, ne lui parlant et ne le saluant jamais et ne lui épargnant pas, comme on l'a vu[3], les algarades publiques, me jeta dans le dernier étonnement.

Duc de Noailles, agité de crainte pour sa place,

Vers la fin de l'été de 1717, étant un samedi après dîner au conseil de régence pour finance, assis, à mon ordinaire, entre le comte de Toulouse et le duc de Noailles,

1. Terme d'escrime, comme dans le tome XXI, p. 374.
2. Locution déjà relevée dans le tome V, p. 173.
3. En dernier lieu dans le tome XXX, p. 60-65.

veut me regagner, et me propose de rétablir le temporel ruiné de la Trappe.

il se mit la bouche dans mon oreille tandis qu'on commençoit à opiner sur une affaire qu'il venoit de rapporter, et me demanda si je n'étois pas toujours fort ami de l'abbaye de la Trappe. Un oui tout court, et sans plus que ce monosyllabe, fut toute ma réponse. « Mais, ajouta-t-il, ne sont-ils pas fort mal dans leurs affaires? — On ne sauroit plus, répondis-je. — Mais seriez-vous bien aise, continua-t-il, de les rétablir? — Il n'y a rien, dis-je, que je souhaitasse davantage. — Oh bien! Monsieur, me dit-il, j'aime aussi beaucoup l'abbaye de Septfonts[1], qui n'est pas mieux dans ses affaires ; ayez la bonté de demander à la Trappe un état de leurs dettes et de me le donner, et j'espère trouver moyen de les raccommoder l'une et l'autre. » Je lui dis, mais sans aucune sorte de remerciement, que j'en serois fort aise et que j'écrirois à la Trappe. Les opinions vinrent à nous, et il n'en fut pas dit davantage, même en nous levant du Conseil. Le samedi au soir étoit justement le jour d'y écrire. Je reçus en réponse l'état que je demandois, et je le donnai le samedi suivant au duc de Noailles. En le recevant, assis en place, il me dit de ne rien faire, et qu'il m'avertiroit. Le samedi d'après, étant en place, il me dit qu'il avoit prévenu M. le duc d'Orléans, et que je ferois bien de lui parler. Je le fis et avec succès, tant la voie se trouva aplanie. Quinze jours après, les payements commencèrent à couler par Law[2].

1. Cette abbaye, fondée vers 1132, était, comme celle de la Trappe, de l'ordre de Cîteaux et de la filiation de Clairvaux ; elle appartenait au diocèse d'Autun. Ses ruines existent aujourd'hui dans la commune de Diou, dép. Allier, arr. Moulins, canton de Dompierre sur-Bébre. Drouet de Maupertuis en avait publié une *Histoire* en 1702. On y envoyait volontiers les religieux qu'on voulait reléguer, et c'est là où avait été interné Dom François Gervaise en 1699 (notre tome V, p. 406, note 2).

2. Ce qui reste des archives de la Trappe, aujourd'hui conservé aux archives départementales de l'Orne, ne contient pas les comptes de l'abbaye ; on ne peut donc vérifier l'état des dettes et l'importance des payements faits. Dans les arrêts du conseil des finances nous n'en avons trouvé qu'un seul du 23 juin 1716 (Archives nationales, E 887^{B},

C'étoit la chose qui me tenoit le plus au cœur, et sur laquelle je savois le moins comment m'y prendre avec un homme fait comme l'étoit M. le duc d'Orléans. La Providence y pourvut de la sorte d'une façon bien singulièrement marquée : il n'est pas temps d'aller plus loin là-dessus[1].

Sourds préparatifs à déposter le duc de Noailles et son ami le Chancelier.

Le reste de l'année 1717 s'écoula en démêlés continuels entre Law et les finances, c'est-à-dire le duc de Noailles, Rouillé et ceux dont ils se servoient le plus, et en plaidoyers que Law étoit forcé d'aller faire chez les principaux des conseils et du Parlement. L'abbé Dubois, revenu de Londres à Paris, où il passa jusqu'au mois de janvier[2], en sut profiter. Le Chancelier n'avoit pas réussi dans cette grande place. Sa servitude pour le duc de Noailles fit peur à tout le monde, jusqu'à M. le duc d'Orléans. Son louche et son gauche[3] en matière d'État le déprisa[4] beaucoup. Son esprit incertain, esclave des formes, puant le parquet en matière de justice et de finance[5], ennuya et souvent impatienta; ses hoquets[6] continuels à arrêter les opérations de Law déplurent, et donnèrent beau jeu à l'abbé Dubois de s'espacer[7]. Comme il connoissoit le terrain, il parla au maréchal de Villeroy, à qui il faisoit extrêmement sa cour, et l'aiguil-

fol. 206) qui autorise les religieux à faire couper cent arpents de bois pour les indemniser de la perte causée par un incendie dans leurs bâtiments d'exploitation agricole.

1. Voyez ci-après, p. 94-96.

2. Il partit le 25 décembre pour retourner à Londres (*Journal de Dangeau*, tome XVII, p. 219).

3. Adjectifs pris substantivement déjà rencontrés dans notre tome XVIII, p. 9 et 405.

4. Tome XXVIII, p. 112.

5. Voyez le portrait qu'il a fait de Daguesseau dans le tome XXXI, p. 32.

6. Chicanes, comme dans le tome XII, p. 137.

7. Nous avons déjà rencontré dans le tome XXII, p. 320, le verbe *s'espacer* au sens de s'étendre sur un sujet ; ici Saint-Simon y ajoute une idée de dénigrement.

lonna[1] à parler au Régent. Il me montra aussi assez où il en vouloit venir sur le duc de Noailles pour m'exciter à en profiter, et Law m'y exhortoit pour la nécessité et le bien des affaires, qui, indépendamment de celles que Noailles gâtoit entre ses mains, périssoient entre les siennes. Le public, indigné de la dureté de sa gestion, de l'insolence et des indécences brutales de Rouillé, crioit bien haut ; les travailleurs effectifs du conseil des finances n'en louoient pas la besogne. Dubois et Law cavoient[2] en dessous auprès du Régent et faisoient tout valoir. Villeroy, avec un air d'autorité modeste, se mesuroit par eux auprès de lui, et frappoit ses coups. Le Régent m'en parloit quelquefois, quoique en garde contre ma haine. Je fus peut-être celui de tous qui lui fis le moins de mal ; mais je savois par Law et par le maréchal de Villeroy tout ce qui se faisoit jour par jour, et quelquefois, quoique avec plus de réserve, par l'abbé Dubois. En voilà assez pour la préparation, et pour servir de préface à l'année 1718, dans laquelle nous allons maintenant entrer.

Édit en faveur de la compagnie d'Occident ; quelle. [*Add. S^tS. 1477*]

Cette année 1718 s'ouvrit, dès le premier jour, par la publication de l'édit en faveur de la compagnie d'Occident[3]. Son fonds y fut fixé à cent millions, et tout y fut déclaré non saisissable, excepté les cas de banqueroute ou de décès des actionnaires[4]. C'est ce nom qui fut enfin

1. *Aiguillonner,* inciter quelqu'un à faire quelque chose (*Académie,* 1718). Nous allons encore rencontrer ce mot à la page suivante.

2. *Caver,* creuser ; nous avons déjà eu ce verbe au sens propre dans le tome XXVI, p. 214.

3. On a vu dans le précédent volume (p. 106) que l'édit de création de cette compagnie avait été porté au Parlement dès le mois d'août.

4. *Dangeau,* tome XVII, p. 223 ; *Gazette de Leyde* ou *Nouvelles extraordinaires de divers endroits,* n° 3 (la *Gazette d'Amsterdam* nous manquant pour l'année 1718, nous la remplacerons par la *Gazette de Leyde* et par la *Gazette de Rotterdam*). L'édit créant la compagnie d'Occident fut enregistré au Parlement le 31 décembre : Archives nationales, reg. X^1A 8434, fol. 64, et 8719, fol. 90 v°. Il fut imprimé et publié aussitôt. On trouvera aux Additions et Corrections l'extrait du procès-verbal de la séance du Parlement d'après les notes

substitué à celui de Mississipi, qui ne laissa pas de prévaloir, dont les actions ruinèrent et enrichirent tant de gens, et où les princes et les princesses du sang, surtout Madame la Duchesse, Monsieur le Duc et M. le prince de Conti trouvèrent plus que les mines du Potosi[1], dont la durée entre leurs mains a fait celle de cette compagnie si funeste à l'État, dont elle a détruit tout le commerce. La protection qu'ils lui ont toute leur vie donnée, et publique, envers et contre tous, pareille aux profits immenses qu'ils en ont tirés sans partage d'aucune perte, l'a maintenue à toutes risques[2] et périls, et après eux les puissants magistrats des finances qui en ont eu la conduite et l'engrais[3] jusqu'à présent.

Le Régent travaille à la Raquette avec Law, le Chancelier et le duc de Noailles, sur lequel il achève de s'indisposer.

Le Régent, de plus en plus aiguillonné et importuné des entraves continuelles que le duc de Noailles mettoit aux opérations de Law, et des points sur les *i*[4] qu'y mettoit son ami le Chancelier, qui ajoutoit un poids qui accabloit Law par l'autorité de sa charge et par celle de sa personne, dont la réputation étoit lors toute entière, le Régent, dis-je, embarrassé à l'excès de ces deux adversaires qui arrêtoient tout, l'un pour le fond, l'autre pour la forme, et malgré ces obstacles déterminé aux vues et aux routes de cet Écossois, voulut faire un dernier effort

du greffier Gilbert de Voisins (Archives nationales, reg. U 361). Saint-Simon avait rédigé dans le courant de 1717 un mémoire sur les compagnies de commerce, qui a été publié par Jacques Ancel dans la *Revue des Études historiques* de septembre 1901, et nous le reproduirons dans le dernier appendice de notre prochain volume.

1. Potosi, ville du Pérou, aujourd'hui de la Bolivie, au pied d'une montagne célèbre par ses mines d'argent, qui passaient alors pour les plus riches du globe.

2. Voyez ce qui a été dit, à propos de cet emploi de *risque* au féminin, dans notre tome III, p. 227.

3. Qui s'en sont engraissés. L'*Académie* de 1718 ne citait pas d'exemple d'*engrais* au figuré.

4. « On dit proverbialement pour marquer un homme vétilleux et qui est exact dans les petites choses, qu'*il met les points sur les i* » (*Académie*, 1718).

pour les rapprocher de Law et pénétrer lui-même ce qu'il y avoit de vrai et de bon de part et d'autre. Ce fut pour y travailler sans distraction, avec plus d'application et de loisir, qu'il voulut aller passer avec eux toute une après-dînée à la Raquette[1], où le duc de Noailles lui donna ensuite à souper ; ce fut le 6 janvier[2].

La Raquette et les Birons. [*Add. St-S. 1478*]

La Raquette est une dépendance du faubourg Saint-Antoine[3], où le duc de Noailles avait emprunté une fort jolie maison d'un financier appelé du Noyer, recrépi d'une charge de greffier du Parlement[4]. Ce

1. Voyez ci-dessous, note 3.

2. *Dangeau*, p. 225, avec l'Addition indiquée ci-contre. Déjà en 1716, le Régent était allé à la Roquette le 19 octobre, pour y travailler avec le duc de Noailles sur les taxes des financiers, et le duc lui avait donné un souper et une représentation de la comédie italienne (*Dangeau*, tome XVI, p. 476).

3. Il semble que le vrai nom de ce terroir fût la Roquette ; car on le trouve désigné au seizième siècle sous le nom de la Rochette ou la Rocquette, et c'est celui-là qui a persisté jusqu'à nos jours ; mais, au dix-septième siècle, on disait plutôt la Raquette, comme Saint-Simon l'écrit ici. C'était un petit fief au nord de la rue de Charonne et dont la maison seigneuriale occupait l'emplacement de la prison moderne. La seigneurie appartenait à la fin du seizième siècle au duc de Mercœur, et la duchesse y installa en 1636 un couvent d'Hospitalières. Dans le voisinage Henri III avait bâti une petite maison de plaisance dont il fit don en 1575 au chancelier de Cheverny et où celui-ci reçut souvent la cour (*Mémoires de Cheverny*, édition Michaud et Poujoulat, p. 477 ; *Mémoires de P. de l'Estoile*, tome VI, p. 292). Vers 1655, Dupont, dentiste en renom, y possédait un jardin où il faisait tirer des feux d'artifices, moyennant une contribution pécuniaire des assistants (Loret, *Muse historique*, tome II, p. 66, 77, 80 et 91).

4. Nicolas du Noyer, longtemps intéressé dans les fermes générales, acheta en 1713 la charge de greffier des affirmations à la grand chambre, puis en 1715 une des quatre charges de greffier en chef civil. Il la revendit dès 1716 à Dongois, qui réunit les quatre charges sur sa tête, et eut alors des lettres d'honorariat ; il mourut en 1731. Il était frère du grand maître des eaux et forêts de Languedoc, dont la femme, retirée en Hollande pour cause de religion, est la célèbre Mme du Noyer, l'auteur des *Lettres historiques et galantes*. Nous ne savons où se trouvait la maison de ce financier, qui était peut-être celle qui avait

richard[1], pour ses péchés, s'étoit dévoué à la protection des Birons, qui, en bref, le sucèrent si parfaitement qu'il est mort sur un fumier, sans que pas un d'eux en ait eu souci ni cure [2]. C'étoit leur coutume ; plusieurs autres les ont enrichis de toute leur substance, et en ont éprouvé le même sort ; Mme de Biron[3] en rioit comme d'une fine souplesse et comptoit leur avoir fait encore trop d'honneur[4].

Le Chancelier et Law se rendirent de bonne heure à la Raquette. La séance y fut longue et appliquée de tous côtés ; mais elle fut l'extrême-onction[5] des deux amis. Le Régent prétendit n'avoir trouvé que mauvaise foi dans le duc de Noailles, aheurtement[6] aveugle dans le Chancelier, esclave de toutes formes, contre des raisons péremptoires et les ressources évidentes de Law. Je l'ai déjà dit[7], cet Écossois, avec une énonciation de langue peu facile, avoit une netteté de raisonnement et un lumineux séduisant, avec beaucoup d'esprit naturel qui, sous une surface de simplicité, mettoit souvent hors de garde. Il prétendoit que les obstacles qui l'arrêtoient à chaque pas faisoient perdre tout le fruit de son système, et il en sut

appartenu jadis au chancelier de Cheverny. M. de Noailles y reçut beaucoup pendant la Régence et ses soupers étaient fréquentés par toute la cour (Ch. Giraud, *La Maréchale de Villars*, p. 108-111).

1. Tome XXVII, p. 121.

2. Au sens de soin, que l'*Académie* donnait déjà comme vieux en 1718.

3. Marie-Antonine Bautru de Nogent : tome XXIX, p. 69 et 300.

4. La Fontaine avait dit dans *Les Animaux malades de la peste* :

Vous leur fîtes, Seigneur,
En les croquant beaucoup d'honneur.

5. La dernière action qui précéda leur chute. L'*Académie* ne donnait pas d'emploi de cette locution au figuré.

6. « Obstination, attachement opiniâtre à un sentiment, à un avis » (*Académie*, 1718). On trouve des exemples de ce mot dans la *Correspondance de Bossuet*, édition des Grands Écrivains, t. IV, p. 63, et dans les *Mémoires de Sourches*, tome X, p. 392. Nous avons déjà eu le verbe *s'aheurter* dans le tome XXI, p. 355.

7. Tome XXX, p. 93, et ci-dessus, p. 2.

si bien persuader le Régent, que ce prince les força tous pour s'abandonner à lui.

Grâces pécuniaires au Languedoc, d'où Bâville se retire avec 12000# de pension.

Les esprits, qui commençoient à s'échauffer en plus d'une province, par les pratiques sourdes qui s'y faisoient, eurent part à une diminution de huit cent mille [livres] sur la capitation et à quelques autres grâces accordées aux États de Languedoc[1]. Bâville, depuis trente ans roi et tyran de cette grande province sous le nom d'intendant, y contribua beaucoup; il en étoit la terreur et l'horreur, si on en excepte un bien petit nombre de personnes. Sa surdité étoit venue à un point qu'on ne pouvoit presque plus s'en faire entendre[2]. Il voulut quitter un emploi qu'il ne pouvoit plus exercer et il desira en sortir avec une apparence de bonne grâce de la province en lui procurant ce soulagement[3]. Il revint, en effet, quelque temps après avec une pension de douze mille livres[4], et vécut le reste de sa carrière à Paris sans aucune fonction, dont ses oreilles le rendoient incapable, fort retiré dans sa famille, et ne voyant que quelques amis particuliers[5]. C'étoit un dangereux homme, que les mi-

1. Saint-Simon copie l'article de Dangeau du 9 janvier (p. 227).

2. Il avait eu très jeune cette infirmité, qu'il tenait de sa mère; les *Mémoires de Sourches* (tome I, p. 74, note 7) la mentionnent déjà lorsqu'il fut nommé intendant de Poitou en février 1682. Il demanda au P. Sébastien Truchet, ce fameux carme si habile en mécanique, de lui faire une paire d'oreilles artificielles (*Mercure*, juin 1718, p. 202).

3. Dès le mois de décembre précédent, il avait intercédé pour qu'on accordât cette diminution à la province (*Dangeau*, p. 219).

4. Il ne revint qu'en juin; mais son retour était décidé depuis le mois de janvier (*Dangeau*, p. 226 et 324; *Mercure*, août 1717, p. 159).

5. Voyez l'ouvrage de M. Doncieux sur *le P. Bouhours*, p. 76, et le *Bourdaloue* du P. Chérot, p. 103-104 et 107. C'était un très vieil ami de Mme de Maintenon, qu'il avait connue dès les temps de son veuvage (A. Geffroy, *Madame de Maintenon d'après sa correspondance*, tome II, p. 41, 74 et 257). Un certain nombre des lettres qu'elle lui écrivit sont conservées à la bibliothèque de Genève et ont été publiées en 1877 par Étienne Chastel (*Mémoires de la Société d'histoire de Genève*, tome XIX, p. 117-133). Il fréquentait aussi le premier pré-

nistres avoient toujours tenu éloigné en le consolant par une autorité absolue, et une des meilleures têtes qu'il y eût en France. dont la capacité et le naturel absolu, avec beaucoup d'esprit, se fit également craindre de tous les gens successivement en place[1].

Inondations vers le nord.

On apprit que la mer avoit rompu les digues de la Nort-Hollande[2] et inondé beaucoup de pays, et que les environs d'Hambourg avoient essuyé une pareille disgrâce[3].

Madame la Duchesse enlève à la

Madame la Duchesse enleva de haute lutte une petite loge à l'Opéra, qu'avoit la maréchale d'Estrées[4], quoique

sident Nicolay ; des lettres qu'il lui adressa ont été publiées par A. de Boislisle dans les *Pièces justificatives pour servir à l'histoire de la maison de Nicolay*, n° 403, 413 et 415.

1. Saint-Simon ne reparlera plus de Bâville, dont la mort arriva presque subitement dans la nuit du 17 au 18 mai 1724 (*Gazette*, p. 252), après l'époque à laquelle se terminent les Mémoires. Il avait soixante-seize ans. Quelques mois avant sa mort, il écrivit un mémoire sur les protestants et les mesures à prendre contre eux, qui lui avait été demandé par M. de Tressan, évêque de Nantes, et qui est conservé dans le volume *France* 1257 du Dépôt des affaires étrangères; nous en donnons le texte ci-après, à l'appendice I. On connaît de Bâville deux portraits, l'un de 1666 par Antoine Paillet, dont on a la gravure par St. Picart au Cabinet des estampes, l'autre par J. Ranc au musée de Montpellier (n° 359), alors qu'il était intendant de Languedoc, qui a été gravé par Habert et souvent reproduit. Enfin on sait que Rigaud le peignit en 1718, pour la somme de mille livres ; mais on ignore ce qu'est devenue cette peinture, qui existe peut-être au château de Courson, ou à celui de Bâville.

2. La partie la plus septentrionale de la province de Hollande.

3. *Dangeau*, p. 226-227 ; *Gazette* de 1718, p. 15 ; *Gazette de Leyde*, 1718, n°s 1 et 2, correspondance de Hambourg, Embden, Brême et la Haye. Il semble que les dégâts furent surtout considérables dans les provinces de Frise et de Groningue.

4. Dangeau écrit le dimanche 16 janvier (p. 230-231) : « Il y avoit une dispute sur une loge à l'Opéra que Madame la Duchesse a voulu avoir et que la maréchale d'Estrées ne vouloit pas céder pour toujours. Elle avoit voulu que M. le Régent en décidât, et il n'a pas jugé à propos d'en décider. Le public, naturellement fort curieux des petites choses comme des grandes, en attendoit l'événement, et étoit venu en plus grand nombre à l'Opéra pour voir qui occuperoit la loge. On a conseillé à la maréchale d'Estrées de ne se pas commettre avec Madame

amie de toute sa vie et dans le commerce le plus intime avec les sœurs du maréchal[1], et fort bien avec les Noailles. Cela fit grand bruit, et tout ce qui tenoit aux Estrées cessa de voir Madame la Duchesse. On eut recours au Régent pour décider, qui ne voulut point s'en mêler. Pareille chose avoit toute la grâce de la nouveauté, même de n'avoir jamais été imaginée. Mais ce qu'on n'eût osé sous le feu Roi, quelque indulgent qu'il fût à ses filles et au respect des princes du sang, se hasarda après d'autres essais de la patience et de la timidité du monde. Madame la Duchesse laissa crier et garda sa conquête. Peu à peu ceux qui avoient cessé de la voir y retournèrent, et le maréchal et la maréchale d'Estrées, après s'être assez longtemps soutenus, lâchèrent pied comme les autres. Ainsi la hauteur des princes du sang monta fort au-dessus de celle du feu Roi même, qui se piqua toujours d'être fort considéré[2], jusque dans les choses de cette nature, pour contenir tout dans l'ordre et la raison, et qui ne souffroit ces entreprises dans qui que ce pût être, au point que les plus grands de son sang ne s'y hasardèrent jamais.

maréchale d'Estrées une loge à l'Opéra. [*Add. St-S. 1479*]

Morville ambassadeur en Hollande.

Morville, procureur général du Grand Conseil[3], fils d'Armenonville, vendit sa charge à Hérault, avocat du Roi au Châtelet[4] et fut nommé ambassadeur en Hollande

la Duchesse, qui est venue avec Mlle de Charolois, sa fille. » Il y a un couplet sur cet incident dans le *Chansonnier historique du XVIIIe siècle*, par É. Raunié, tome II, p. 320. Saint-Simon en expliquera la raison cachée dans la suite des *Mémoires*, tome XVI, de 1873, p. 109.

1. Mme de Courtenvaux et Mlle de Tourbes.

2. Dans le sens de faisant grande attention, examinant avec soin.

3. Charles-Jean-Baptiste Fleuriau, comte de Morville : tome XII, p. 194 ; il avait cette charge depuis 1711.

4. René Hérault (Saint-Simon écrit *Héraut*), né le 23 avril 1691, acheta en septembre 1712 la charge d'avocat du Roi au Châtelet, devint procureur général au Grand Conseil en février 1718, puis maître des requêtes le 28 novembre 1719. Intendant à Tours en mars 1722, il fut nommé lieutenant général de police à Paris par provisions du 29 août 1725 (Archives nationales, reg. O¹276, fol. 108 v°), quitta

à la place de Châteauneuf, qui déplaisoit aux Anglois, et qui demandoit son retour[1]. Je parle de la vente de cette charge parce qu'on a vu depuis Morville secrétaire d'État des affaires étrangères[2], et Hérault, lieutenant de police, se signaler par son inquisition.

Mariage de Chauvelin, depuis si haut et si bas. [*Add. St S. 1480*]

Chauvelin, avocat général, si connu depuis par l'essor de sa fortune et la profondeur de sa chute, épousa la fille et nièce des plus riches marchands d'Orléans, belle et bien et noblement faite[3]. Elle avoit été promise à un autre, qu'elle-même auroit voulu épouser[4]. L'autorité de magistrature s'en mêla et l'emporta. Mais la peur qu'ils eurent de quelque parti violent fit garnir par le guet tout le chemin de la maison à la paroisse, ce qui parut fort étrange[5] : autre entreprise qui ne se seroit pas tentée sous le feu Roi. Mme Chauvelin s'est fait considérer par sa conduite et sa vertu, et a eu à la cour un maintien qui l'a fait estimer, et qui s'est bien soutenu dans la disgrâce en

cette charge en 1739 pour occuper celle, beaucoup moins lourde, d'intendant de Paris, dont il eut la commission le 30 décembre, et mourut le 2 août 1740. Il avait eu le 24 juin 1730 une place de conseiller d'État semestre. Son portrait fut gravé par Liotard en 1731.

1. Dangeau en parle le 8 janvier et annonce le 10 la nomination de Morville (p. 227 ; *Les Correspondants de Balleroy*, tome I, p. 248 ; *Mémoires du président Hénault*, édition Rousseau, p. 37); celui-ci ne gagna son poste qu'en août. Châteauneuf eut une seconde pension de six mille livres et la promesse de la seconde place qui viendrait à vaquer dans le conseil d'État (*Dangeau*, p. 247). Il y a un éloge de Morville dans la *Gazette de la Régence* par Éd. de Barthélemy, p. 219.

2. En août 1723.

3. Germain-Louis Chauvelin, futur garde des sceaux, épousa le 12 janvier 1718 (*Dangeau*, p. 228 et 229) Anne Cahouet de Beauvais (notre tome VI, p. 321), fille d'un traitant dont le père avait été receveur des gabelles à Orléans. C'était la mère de la fiancée, Marie-Catherine Fontaine des Montées, qui appartenait à une famille de commerçants orléanais. L'avocat Barbier (*Journal*, édition Charpentier, tome II, p. 255) a fait aussi cette erreur.

4. Dans l'Addition indiquée ci-contre, il avait marqué que cet « autre » était le second fils du maréchal de Matignon.

5. Notre auteur est seul à raconter cette particularité.

vivant également bien avec un mari qu'elle n'avoit pas choisi.

Grâces pécuniaires aux comtes de Roucy et de Médavy.

Le comte de Roucy, fort mal dans ses affaires, arracha cinquante mille écus du Régent en billets d'État[1], et Médavy cinquante mille livres sur une vieille prétention d'un brevet de retenue du maréchal de Grancey, son grand-père, sur le gouvernement de Thionville[2].

Le comte de Rieux s'excuse au Régent de ses pratiques; son caractère.

Le comte de Rieux[3] eut une audience du Régent, pour se justifier d'avoir animé la noblesse de Bretagne[4]. Il y avoit conservé, malgré sa pauvreté, beaucoup de considération et de crédit, qu'il entretenoit par beaucoup d'esprit et de manéges : homme obscur, très glorieux de sa grande naissance, toujours travaillant en dessous sans se commettre, lié sourdement avec des personnages et avec la maison de Lorraine, plein des plus hautes pensées et des plus grands projets, heureux à se faire des dupes par son langage, ennemi de tout gouvernement, desireux de faire jouer des mines, et peu retenu par l'honneur, la probité, la vérité, sous le masque des plus vertueux propos[5].

Mouvements, lettres et députation de Bretagne. Incidents du maréchal de Montesquiou. Gentils-

Tout se cuisoit de loin en Bretagne. On y flattoit les Bretons d'une conquête d'indépendance qui ne seroit due qu'à leur union et à leur fermeté. Rieux étoit à Paris leur homme de confiance; ils ne pouvoient la placer mieux, par l'intérêt qu'il avoit et qu'il se proposoit de faire tout à coup une grande figure, et il avoit assez

1. *Dangeau*, p. 232.

2. C'est encore à Dangeau que notre auteur prend cette nouvelle (p. 233, 23 janvier); mais celui-ci disait « deux cent cinquante mille francs en billets d'État ». — Il a été parlé du maréchal de Grancey, Jacques Rouxel, mort en 1680, dans le tome XII, p. 112; quant au gouvernement de Thionville, il avait été supprimé à cette époque.

3. Jean-Sévère, marquis de Rieux : tome XXXI, p. 199.

4. Tome XXXI, p. 262. Il eut cette audience le 3 janvier (*Dangeau*, p. 224).

5. Comparez ce portrait avec celui que notre auteur avait déjà fait de M. de Rieux dans le tome XXXI, p. 200.

hommes bretons mandés, puis exilés. [*Add. StS. 1481*]

d'esprit pour y parvenir, quoiqu'il n'eût jamais vu la guerre, ni la cour, ni le grand monde, si l'affaire eût réussi. La noblesse de Bretagne écrivit une lettre au Régent, soumise et respectueuse en apparence, plus que forte en effet, dont les copies inondèrent Paris[1]. Deux présidents et quatre conseillers, députés du parlement de Bretagne[2], arrivèrent avec une lettre de ce parlement au Régent, en même sens que celle de la noblesse[3]. Ces députés furent admis, après plusieurs jours, à faire la révérence au Régent, mais sans lui parler d'aucune affaire[4]. Le maréchal de Montesquiou, commandant en Bretagne, en avoit plusieurs[5] de procédés avec ce parlement, qui en cherchoit et entreprenoit. Le maréchal, de son côté, avoit très mal débuté avec la noblesse. Quatre ou cinq cents gentilshommes étoient allés au-devant de lui à quelque

1. C'est le mémoire qui fut présenté par les trois gentilshommes appelés à Paris (notre tome XXXII, p. 394-395), et dont le texte est aux Archives nationales, liasse H[1] 225 ; voyez aussi La Borderie et Pocquet, *Histoire de Bretagne*, tome VI, p. 9.

2. *Dangeau* (p. 226) donne leurs noms, un peu estropiés.

3. Ce n'était point une lettre, mais des remontrances sur l'arrêt du Conseil du 21 décembre 1717 qui avait ordonné pour 1718 la levée des impôts ordinaires dans la province, bien que les États, séparés brusquement par Montesquiou (notre tome XXXII, p. 240-241), ne les eussent pas votés.

4. Arrivés à Paris le 16 janvier, les députés firent la révérence au Régent le 25, et il fut un moment question de les renvoyer sans leur donner audience. Les remontrances dont ils étaient porteurs étaient très énergiques ; communiquées officieusement au Régent, il ne voulut pas les admettre et fit signifier par d'Argenson aux députés d'en faire changer les termes. Le parlement de Rennes s'y employa, et un nouveau texte fut envoyé, qui fut soumis au duc d'Orléans le 8 mars, et les députés furent admis le 13 mars à les présenter au Roi (*Dangeau*, p. 230, 233, 247, 248, 263 et 266 ; *Histoire de Bretagne*, p. 10-12). Le texte des remontrances adoucies est aux Archives nationales dans le registre U 361). La réponse que le garde des sceaux d'Argenson devait faire aux députés fut arrêtée dans la séance du conseil de régence du 13 mars au matin (ms. Franç. 23670, fol. 41 v°).

5. Plusieurs affaires.

distance de Rennes[1]. Au lieu de s'arrêter à eux, et de monter à cheval pour entrer avec eux à Rennes, il se contenta de mettre la tête hors sa chaise de poste, et de continuer son chemin. La noblesse, avec raison, en fut extrêmement choquée. Néanmoins il en alla un grand nombre le prendre chez lui pour l'accompagner au lieu des États pour leur ouverture. Au lieu d'y aller à pied avec eux, il monta dans sa chaise à porteurs, et acheva ainsi de les offenser, tellement que tout se tourna en procédés, et presque en insultes[2]. MM. de Piré, Noyant, Bonamour et du Guesclairs[3], venus par lettre de cachet à la cour rendre compte de leur conduite, furent exilés séparément en Bourgogne, Champagne et Picardie[4]. Piré, demeuré malade en Bretagne, évita le voyage de Paris et l'exil.

Embarras et projets sur les tailles. [*Add. St-S. 1482*]

Les désordres inévitables de la manière de lever les tailles occupoient d'autant plus le Régent, que la fermentation devenoit palpable dans le Parlement et dans quelques provinces. On avoit voulu établir la taille proportionnelle dans la généralité de Paris ; plusieurs personnes y travailloient depuis un an, sans autre succès qu'une dépense de huit cent mille livres[5]. On pensa ensuite

1. Ce nom de *Rennes* est biffé dans le manuscrit, et une autre main que celle de Saint-Simon a écrit au-dessus *Dinan*. C'est en effet à Dinan que se tinrent les États de 1717, et non à Rennes.

2. Déjà raconté dans le précédent volume, p. 240-241.

3. Tome XXXII, p. 334-335. M. du Guesclairs s'appelait Auguste, chevalier de Groesquer.

4. *Dangeau*, p. 246. Leur exil ne fut pas long : on les renvoya chez eux dès le milieu de mars (ci-après, p. 92),

5. Un essai de taille proportionnelle avait en effet été entamé dans la généralité de Paris pendant l'année 1717, à la suite d'un arrêt du conseil d'État du 19 décembre 1716. Les résultats de l'enquête menée à cet effet sont conservés aux Archives nationales, carton K 901 ; voyez aussi G[7] 1130. On y renonça par suite des difficultés extrêmes que présentait l'assiette nouvelle (A. de Boislisle, *Mémoire sur la généralité de Paris*, p. LXXXVI, note 8, et 533-537 ; Marcel Marion, *L'impôt sur le revenu* (1901), p. 34 et suivantes). Dans le courant de 1717, il

à la dîme royale du maréchal de Vauban[1], qu'on donna à rectifier à l'abbé Bignon et au petit Renau[2], qui s'offrit d'aller à ses dépens en faire des essais dans quelques élections et qui dans la suite y alla en effet[3]. Tous ces essais furent funestes par la dépense qu'ils causèrent sans aucun succès[4]. Soit que les projets fussent vicieux en eux-mêmes, soit qu'ils le devinssent par la manière de les

parut un Mémoire pour l'établissement de la taille proportionnelle (Lelong, *Bibliothèque historique de la France*, tome II, n° 28083), qu'on attribua à l'abbé de Saint-Pierre ; celui-ci publia sous son nom, en 1723, un « Projet d'une taille tarifiée ».

1. Notre tome XIV, p. 324-344, et appendice XIII du même volume.

2. Jean-Paul Bignon (tome VI, p. 274), et Bernard Renau d'Eliçagaray (tome X, p. 241).

3. Saint-Simon copie l'article de Dangeau du 11 janvier (p. 228-229). Le 29 les deux commissaires travaillèrent avec le Régent (p. 240) ; le 30, le conseil de régence prit connaissance d'un mémoire sur l'essai d'une taille en forme de dîme royale pour l'élection de Niort, présenté par M. des Prez de la Poterie, receveur des tailles dans cette élection (un mémoire contraire, rédigé par le sieur Auber, est dans le volume *France* 1233, fol. 4) ; on nomma trois commissaires pour procéder à cet établissement, qui furent MM. Renau, Châteautiers, et de Vauguion, lieutenant au bailliage de Niort (Procès-verbaux du conseil de régence, ms. Franç. 23670, fol. 20). L'arrêt du Conseil rendu en conséquence le 31 fut imprimé, et Renau partit pour appliquer le nouveau système. M. Léo Desaivre a publié en 1879 dans les *Mémoires de la Société de statistique des Deux-Sèvres*, tome XVII, un travail documenté sur cet essai.

4. Il semble que les débuts furent satisfaisants. Le procès-verbal du conseil de régence du 30 mai 1718 (ms. Franç. 23673, fol. 87 v°) enregistrait cette mention : « Monseigneur le Régent a expliqué ce qui s'est passé dans l'élection de Niort en Poitou pour l'établissement de la nouvelle taille en forme de dîme royale, qui a parfaitement réussi, — et a fait voir au Conseil l'état des anciennes impositions et les nouvelles adjudications qui ont été faites, et, comme il a paru que les nouvelles adjudications augmentoient le produit pour le Roi, quoique le particulier fût soulagé assez considérablement de sa cote ordinaire, il a été dit que l'on travailleroit dans les élections voisines pour faire peu à peu de nouveaux essais. » Voyez aussi le *Mercure* de mai 178, p. 204, et ci-après aux Additions et Corrections.

exécuter, peut-être encore par les obstacles qu'y semèrent l'intérêt et la jalousie de la cruelle gent financière, toujours appuyée des magistrats des finances, il est certain que les bonnes intentions du Régent, qui en cela ne cherchoit que le soulagement du peuple, furent entièrement trompées, et qu'il en fallut revenir à la manière ordinaire de lever les tailles[1].

On me fait, par deux différentes fois, manquer la suppression de la gabelle.

Quoique je n'aie jamais voulu me mêler de finances, je n'ai pas laissé d'avoir une expérience personnelle de ce que je viens de dire des financiers et des intendants et autres magistrats des finances. J'étois demeuré frappé de ce que le président de Maisons m'avoit expliqué et montré sur la gabelle[2], de l'énormité de quatre-vingt mille hommes employés à sa perception, et des horreurs qui se pratiquent là-dessus aux dépens du peuple. Je l'étois encore de cette différence de provinces également sujettes du Roi, dans une partie desquelles la gabelle est rigoureusement établie, tandis que le sel est franc dans les autres[3], dont le Roi ne tire pas moins pourtant, et qui jouissent d'une liberté à cet égard qui fait regarder avec raison les autres comme étant dans la plus arbitraire servitude de tous les fripons de gabeleurs[4], qui ne vivent et ne

1. Saint-Simon reviendra sur ces essais dans la suite des *Mémoires*, tome XVI de 1873, p. 295-298.

2. Il n'a rien dit encore de cette conversation avec Maisons.

3. Saint-Simon veut parler des pays ou provinces de gabelle, — où le Roi avait le monopole de la vente du sel et où chaque paroisse était taxée à une consommation obligatoire fixée d'après le nombre de ses habitants, — et des pays de franc-salé, qui avaient obtenu, par rachat ou autrement, la liberté du commerce du sel. Ces derniers étaient de beaucoup les moins nombreux. Louis XIV avait rendu en 1684 une grande ordonnance sur les gabelles, qui fit loi sur la matière jusqu'à la Révolution. M. G. Pasquier a publié en 1905 une thèse de doctorat intitulée *L'Impôt des gabelles en France aux XVIIe et XVIIIe siècles*, et cet impôt a donné lieu à d'autres études nombreuses.

4. L'*Académie* de 1718 dit : « *Gabelleur*, garde ou archer de la gabelle », et Saint-Simon écrit aussi *gabelleur*. Le terme populaire *gabelou* a persisté jusqu'à nos jours.

s'enrichissent que de leurs rapines. Je conçus donc le dessein d'ôter la gabelle, de rendre le sel libre et marchand[1], et pour cela de faire acheter par le Roi, un tiers plus que leur valeur, le peu de salines qui se trouvent appartenir à des particuliers; que le Roi les eût toutes; qu'il vendît tout le sel à ses sujets, au taux qui y seroit mis, sans obliger personne d'en acheter plus qu'il ne voudroit. Il n'y avoit guères que les salines de Brouage à acquérir[2]. Le Roi gagnoit par la décharge des frais de cette odieuse ferme, et, outre tout ce que le peuple y gagnoit par la liberté, et l'affranchissement des pillages sans nombre qu'il souffre de ce nombre monstrueux d'employés, qui mourroient de faim s'ils s'en tenoient à leurs gages, l'État y auroit considérablement profité du côté des bestiaux, comme il se voit à l'œil, par la différence de ceux à qui on donne un peu de sel, dans les pays qui n'ont point de gabelle, d'avec ceux à qui la cherté et[3] la contrainte du sel empêche d'en donner. Je le proposai au Régent, qui y entra avec joie. L'affaire, mise sur le tapis, alloit passer, quand Fagon et d'autres magistrats des finances, qui n'avoient pu s'y opposer d'abord, prirent si bien leurs mesures qu'ils firent échouer le projet. Quelque temps après j'y voulus revenir, et j'eus tout lieu de croire la chose assurée et qu'elle seroit faite dans la huitaine; les mêmes, qui en

1. *Marchand*, pris comme adjectif, signifiait d'après le *Dictionnaire de l'Académie* de 1718 : « qui a les qualités nécessaires pour être vendu »; Saint-Simon semble plutôt attribuer ici à ce mot le sens de « pouvant être un objet de commerce ».

2. Nous avons déjà rencontré dans le tome XX, p. 315, ce petit port de Saintonge, situé au milieu de marais salants. La plupart des salines de cette région, et quelques-unes de Normandie, appartenaient à des particuliers ; mais ils ne pouvaient vendre en France que sous le contrôle des agents royaux. Le commerce du sel était libre pour eux avec les étrangers.

3. Cet *et* surcharge *de*, et jusqu'ici on avait imprimé *la cherté de la contrainte*.

eurent le vent, la firent encore avorter[1]. Outre les avantages que je viens d'expliquer, c'en eût été un autre bien essentiel de réduire cette armée de gabeleurs vivants du sang du peuple à devenir soldats, artisans ou laboureurs.

Tout bien impossible en France.

Cette occasion m'arrache une vérité que j'ai reconnue pendant que j'ai été dans le Conseil, et que je n'aurois pu croire si une triste expérience ne me l'avoit appris[2]: c'est que tout bien à faire est impossible. Si peu de gens le veulent de bonne foi, tant d'autres ont un intérêt contraire à chaque sorte de bien qu'on peut se proposer; ceux qui le desirent ignorent les contours sans quoi rien ne réussit, et ne peuvent parer aux adresses ni au crédit qu'on leur oppose, et ces adresses, appuyées de tout le crédit des gens de maniement supérieur et d'autorité, sont tellement multipliées et ténébreuses, que tout le bien possible à faire avorte nécessairement toujours. Cette affligeante vérité, et qui sera toujours telle dans un gouvernement comme est le nôtre depuis le cardinal Mazarin, devient infiniment consolante pour ceux qui sentent et qui pensent, et qui n'ont plus à se mêler de rien[3].

Manèges d'Effiat et du premier président. Duperie du Régent. Conspiration très organisée pour le culbuter.

La fermentation du Parlement augmentoit à mesure que les espérances augmentoient du côté de la Bretagne. Cette compagnie, qui a toujours voulu troubler et se mêler du gouvernement avec autorité pendant les régences, avoit un chef qui vouloit figurer, qui étoit également nécessiteux et prodigue, qui, dans son ignorance parfaite de son métier de magistrat, avoit les propos à la

1. Nous n'avons pu contrôler cette double assertion. La suppression de la gabelle est inscrite dans les *Projets de gouvernement du duc de Bourgogne*, p. 170-172.

2. Il y a bien *appris*, sans accord dans le manuscrit, comme cela arrive fort souvent à notre auteur, sans que nous ayons pu découvrir pourquoi il fait l'accord du participe dans certains cas, comme deux lignes plus haut, et pas dans d'autres.

3. Et qui, par conséquent, n'ont point à se reprocher de n'être pas parvenus à faire ce qui leur paraissait utile et bon, pendant qu'ils étaient dans les affaires, puisque cet échec a tenu à des causes étrangères.

main[1], l'art de plaire quand il vouloit, et la science du grand monde ; que les paroles les plus positivement données, que l'honneur, que la probité ne retenoient jamais, et qui regardoit la fausseté et l'art de jouer les hommes comme une habileté[2], même comme une vertu dont on ne se pouvoit passer dans les places : en ce dernier point malheureusement homogène au Régent, jusqu'à lui avoir su plaire par un endroit qui auroit dû lui ôter toute confiance. Livré, comme on l'a vu, pieds et poings liés au duc et à la duchesse du Maine, il étoit informé des progrès de ce qu'ils brassoient en Bretagne et partout, et il mettoit tout son art à se conduire au Parlement en conséquence, mais avec les précautions nécessaires pour se le rendre[3] au Régent, et tout à la fois le rançonner et le trahir. Il y avoit d'autant plus de facilité que d'Effiat étoit toujours l'entremetteur dont le Régent se servoit sur tout ce qui regardoit le Parlement, d'Effiat, dis-je, tout dévoué de longue main au duc du Maine, et accoutumé à trahir son maître dès le temps du feu Roi, de concert avec le duc du Maine, comme on l'a vu lors de la mort de Monseigneur et de Madame la Dauphine[4], et toujours depuis. Ainsi le Régent, avec tout son esprit, avoit mis toute sa confiance en deux scélérats qui s'entendoient pour le trahir et le jouer sans qu'il s'en voulût douter le moins du monde, persuadé que l'argent immense que le premier président tira de lui à maintes fortes reprises étoit un intérêt supérieur à tout, qui l'attachoit à lui en effet, en ne gardant pour M. du Maine que les apparences nécessaires de l'ancienne amitié. D'Effiat, intime du premier président et du duc du Maine, l'entretenoit dans cette duperie pour continuer la pluie

1. Voyez dans nos tomes XV, p. 259, et XXVI, p. 93, « service à la main », « homme à la main », dans le sens de tout prêt à servir ; ici c'est plutôt « repartie prompte et habile ».
2. *Habileté* en interligne au-dessus d'*adresse*, biffé.
3. Pour se rendre nécessaire. — 4. Tome XXII, p. 391-392.

d'or dans la bourse du premier président et une confiance nécessaire aux desseins de ses deux amis. Tel fut l'aveuglement d'un prince qui se persuadoit que tout étoit fripon, excepté le très petit nombre de ceux que l'éducation avoit trompés et raccourcis[1], et qui aimoit mieux se servir de fripons connus pour tels que d'autres, persuadé qu'il les manieroit mieux et qu'il s'en laisseroit moins tromper. Cette préface est nécessaire à ce qui sera raconté ici entre le Régent et le Parlement. Tout se préparoit ainsi à donner bien des affaires au Régent et à le culbuter.

Les menaces au dedans et au dehors par l'Espagne s'avançoient vers le but que l'ambition et la vengeance se proposoient, et que les prestiges répandus avec art parmi les fous, les ignorants et les sots, qui font toujours le très plus grand nombre, avançoient à souhait. L'intelligence entre Alberoni et M. et Mme du Maine étoit parfaite. Leurs liaisons, prises dès les temps du feu Roi, de M. de Vendôme, de la campagne de Lille, avoient toujours subsisté. L'art employé alors contre Mgr le duc de Bourgogne, et depuis, à sa mort, contre M. le duc d'Orléans, fut toujours le même, et toujours soutenu, et plus ou moins entretenu. On a vu, en parlant des affaires étrangères, quel étoit le génie d'Alberoni, sa toute-puissance en Espagne, sa haine personnelle pour M. le duc d'Orléans, qui avoit encore la simplicité de faire entretenir commerce avec lui par d'Effiat, son ancien ami par les bâtards[2], enfin la passion du roi et de la reine d'Espagne de venir régner en France, s'il arrivoit faute du Roi, et celle d'Alberoni de leur plaire en flattant ces idées[3], en en préparant les voies, et en servant la haine

1. C'est-à-dire, ceux qu'une éducation arriérée avait induit en erreur sur la conduite à tenir et dont elle avait rétréci l'intelligence, au point de les faire persévérer dans les pratiques honnêtes et loyales.
2. Tout ce qui précède, depuis *qui avoit encore* a été ajouté en interligne.
3. Voyez notamment dans le tome XXX, p. 280-281.

qu'il entretenoit en eux contre le Régent, tant sur les choses personnelles et anciennes que sur les modernes, en empoisonnant les démarches les plus innocentes du Régent, même les plus favorables à l'Espagne.

Cellamare, tout occupé de sa fortune, pour laquelle la haine déclarée et sans mesure des cardinaux del Giudice, son oncle, et Alberoni, le faisoit trembler continuellement, et qu'on a vu lui avoir fait faire tant de bassesses[1], n'en étoit que plus occupé à plaire au formidable ennemi de son oncle dans le point qui lui étoit le plus sensible et sur lequel il étoit éclairé de si près par le duc et la duchesse du Maine, l'âme et les inventeurs et[2] promoteurs de tout ce qui se tramoit.

Le maréchal de Villeroy, Villars, et bien d'autres gens qui se donnoient pour fort importants, y donnoient tête baissée, par une soif de considération et de figurer que rien de tout ce que le Régent faisoit sans cesse en leur faveur ne pouvoit rassasier ni gagner. Le maréchal de Villeroy, pour marcher mieux en cadence, n'oublioit aucune des plus énormes messéances pour renouveler et autoriser les anciens bruits[3]. Il tenoit sous la clef le linge du Roi, son pain et diverses autres choses à son usage. Cette clef ne le quittoit ni jour ni nuit. Il affectoit de faire attendre après pour qu'on remarquât son soin et son exactitude à enfermer ces choses, et faire sottement admirer de si sages précautions pour conserver la vie du Roi, comme si les viandes et leurs assaisonnements, sa boisson et mille autres choses dont il se servoit nécessairement, qui ne pouvoient être sous sa clef[4], n'eussent pu

1. Tome XXX, p. 256, 275 et 337.

2. Les mots *inventeurs et* ont été ajoutés après coup en interligne.

3. Les bruits d'empoisonnement du duc et de la duchesse de Bourgogne qui avaient couru sur le duc d'Orléans en 1712 : tome XXII, p. 371 et suivantes.

4. Saint-Simon avait d'abord écrit cette incidente à la fin de la phrase, après *crime* ; il l'a biffée, pour la remettre ici en interligne.

suppléer au crime. Mais cela faisoit et entretenoit le bruit, les soupçons, les discours, augmentoit les prestiges et tendoit toujours au but qu'on se proposoit[1]. Villeroy, ayant toujours M. de Beaufort dans la tête et sa royauté des Halles[2], se tenoit trop nécessaire pour en essuyer le sort et le court règne, étant, comme il l'étoit[3], soutenu du gros du public, trop appuyé du Parlement, qu'il courtisoit avec servitude, et qui réciproquement s'appuyoit sur lui pour inculquer au Roi de bonne heure toutes ses prétentions, et pour faire contre au Régent, comme il faisoit tant qu'il pouvoit; il osoit le mépriser d'autant plus qu'il en tiroit plus de grâces et qu'il s'en trouvoit plus considéré et, si je l'ose dire, infatigablement courtisé.

Je voyois clair, dès lors, en la plupart de ces choses, c'est-à-dire au but de M. du Maine, du Parlement, du maréchal de Villeroy, en éloignement confus encore l'Espagne, et je gémissois en silence de la mollesse et de l'aveuglement de M. le duc d'Orléans. Outre qu'elle ne lui étoit que trop naturelle, la misérable crainte du Parlement, qui de longue main l'avoit saisi, comme on l'a vu[4], lui avoit toujours depuis été de plus en plus inculquée par l'intérêt de Canillac, qui s'étoit figuré de gouverner cette compagnie par le crédit qu'il croyoit avoir hérité de Maisons, et par celui dont se paroit sa veuve, qui en tenoit chez elle de petites assemblées [5]; par la perfidie d'Effiat, qui servoit ses deux amis et qui se rendoit un personnage par ses entremises entre son maître et le Par-

1. Voyez l'anecdote racontée par Buvat (*Journal,* tome I, p. 313) sur un biscuit trouvé par le maréchal dans la poche du jeune Roi et qui, donné à un chien, aurait fait mourir l'animal.

2. Déjà dit dans le tome XXX, p. 86-87.

3. La première rédaction était : *trop nécessaire, trop soustenu*; Saint-Simon a ajouté en interligne les mots *pr en essuyer le sort et le court regne, estant coe il l'estoit*; mais il a oublié de biffer le *trop* qui précédoit *soustenu*.

4. Tome XXX, p. 167. — 5. Déjà dit, au tome XXVII, p. 165.

lement, auquel il le vendoit; par la frayeur du duc de Noailles, si longtemps son instrument pour tout, et dont les transes l'avoient, comme on l'a vu[1], jeté dans la bassesse de compter des finances devant des commissaires du Parlement, en présence du Régent, qu'il y avoit entraîné avec lui; enfin, par l'écho d'un gros de valets et de bas courtisans qui vouloient plaire à la mode, ou qui connoissoient la foiblesse de leur maître. Ce prince, dont la confiance en moi n'étoit point refroidie, étoit pourtant en garde contre moi sur tout ce qui regardoit le duc de Noailles, d'Effiat, le premier président et le Parlement, et comme je m'en étois bien aperçu depuis longtemps et que cette prévention rendroit tous mes conseils à ces égards inutiles, depuis longtemps aussi j'évitois avec grand soin de lui en jamais rien dire, et, si quelquefois il m'en parloit, je répondois vaguement, courtement, avec une transition prompte et affectée à d'autres choses.

[*Add. St-S. 1483*] La pièce principale pour l'exécution pourpensée[2] et projetée de toute cette cabale étoit le Parlement. Il le falloit remuer par les vues du bien public, l'exciter par les profusions et les mœurs du Régent. Le système de Law et sa qualité d'étranger de nation et de religion furent d'un grand usage pour en imposer aux honnêtes gens du Parlement, et, au gros de cette compagnie, la vanité de devenir les modérateurs de l'État l'aiguillonnoit toute entière. Il falloit cheminer par degrés, pour accoutumer le Parlement à une résistance qui aigrît le Régent ou qui l'abattît, dont on pût tirer de grands avantages et se conduire peu à peu où on tendoit, sans que presque personne de ce très grand nombre qu'on pratiquoit partout sût jusqu'où on le vouloit mener, et le forcer après par la nécessité, où on l'auroit poussé, des conjonctures et des engagements. L'autorité des lois et du Parlement étoit un abri nécessaire à qui vouloit le plus les enfreindre; il en

1. Tome XXXII, p. 106. — 2. Mot déjà relevé, tome III, p. 232.

falloit nécessairement rendre cette compagnie complice pour les violer[1] impunément. Tel fut le projet bien suivi, et avec toute apparence du plus grand succès, mais que la Providence, protectrice des États et des rois foibles et enfants, sut confondre.

Mouvements du Parlement

Ils trouvèrent donc qu'il étoit temps de commencer. Le Parlement sema force plaintes, pour préparer le public, tant sur les finances et sur Law que sur la forme du gouvernement par les conseils, qu'il prétendit allonger fort les affaires et les rendre beaucoup plus coûteuses qu'elles n'étoient avant leur établissement. Ces précautions prises[2], le Parlement s'assembla le matin et le soir du 14 janvier[3], sous le prétexte d'enregistrer l'édit de création des deux charges, l'une de trésorier des Bâtiments, l'autre d'argentier de l'écurie[4], qu'ils avoient longtemps suspendue[5], et où ils firent plusieurs modifications. En ces deux assemblées, qui continuèrent le matin et l'après-dînée du lendemain[6], ils résolurent des remontrances et force demandes des plus hardies, et mandèrent le prévôt des marchands à leur venir rendre compte de l'état des affaires de l'hôtel de ville. Le premier président et les gens du Roi vinrent rendre compte au Régent de ce qui s'étoit passé au Parlement, au sortir de chacune des deux premières séances. Les mêmes assemblées continuèrent les deux jours

1. *Violer* est en interligne, au-dessus d'*enfreindre*, biffé.

2. Pour les assemblées du Parlement dont il va être parlé, Saint-Simon suit exactement le *Journal de Dangeau*, p. 230-232, et il répète par conséquent diverses erreurs qui s'y trouvent et qui seront rectifiées à mesure. Nous donnerons à l'appendice II le texte des délibérations du Parlement des 14, 15, 17 et 19 janvier d'après les minutes des procès-verbaux, carton X^{1B} 8899. La collection du greffier Delisle ne contient rien sur ces réunions. La *Gazette de Leyde*, n° 8, donna le résumé des décisions prises.

3. Le 14 janvier, il n'y eut d'assemblée des chambres que le matin.

4. C'est Dangeau qui dit *argentier*, le titre exact est « trésorier des écuries ».

5. Ainsi dans le manuscrit, se rapportant sans doute à *création*.

6. Il y eut en effet deux réunions le 15 janvier.

suivants et le troisième encore, mais chez le premier président, pour rédiger leurs remontrances par écrit et leurs demandes[1]. Law, sans y être nommé, y étoit fortement attaqué, ainsi que l'administration du Régent au fond et en la forme. Elles ne tendoient pas à moins qu'à se mêler de tout avec autorité, et à balancer celle du Régent de manière à ne lui en laisser bientôt plus qu'une vaine et légère apparence[2].

Informé à peu près de ce qui se préparoit, il m'en parla avec plus de feu et de sensibilité qu'il n'en avoit d'ordinaire. Je ne répondis rien. Nous nous promenions tout du long de la galerie de Coypel[3] et du grand salon qui est au bout sur la rue Saint-Honoré[4]. Il insista, et me pressa de lui parler. Alors je lui dis froidement qu'il savoit bien qu'il y avoit longtemps que je ne lui ouvrois pas la bouche sur le Parlement ni sur rien qui pût y avoir rapport, et que, lorsqu'il m'en avoit quelquefois ouvert le propos, j'en avois toujours changé, et évité d'entrer en aucun discours là-dessus ; que, puisqu'il me forçoit aujourd'hui, je lui dirois que rien ne me surprenoit dans cette conduite ; qu'il se

1. Saint-Simon lit mal Dangeau, qui ne parle d'une nouvelle assemblée que le surlendemain lundi 17 janvier, et annonce une réunion de députés chez le premier président le 18. En réalité, il y eut des assemblées des chambres dans les matinées du 17 et du 19 ; dans les procès-verbaux, il n'est fait aucune allusion à une députation quelconque et à une réunion chez le premier président pour rédiger les décisions prises ; mais il est bien possible que M. de Mesmes ait appelé chez lui à cet effet les présidents à mortier et quelques conseillers.

2. Voyez les procès-verbaux, ci-après à l'appendice II.

3. Cette galerie, au premier étage du Palais-Royal, le long de la rue de Richelieu, s'appelait ainsi parce que le lambris et le plafond avaient été peints par Coypel, qui y avait représenté quatorze sujets tirés des aventures d'Énée ; on l'appelait aussi Grande galerie : tome XXIX, p. 101. Il a été parlé d'Antoine Coypel dans le tome XXVI, p. 132.

4. Ce salon, terminé alors depuis peu d'années, était l'œuvre de l'architecte Gilles-Marie Oppenord. Piganiol de la Force (*Description de Paris,* édition 1765, tome II, p. 328) en vante beaucoup l'élégance et la richesse.

pouvoit souvenir que je la lui avois prédite, et que je lui avois dit, il y avoit longtemps, que sa mollesse à l'égard du Parlement le conduiroit enfin à n'être plus régent que de nom, ou à la nécessité d'en reprendre l'autorité et les droits par des tours de force très hasardeux. Là-dessus il s'arrêta, se tourna à moi, rougit, se courba tant soit peu, mit ses deux poings sur ses côtés, et me regardant en vraie et forte colère : *Mort....!* me dit-il, *cela vous est bien aisé à dire à vous qui êtes immuable comme Dieu, et qui êtes d'une suite enragée.* Je lui répondis avec un sourire et un froid encore plus marqué que devant : *Vous me faites, Monsieur, un grand honneur de me croire tel que vous dites ; mais, si j'ai trop de suite et de fermeté, je voudrois vous en pouvoir donner mon excédent ; cela feroit bientôt deux hommes parfaits, et vous en auriez bon besoin.* Il fut tué à terre[1], ne répondit mot, et continua sa promenade à plus grands pas, la tête basse, comme il avoit accoutumé quand il étoit embarrassé et fâché, et ne proféra pas un mot depuis le salon où cela se passa jusqu'à l'autre bout de la galerie. Au retour, il me parla d'autre chose, que je saisis avidement pour rompre la mesure sur le Parlement.

Singulière colère et propos entre M. le duc d'Orléans et moi sur les entreprises du Parlement.

Le 26 janvier, le Parlement alla, sur les onze heures du matin, faire ses remontrances au Roi en présence de M. le duc d'Orléans[2]. Le premier président les lut tout haut[3] : elles étoient de la dernière force contre le gouvernement, et en faveur des prétentions du Parlement, et par plusieurs demandes qui étoient autant d'entreprises les plus fortes. Le Régent ne dit pas un mot ; le Roi, que son chancelier leur rendroit sa réponse ; le Chancelier, que, lorsque

1. Locution déjà rencontrée dans le tome XV, p. 369.

2. *Dangeau*, p. 234 ; *Gazette de Leyde*, n° 10 ; *Les Correspondants de la marquise de Balleroy*, tome I, p. 247-248.

3. Le texte en a été publié par Flammermont, *Remontrances du parlement de Paris au XVIIIe siècle*, tome I, p. 56-64. La réponse par écrit du Roi ne fut envoyée au Parlement que le 21 février : *ibidem*, p. 65.

le Roi auroit assemblé son Conseil, il leur enverroit ses ordres auxquels il espéroit (terme bien chétif et bien foible) qu'ils obéiroient sans remise[1]. Le soir même, M. le duc d'Orléans fit répandre force copies des lettres patentes enregistrées au Parlement le 21 février 1641, Louis XIII présent, qui réduisent le Parlement aux termes de son devoir et de son institution de simple cour de justice pour juger les procès entre les sujets du Roi, sans pouvoir prétendre à plus, et singulièrement à entrer, ni se mêler en sorte quelconque du gouvernement de l'État, ni d'aucune de ses parties, cette défense et réduction appuyée de citations de pareilles du roi Jean, François Ier, Charles IX, et plusieurs pareilles ordonnances du même Louis XIII[2]. On auroit pu et dû y en ajouter de Louis XIV, surtout lorsqu'il alla seoir au Parlement en habit gris, une houssine à la main, dont il le menaça en parlant bien à lui[3].

Il a fallu faire tout de suite le récit des premières démarches publiques du Parlement, pour n'en pas inter-

1. Saint-Simon copie Dangeau. Le premier président, en rendant compte au Parlement le 27, rapporta ainsi les paroles du Chancelier : « Le Roi est persuadé du zèle et des bonnes intentions de son Parlement. Sa Majesté fera examiner dans son Conseil ce qui est des règles sur les différents articles dont vous venez de lui parler, et vous fera savoir ensuite sa volonté » (carton X1B 8899). Cette réponse avait été textuellement décidée en conseil de régence le 22 janvier (voyez le procès-verbal, ci-après à la fin de l'appendice II).

2. Ces lettres patentes (ou plutôt cet édit), datées de Saint-Germain-en-Laye au mois de février 1641, et enregistrées au lit de justice du 21 février, furent imprimées à l'époque, et deux exemplaires différents en existent aux Archives nationales, série AD+ 264 ; Isambert les a reproduites dans ses *Anciennes lois françaises,* tome XVI, p. 529. Nous ne connaissons pas d'exemplaire de la réimpression faite en 1718. Ces lettres contiennent en effet des références aux ordonnances des rois prédécesseurs.

3. Nous avons déjà eu occasion dans le tome XXV, p. 257, de réfuter la légende de la houssine et de l'habit gris, accréditée par Voltaire, mais qui avait cours auparavant, puisque la rédaction de Saint-Simon est antérieure à l'apparition du *Siècle de Louis XIV.*

rompre un autre, dont l'événement éclata le lendemain que le premier président eut rendu compte au Parlement de ses remontrances, c'est-à-dire le 28 janvier, surlendemain du jour qu'il les avoit été lire au Roi aux Tuileries.

Manéges contre Law du duc de Noailles et du Chancelier; ma conduite à cet égard.

A mesure que le Régent se trouvoit plus embarrassé, il se rapprochoit de moi sur les gens et les matières sur lesquelles on l'avoit mis en garde. Il m'avoit parlé plus d'une fois du duc de Noailles et du Chancelier, avant la séance de la Raquette[1], de la jalousie du premier contre Law, de l'ineptie du second en affaires d'État, de finances, du monde. Il ne m'avoit pas caché son dégoût de tous les deux, et d'une union intime qui rendoit en tout et pour tout le Chancelier esclave volontaire du duc de Noailles. Le langage de celui-ci lui plaisoit; son désinvolte[2] et des mœurs toujours à la mode, quelle qu'elle fût, le mettoient à l'aise avec lui. Son esprit et sa tribu si établie[3] lui donnoient de la crainte. D'autre part Law et son système étoit ce dont il ne se pouvoit déprendre par ce goût naturel des voies détournées, et par ces mines d'or que Law lui faisoit voir toutes ouvertes et travaillées par ses opérations. A bout d'espoir de faire compatir[4] ensemble le duc de Noailles et Law après tout ce qu'il avoit fait pour y parvenir, son malaise devint extrême quand il vit enfin qu'il falloit choisir entre les deux. Il m'en parla souvent, et j'étois instruit par Law de tout ce qui se passoit là-dessus. Quel que fût son système, il[5] y étoit de la meilleure foi du monde; son intérêt ne le maîtrisoit point; il étoit vrai et simple; il avoit de la droiture; il vouloit marcher rondement[6]. Il étoit donc doublement outré des obstacles qui

1. Ci-dessus, p. 8.
2. Nos tomes XXIII, p. 399, et XXV, p. 172.
3. La famille de Noailles, dont les nombreuses filles avaient fait toutes de si utiles mariages.
4. Au sens de s'entendre, s'accorder, comme dans le tome XVII, p. 129.
5. C'est de Law qu'il parle.
6. « *Rondement,* uniment, également; on s'en sert aussi au figuré

lui étoient suscités à chaque pas par le duc de Noailles, et de la duplicité de sa conduite à son égard ; il ne l'étoit pas moins des lenteurs multipliées du Chancelier pour, de concert avec Noailles, arrêter et faire échouer chaque opération ; il lui falloit souvent aller persuader des principaux du Parlement, son premier président et celui de la Chambre des comptes[1], que Noailles suscitoit, et dont il faisoit peur au Régent, et il arrivoit que, quand Law les avoit persuadés, les ruses ne manquoient pas à Noailles, et les lenteurs affectées au Chancelier, pour rendre inutiles les opérations qui sembloient résolues et ne trouver plus de difficulté. Law me venoit conter ses chagrins et ses peines, souvent près de tout quitter, et s'alloit plaindre au Régent, à qui il faisoit toucher au doigt tous ces manéges. Le Régent m'en parloit avec amertume, mais ne tiroit de moi que de le plaindre de ces contrastes, et des aveux de mon ignorance en finance qui m'empêchoit de lui donner aucun conseil.

Abbé Dubois lié de plus en plus avec Law contre le duc de Noailles ; son double intérêt.

Dès avant le départ de l'abbé Dubois pour l'Angleterre[2], pressé par Law et par son double intérêt, il avoit porté de rudes coups à Noailles auprès du Régent et au Chancelier par contre-coup[3]. Son intérêt en cela étoit double. Il commençoit à tirer gros de Law ; ce qu'il en tiroit demeuroit dans les ténèbres ; il pensoit déjà au cardinalat[4], et au besoin qu'il auroit de forcer d'argent[5] à Rome. C'est ce qu'il ne pouvoit espérer que de Law, et cela seul l'eût entraîné ; mais il en avoit un autre : il vouloit dès lors,

pour dire sincèrement, franchement, sans artifice, sans façon ; il est du style familier » (*Académie*, 1718).

1. MM. de Mesmes et Nicolay.

2. A la fin de décembre 1717 : ci-dessus, p. 6.

3. Voyez plus haut, p. 2-4.

4. Ch. Aubertin, *L'Esprit public au XVIIIe siècle*, p. 120, a cité une lettre de Chavigny à Dubois de cette même année 1718, où il lui parle du désir qu'a Stanhope de le voir cardinal.

5. Au sens de « faire force », comme nous avons eu *forcer de bras* au tome XIX, p. 197.

comme je l'ai déjà expliqué, se préparer à gouverner seul son maître. Il falloit pour cela écarter de lui peu à peu ceux qui, de façon ou d'autre, avoient le plus de part en sa confiance. La charge des finances l'entraînoit nécessairement, et lui étoit redoutable dans un homme tel que le duc de Noailles. Il saisit donc l'occasion de l'écarter, persuadé que, après l'éclat de l'avoir sacrifié à Law, Noailles ne reprendroit plus de confiance, et ne seroit plus un homme qu'il pût craindre. Je savois par Law que les coups de Dubois avoient porté, et c'étoit ce qui le désoloit de son absence. Il eût bien voulu m'engager à y suppléer ; mais je connoissois trop les défiances du Régent pour me presser : il me regardoit avec raison comme l'ennemi déclaré et sans mesure du duc de Noailles ; mes discours à son égard auroient porté à faux. D'ailleurs je me trouvois hors d'état de me décider moi-même sur le meilleur parti à prendre pour les finances entre eux, et je ne voulois pas prendre sur moi, quelque haine que j'eusse contre Noailles, de jeter l'État et le Régent entre les bras de Law, et d'un système aussi nouveau que le sien. Je laissois donc aller les choses, attentif cependant à en être bien instruit et à me tenir dans un milieu, à l'égard du Régent, à ne le pas refroidir de me parler là-dessus avec confiance, mais surtout à ne me point avancer et à ne me point commettre. Cette conduite dura jusqu'à la séance de la Raquette[1], après laquelle je vis le parti pris, et qui n'étoit retardé que par la foiblesse, qui s'arrête toujours au moment d'exécuter. Alors le maréchal de Villeroy s'ouvrit entièrement à moi, comme à l'ennemi du duc de Noailles, qu'il ne pouvoit souffrir par le dépit de n'être qu'un vain nom dans les finances, dont Noailles avoit tout le pouvoir et l'administration. Le maréchal m'apprit les bottes qu'il lui portoit depuis qu'il le voyoit ébranlé, et m'instruisoit des divers avancements de sa chute. Pour l'entretenir à m'informer, je lui disois ce que je pouvois lui confier sans

1. Ci-dessus, p. 8.

crainte de ses indiscrétions, et je voyois un homme ravi de joie, qui n'oublioit rien pour précipiter la chute de celui dont l'autorité dans les finances lui étoit si odieuse. A la fin, M. le duc d'Orléans s'expliqua tout à fait avec moi, et mit en délibération à qui il donneroit les finances et les sceaux. Son objet étoit de disposer des finances en sorte que Law ne trouvât plus d'obstacle en ses opérations. Law et moi avions souvent traité cette matière. Il avoit eu souvent recours à d'Argenson, qui étoit fort entré dans ses pensées, et c'étoit à lui qu'il desiroit les finances, parce qu'il comptoit être avec lui en pleine liberté.

Caractère d'Argenson

Argenson étoit un homme d'infiniment d'esprit[1], et d'un esprit souple, qui, pour sa fortune, s'accommodoit à tout. Il valoit mieux, pour la naissance, que la plupart des gens de son état[2], et il faisoit depuis longtemps la police et avec elle l'inquisition d'une manière transcendante. Il étoit sans frayeur du Parlement, qui l'avoit souvent attaqué, et il avoit sans cesse obligé les gens de qualité, en cachant au feu Roi et à Pontchartrain des aventures de leurs enfants et parents, qui n'étoient guères que des jeunesses[3], mais qui les auroient perdus sans ressource, s'il ne les eût accommodées d'autorité et subitement tiré le rideau dessus[4]. Avec une figure effrayante[5], qui retraçoit celle des trois juges des enfers[6], il s'égayoit de tout avec supériorité

1. Comparez au portrait qui va suivre celui qui fut fait en 1703 dans un Recueil de portraits et caractères publié en 1896 dans l'*Annuaire-Bulletin de la Société de l'histoire de France*, p. 251, et surtout celui qui se trouve au début des *Mémoires du marquis d'Argenson*, son fils, tome I, p. 4 et suivantes ; Sainte-Beuve l'a commenté dans ses *Causeries du lundi*, tome XII, p. 93 et suivantes.

2. La famille de Voyer, originaire de Touraine, présentait une généalogie assez certaine depuis le milieu du quatorzième siècle.

3. Des folies de jeunesse, comme dans le tome XX, p. 327.

4. Il a déjà parlé de ces services dans le tome XVIII, p. 84.

5. Rigaud fit son portrait en 1694 et en 1708, et ce dernier fut gravé par Cl. Duflos ; un buste de lui par Nicolas Coustou est à Versailles, n° 2860.

6. Éaque, Minos et Rhadamante.

d'esprit, et avoit mis un tel ordre dans cette innombrable multitude de Paris, qu'il n'y avoit nul habitant dont jour par jour il ne sût la conduite et les habitudes, avec un discernement exquis pour appesantir ou allégir[1] sa main à chaque affaire qui se présentoit, penchant toujours aux partis les plus doux avec l'art de faire trembler les plus innocents devant lui ; courageux, hardi, audacieux dans les émeutes[2], et par là maître du peuple. Ses mœurs tenoient beaucoup de celles qui avoient sans cesse à comparoître devant lui[3], et je ne sais s'il reconnoissoit beaucoup d'autre divinité que celle de la Fortune. Au milieu de fonctions pénibles et en apparence toutes de rigueur, l'humanité trouvoit aisément grâce devant lui, et quand il étoit[4] en liberté avec des amis obscurs et d'assez bas étage, auxquels il se fioit plus qu'à des gens plus relevés, il se livroit à la joie, et il étoit charmant dans ces compagnies. Il avoit quelques lettres, mais peu ou point de capacité d'ailleurs en aucun genre, à quoi l'esprit suppléoit, et une grande connoissance du monde, chose très rare en un homme de son état. Il s'étoit livré sous le feu Roi aux jésuites[5], mais en faisant tout le moins de mal qu'il lui étoit possible, sous un voile de persécution qu'il se sentoit nécessaire pour persécuter moins en effet, et secourir même les persécutés. Comme la fortune étoit sa boussole, il ménageoit également le Roi, les ministres, les jésuites, le public. Il avoit eu l'art, comme on l'a vu en

1. Mot inventé par Saint-Simon, qu'on ne trouve dans aucun lexique, mais qu'il avait déjà employé dans une Addition au *Journal de Dangeau* (notre tome VIII, p. 389, n° 361, à la fin).

2. Notamment lors de la disette de 1709 : nos tomes XVII, p. 394-395, et XVIII, p. 132.

3. Voyez les *Mémoires* de son fils, tome I, p. 7, et Saint-Edme, *la Police en France*, p. 17-20. Sa liaison avec l'abbesse du couvent de la Madeleine de Traînel, dont Saint-Simon va parler plus loin, p. 114, est bien connue.

4. *Estoit* en interligne, au-dessus de *se trouvoit*, biffé.

5. Tomes XIV, p. 379 et 383, et XX, p. 328 et 334.

Raisons qui me déterminent pour Argenson, à qui je fais donner les sceaux et les finances. Je l'en avertis la veille et tâche de le capter en faveur du cardinal de Noailles.

son lieu[1], de se faire un grand mérite auprès de M. le duc d'Orléans, alors fort maltraité, de ce cordelier amené d'Espagne par Chalais, qu'il fut chargé d'interroger à la Bastille, et M. le duc d'Orléans n'avoit pu l'oublier. Depuis, il m'avoit courtisé sans bassesse, sans visites, mais dans toutes les choses où il avoit pu me témoigner toute son attention, et il avoit bien voulu se laisser charger du temporel fort dérangé du monastère de la Visitation de Chaillot, en qualité de commissaire, où Mme de Saint-Simon avoit une sœur d'un vrai mérite[2], que nous aimions fort, monastère d'ailleurs rétabli par la famille de Mme la maréchale de Lorge[3]. Law avoit trouvé beaucoup d'accès auprès de ce magistrat, qui lui-même s'en étoit fait auprès de l'abbé Dubois, et qui n'aimoit point du tout M. de Noailles, sans être pourtant mal avec lui. Le Parlement lui en vouloit cruellement, dont on a vu des traits bien forts[4]. Sa charge ne le rendoit pas réconciliable avec cette compagnie, et le Régent et lui avoient eu souvent besoin l'un de l'autre. De sa nature il étoit royal et fiscal[5] : il tranchoit ; il étoit ennemi des longueurs, des formes inutiles ou qu'on pouvoit sauter, des états neutres et flottants[6]. Mais, comme il cherchoit à se concilier tout, il avoit, du temps du feu Roi, et cultivé depuis, des liaisons avec ses bâtards, beaucoup plus étroites que nous ne nous

1. Tome XXIII, p. 62-63.

2. Marie-Louise-Gabrielle de Lorge : tome XVIII, p. 241.

3. Nicolas de Frémont, le père de la maréchale, avait été en effet un grand bienfaiteur de ce couvent, dont lui et sa femme avaient fait bâtir l'église à leurs frais ; Mme de Frémont y fut enterrée en 1703 (Piganiol de la Force, *Description de Paris*, édition 1765, tome II, p. 392-393).

4. Il a raconté en 1716 (tome XXX, p. 282 et suivantes) l'affaire du policier Pommereuil.

5. C'est-à-dire, qu'il agissait à la manière décisive des rois, et avec les façons des gens du fisc ennemis des lenteurs juridiques.

6. M. Paul Cottin dans la préface de ses *Rapports inédits du lieutenant de police René d'Argenson*, p. XX-XXII, a parlé de sa justice expéditive.

en doutions M. le duc d'Orléans et moi. Cette ignorance, les raisons tirées de ce qui vient d'être expliqué de son caractère et de sa conduite, beaucoup aussi l'éloignement extrême qui étoit entre le Parlement et lui dans un temps où il s'agissoit d'avoir le dessus sur cette compagnie, qui se mettoit en état de dominer, me détermina à lui pour les finances et pour les sceaux, afin de lui donner plus d'autorité et au Régent un garde des sceaux en sa main, ferme, hardi, et qui, pour sa propre vade[1], se trouveroit intéressé à ne pas ménager le Parlement. Je m'expliquai donc en sa faveur à Law, qui goûta infiniment mes raisons, et au Régent, à qui je les détaillai. La chose demeura entre nous trois et fut bientôt déterminée[2]. Alors je pressai le Régent de finir, dans la crainte de quelque transpiration[3] qui déconcertât la résolution prise, et le coup à frapper fut fixé au vendredi 28 janvier pour

1. Pour son propre intérêt ; voyez l'explication de ce terme de jeu dans le tome XXIII, p. 221.

2. Saint-Simon se donne (et surtout va se donner un peu plus loin) la gloire d'avoir fait choisir Argenson pour diriger les finances à la place du duc de Noailles. Or il semble bien que ce choix avait été décidé dès le mois de décembre 1717 entre le Régent et Dubois. Voici en effet ce que Chavigny, le confident de celui-ci, lui écrivait le 28 avril, trois mois après le renvoi du Chancelier et la nomination d'Argenson : « Nous eûmes hier, mon frère et moi, une longue conversation avec M. de Canillac ; nous parlâmes beaucoup de vous.... J'ai affecté de la modération sur les affaires présentes, sur les changements qui se sont faits en cette cour depuis votre retour en Angleterre, et, comme je lui ai dit que vous aviez fait remarquer beaucoup de sagesse et de discrétion, lorsque vous en apprîtes la première nouvelle, il me répondit qu'il étoit surpris de ce que je voulois lui faire entendre, puisque *votre voyage à cette cour n'avoit été uniquement que pour tramer cette révolution* ; que vous étiez même si sûr de votre fait, au moins du changement de M. le duc de Noailles, que vous aviez laissé avant votre départ une lettre à Monsieur votre neveu, pour qu'il la remît à M. d'Argenson le même jour que cela seroit déclaré. » (Dépôt des Affaires étrangères, vol. *Angleterre* 312).

3. Tomes IX, p. 166, et XVII, p. 427. On va trouver de même le verbe *transpirer*, au même sens figuré, quelques lignes plus loin.

laisser passer les remontrances du Parlement au Roi dont j'ai parlé avant ceci[1].

Je priai le Régent de me permettre d'avertir et de disposer Argenson. Ce n'étoit pas que je fusse en peine qu'il n'acceptât une telle décoration ; mais je voulois profiter du moment pour concilier le futur garde des sceaux avec le cardinal de Noailles, et que ce prélat ne perdît au Chancelier que tout le moins qu'il se pourroit. Je présentai donc au Régent la nécessité de faire entendre à d'Argenson d'avance le parfait concert, pour ne rien dire de plus, qu'on souhaitoit de lui dans les finances avec Law, et de corriger ce que cela pouvoit avoir d'amer par l'éclat des sceaux. M. le duc d'Orléans le trouva bon, de sorte que je mandai par un billet à d'Argenson le jeudi matin de se trouver chez moi le soir même, entre sept et huit heures du soir, pour chose pressée et importante, où je l'attendrois portes fermées. Rien ne transpiroit encore, et, quoiqu'on commençât depuis deux fois vingt-quatre heures tout au plus à se douter[2] de quelques nuages sur le duc de Noailles et sur le Chancelier, on n'avoit pas été plus avant. Argenson se rendit chez moi à l'heure marquée. Je ne le fis pas languir. Je trouvai un homme effarouché du poids des finances, mais bien flatté de la sauce[3] des sceaux, et assez à lui-même dans cette extrême surprise pour me faire bien des difficultés sur les finances, sans néanmoins risquer les sceaux. Je lui expliquai au long les volontés du Régent par rapport à Law, et je ne m'expliquai pas moins nettement avec lui par rapport au Parlement et à tout ce que le Régent comptoit trouver en lui à cet égard. Law et les finances étoient conditions *sine qua non* qu'il fallut bien passer. Pour le Parlement, il pensoit comme moi et comme M. le duc d'Orléans, et de ce côté-là il étoit l'homme qu'il falloit. Ses lumières, la

1. Ci-dessus, p. 29.
2. Les mots *à se doutter* sont en interligne.
3. Comme dans notre tome XXII, p. 153.

cabale en mouvement, son personnel[1], tout l'y portoit. On peut juger de tout ce qu'il me dit de flatteur sur un honneur tel que celui des sceaux, qu'il crut avec raison me devoir, et sur lequel je fus modeste, mais toutefois en lui laissant sentir toute la part que j'y avois. J'avois pour cela mon dessein, et la conversation importante à peu près finie, je saisis un renouvellement de son éternelle reconnoissance et de son attachement entier pour moi, pour lui demander amitié et secours pour le cardinal de Noailles, que je lui déclarai très nettement que je ne distinguois pas de moi-même. Nous entrâmes en matière. Je ne lui cachai pas que j'étois bien instruit de ses liaisons avec les jésuites et avec tout le parti de la Constitution, que je comprenois parfaitement que sa place le demandoit sous le feu Roi, mais que je sentois aussi qu'il étoit trop éclairé sur le fond des choses, et encore plus par tant de détails qui avoient passé par ses mains, pour ne porter pas un jugement sain de la chose, par rapport à la religion et à l'État, et de la violence et de la tyrannie des procédés, qui n'avoient de fondement que les plus insignes faussetés et les plus atroces friponneries : par conséquent, que, les temps étant changés et lui monté à la première place tout à coup d'une fort subalterne, il ne vît, avec tant d'esprit, d'expérience et de lumière, quel étoit le bon parti, et celui où la religion, l'État, la vérité, l'honneur le devoient attacher, sans lever d'étendard[2], ce qui ne convenoit pas à la première place de la magistrature. La discussion là-dessus fut longue, et j'y sentis de sa part plus de discours et de compliments que de réalité. Je me persuadai que la palinodie[3] le retenoit, sa vieille et ancienne peau, ses engagements de plusieurs années, et qu'une conversation avec le cardinal de Noailles

1. Son goût personnel.
2. Sans montrer ses préférences, sans se faire chef de parti; locution déjà rencontrée dans le tome XXX, p. 59.
3. Tome XXVII, p. 228.

enlèveroit ce que je voyois que je n'emportois pas. Je la lui demandai, et il s'y prêta de bonne grâce; mais il me pria que ce fût chez moi et le soir, pour la dérober à la connoissance du monde, et il me promit de m'avertir et de me donner le premier soir que la nouveauté de l'état où il alloit entrer lui laisseroit la première liberté. Nous nous séparâmes de la sorte sur les dix heures du soir, avec de grandes protestations de sa part de n'oublier jamais qu'il me devoit toute son élévation et sa fortune, et dans l'attente certaine du grand événement du lendemain vendredi 28 janvier[1].

Le Chancelier perd les sceaux; est exilé à Fresnes.

Ce jour-là la Vrillière, qui avoit été mandé au Palais-Royal[2] la veille au soir, assez tard, alla sur les huit heures du matin redemander les sceaux au Chancelier et lui dire de la part du Régent de s'en aller jusqu'à nouvel ordre en sa maison de Fresnes[3], sur le chemin de Paris à Meaux. Le Chancelier lui dit qu'il portoit un nom bien fatal aux chanceliers[4]. Il lui[5] demanda avec fermeté et modestie s'il ne pouvoit pas voir le Régent, et, sur le refus, de lui écrire; la Vrillière lui dit qu'il se chargeroit de la lettre. Le Chancelier l'écrivit, la lut à la Vrillière, la ferma devant lui et la lui donna. De là il écrivit un billet d'avis au duc de Noailles et alla apprendre sa disgrâce à sa femme, qui étoit en couche[6]. Il s'en alla le lendemain à Fresnes, n'ayant laissé sa porte ouverte à Paris qu'à sa plus étroite famille ou amis plus

1. Une main qui n'est pas celle de Saint-Simon a ajouté ici sur la marge *1718*.

2. Ces trois mots ont été ajoutés en interligne.

3. Tome VI, p. 268.

4. C'était son grand-père, le secrétaire d'État Louis Phélypeaux de la Vrillière, qui avait été chargé par deux fois en 1650 et 1651 d'aller redemander les sceaux au chancelier Séguier.

5. Ce *luy* est en interligne, ainsi que, plus loin, les mots *le Régent*.

6. Anne-Françoise le Fèvre d'Ormesson : tome XXVI, p. 250. Elle venait d'accoucher de sa dernière fille, Anne-Marie, qui mourut sans alliance en septembre 1745.

intimes, et sa femme le fut trouver quand sa santé le lui permit[1].

Le duc de Noailles se démet des finances; entre au conseil de régence.

Noailles, averti de la bombe par le billet du Chancelier, ne douta plus de ce qui lui alloit arriver sur les finances. Il résolut de prévenir le Régent et de se mettre en situation d'en tirer bon parti. Il l'alla trouver sur-le-champ, et eut la fausseté de lui demander ce que signifioient les sceaux qu'il voyoit sur sa table. Le Régent eut la bonté de lui dire qu'il les avoit envoyé redemander au Chancelier. Noailles, d'un air le plus dégagé qu'il put, lui demanda à qui il les donnoit, et le Régent eut la complaisance de le lui dire. Alors Noailles répliqua qu'il voyoit que la cabale l'emportoit, et qu'il ne pouvoit mieux faire que de céder et de rendre sa commission des finances. Tout de suite le Régent lui dit : « Ne demandez-vous rien? — Rien du tout, répondit Noailles. — Je vous destine, ajouta le Régent, une place dans le conseil de régence. — J'en ferai peu d'usage, » répondit-il arrogamment[2], profitant de la foiblesse du prince, et mentit bien puamment[3], car il vint au premier conseil de régence[4] et n'en manqua plus aucun. Il tint sa porte fermée les premiers jours.

1. Sur cette disgrâce, on peut voir le *Journal de Dangeau*, p. 236-237, celui *de Barbier*, tome I, p. 15, la *Gazette de la Régence*, par Éd. de Barthélemy, p. 220-223 et 227-229, la *Gazette de Leyde*, n° 11, la *Correspondance de M. de Saint-Fonds*, publiée par W. Poidebard (1900), tome I, p. 80, *les Correspondants de Balleroy*, tome I, p. 250-251. Une note de D. Rives dans ses *Lettres inédites du chancelier Daguesseau*, 1823, tome I, p. 42, laisse à entendre que le Régent le soupçonnait de conspirer contre lui. Voyez ci-après aux Additions et Corrections un passage d'une lettre d'Amelot au cardinal Gualterio sur cette disgrâce du Chancelier.

2. Saint-Simon copie Dangeau, p. 237; mais un récit assez conforme fut adressé à la marquise de Balleroy par son fils (tome I, p. 251).

3. « On dit *mentir puamment*, pour dire mentir grossièrement et impudemment » (*Académie*, 1718). La dernière édition du *Dictionnaire* dit que cet adverbe est peu usité.

4. Dès le 30 janvier (*Dangeau*, p. 241).

Argenson a les finances et les sceaux.

Un moment après, d'Argenson arriva, mandé par le Régent. Il rencontra le duc de Noailles dans les appartements, qui sortoit; ils se saluèrent sans se parler. Il fut un peu de temps seul avec le Régent. A sa sortie, il fut déclaré garde des sceaux et président des finances. Au sortir du dîner, la Vrillière lui apporta ses commissions, et sur les trois heures, il prêta son serment entre les mains du Roi, en présence du Régent et en public, aux Tuileries, et emporta les sceaux, que le Roi lui remit[1].

Politesse fort marquée d'Argenson à mon égard.

J'avois envoyé aux nouvelles au Palais-Royal, parce que j'aime à être assuré que les choses sont faites. Comme j'étois à dîner chez moi en grande compagnie, un valet de chambre d'Argenson m'apporta une lettre de lui. Il imita dans cette lettre, que j'ouvris et montrai à la compagnie, la modestie du célèbre cardinal d'Ossat[2], qui devoit sa fortune et sa promotion à M. de Villeroy[3], et à qui au sortir de chez le Pape, qui lui avoit donné la barrette, le lui manda[4], et pour la dernière fois lui écrivit encore *Monseigneur*[5]. Argenson me traita de même,

1. Le texte des provisions de garde des sceaux et du serment est dans le registre O[1] 62, fol. 8 et 9. Voyez *Dangeau*, p. 237, la *Gazette de la Régence*, p. 232 et 236, *les Correspondants de Balleroy*, p. 251-252, et dans l'*Histoire de la Régence* de Lémontey, tome I, p. 185-note, un fragment de la lettre de félicitations que Dubois écrivit à M. d'Argenson. Les lettres de provision ne furent enregistrées par le Parlement que dans le lit de justice du 26 août (reg. X[1A] 8720, fol. 293).

2. Arnaud d'Ossat (tome XV, p. 25) fut fait cardinal en 1598.

3. Nicolas III de Neufville : tome II, p. 28.

4. Phrase complètement incorrecte.

5. Les cardinaux ne donnaient pas en effet ce titre aux secrétaires d'État. Mais nous avons cherché en vain dans les *Lettres du cardinal d'Ossat* publiées par Amelot de la Houssaye, édition d'Amsterdam, 1732, à vérifier cette assertion. La lettre de remerciement d'Arnaud d'Ossat à Villeroy pour sa promotion, qui est du 3 mai 1599 (tome III, p. 357), ne porte comme suscription que *Monsieur*, et c'était le titre qu'il donnait au secrétaire d'État depuis la fin de 1596 ; on peut

et me manda qu'il venoit d'être déclaré ; en même temps, que prévoyant les affaires qu'il auroit toute la journée, il avoit été dès le matin de bonne heure à Chaillot, et me rendoit compte de ce qu'il y avoit fait[1]. Les remerciements et les marques d'attachement et de reconnoissance terminoient la lettre, et toujours *Monseigneur* dessus et dedans[2].

Courte disgression sur le Chancelier. [*Add. S^t^S. 1484*]

Ainsi le Chancelier fut la victime du duc de Noailles, et le bouc émissaire qui expia les péchés de son ami et qui lui rendit tous les effets de l'innocence. Noailles se servit de lui comme d'un bouclier, et lui faisoit voir et faire tout ce qui lui convenoit sans ménagement aucun et sans le plus léger voile. Il abusa ainsi sans cesse de l'amitié, de la reconnoissance, de la confiance entière d'un homme de bien et d'honneur, qui, dans l'ignorance parfaite des finances et du monde, et dans les ténèbres de sa nouvelle vie, ne comptoit de guide sûr que celui qui l'avoit mis dans cette grande place. Elle lui a été si fatale que, quoique je me sois étendu ailleurs sur son caractère, je ne puis me refuser d'en ramentevoir[3] encore ici quelque chose. Avec[4] un des plus beaux et des plus lumineux esprits de son siècle, et c'est peu dire, vastement et profondément savant, fait exprès pour être à la tête de toutes les académies et de toutes les bibliothèques de l'Europe, et pour se faire admirer à la tête du Parlement, jamais rien de si hermétiquement bouché[5] en fait de

constater dans le tome II de ladite publication que la lettre du 8 novembre 1596 porte *Monseigneur*, et la suivante, du 19, *Monsieur*, et il en est toujours ainsi depuis lors.

1. Voyez ci-dessus, p. 36. Est-ce pour cela qu'il ne vint chez le Régent qu'à neuf heures, quoique mandé beaucoup plus tôt (*les Correspondants de Balleroy*, p. 251)?

2. Nous ne possédons pas cette lettre, malheureusement ; car il serait curieux de vérifier ce dire.

3. On a déjà rencontré ce vieux verbe au passé défini dans notre tome XXX, p. 194.

4. Rapprocher du portrait qui va suivre celui qu'il avait déjà fait du Chancelier lors de sa nomination : tome XXXI, p. 27 et suivantes.

5. A propos de l'adverbe *hermétiquement*, le *Dictionnaire de l'Aca-*

finance, d'affaires d'État, de connoissance du monde, ni de si incapable d'y rien entendre. Le parquet, où il avoit si longtemps brillé en maître, l'avoit gâté pour tout le reste par l'habitude de cet exact et parfait balancement de pour et de contre de toutes les affaires contentieuses. Sa science et ses lumières le rendoient fécond en vues ; sa probité, son équité, la délicatesse de sa conscience s'y embarrassoient ; en sorte que plus il examinoit, plus il voyoit, et moins il se déterminoit. C'étoit pour lui un accouchement que de prendre un parti sur les moindres choses. De là, devenu le père des difficultés, c'étoient des longueurs infinies. Il étoit arrêté tout court par les moindres vétilles, mais surtout par la forme, qui le maîtrisoit plus qu'un procureur qui en vit, en sorte qu'à qui ne connoissoit pas le fonds sincère et solide de sa justice, de sa piété, de l'honneur, même de la bonté dont il étoit pétri, et véritablement vertueux en tout, on auroit pris sa conduite pour un déni de justice, parce qu'elle en avoit tous les dehors et tous les inconvénients. Telle fut la cause et la source des variations en affaires de toutes les sortes, qui du faîte de la plus grande réputation, la plus accomplie, la mieux méritée, l'a précipité dans un état si différent à cet égard, où il est tombé par degrés, et à ce changement si prodigieux de lui-même, qui l'a rendu méconnoissable dans des points capitaux sous lesquels il est demeuré accablé, et dont sa considération et sa réputation ne se relèveront jamais, quoiqu'il n'ait jamais cessé d'être le même. Une correction, une perfection trop curieusement recherchée dans tout ce qu'il veut qui sorte de sa plume, naturellement excellente, décuple son travail, tombe dans la puérilité, dans la préférence de la justesse de la diction sur l'exposition nette et claire des choses, dans une augmentation de longueurs insupportables. Il épuise l'art acadé-

démie de 1718 disait : « *Un vaisseau scellé hermétiquement,* c'est-à-dire, de sa propre matière » ; il n'en indiquait pas d'emploi au figuré, au sens de complètement.

mique, se consume en des riens, et l'expédition en souffre toutes sortes de préjudices. Un autre défaut, qui vient du préjugé, de l'habitude, de cet orgueil secret que les plus gens de bien ignorent souvent en eux, parce que l'amour-propre, si inhérent en nous, le leur sait cacher, est une prévention si étrange en faveur de tout ce qui porte robe, qu'il n'y a si petit officier de justice la plus subalterne, qui puisse avoir tort à ses yeux, ni friponnerie si avérée qui, par la forme dont il est esclave, ne trouve des échappatoires qui méritent toute sa protection. Est-il enfin à bout de raisons, on le voit qui souffre, que sa souffrance l'affermit en faveur de cette vile robe, dont l'impalliable[1] afflige sa sensible délicatesse, sans le déprendre de la soutenir. Je dis vile robe, telle qu'un procureur du Roi ou un juge royal de justice très subalterne, dont les friponneries et les excès, demeurées[2] à découvert et incapables d'excuses, en trouvent dans son cœur et dans son esprit, et jusque dans sa raison et sa justice, quand elles ont perdu toutes ressources d'ailleurs. Alors il se jette sur les exhortations à pardonner les choses les moins pardonnables et les plus susceptibles de recommencer de nouveau ; il allègue comme un grand malheur les conséquences du châtiment qui obscurcit tout un petit siége ; sur la nécessité de procéder dans les formes, en attaquant juridiquement ce petit officier, et, quelque cher et long que cela puisse être, de se rendre partie contre lui. Ces exemples arrivent tous les jours sur les faits les plus criants, sans qu'aucunes suites, qui pour ce premier exil et première perte des

1. *Impalliable*, ce qu'on ne peut pallier, excuser, déguiser. *L'Académie* ne connaît que le verbe *pallier* et n'a jamais admis ni *palliable*, ni *impalliable*. — Jusqu'à présent on avait expliqué ce mot par « dont on ne peut se dépouiller », mais la suite du texte et ce qui avait déjà été dit dans le portrait du tome XXXI, p. 30, ne laisse pas douter du sens, qui est d'ailleurs celui que donne le *Littré* en citant l'unique présent exemple de ce mot.

2. Il y a bien ici *demeurées* au féminin ; par accord avec *friponneries*, de même que, deux lignes plus loin, il y a *elles* et non *ils*.

sceaux lui ont été fatales, ni aucunes considérations aient jamais pu avoir aucune prise sur lui à cet égard, d'où naissent des inconvénients sans nombre par la certitude que toute robe a sa protection, que rien ne peut affoiblir. Oser se pourvoir en cassation d'arrêts des parlements[1], ou contester quoi que ce soit à ces compagnies en général ou en détail personnel en aucun genre, est une profanation qui lui est insupportable, quoiqu'il ait été plus d'une fois, et en face, bien mal récompensé de cette espèce de culte, et en pleine séance au Parlement, sans que rien l'en ait pu détacher. S'il voit que, malgré ce qu'il a pu tenter pour parer, la cassation passe au Conseil, il interrompt contre la règle, harangue, se rend l'avocat du Parlement et de son arrêt, et cela des autres parlements comme de celui de Paris ; il reprend les voix, il intimide les maîtres des requêtes, cherche à embarrasser le rapporteur et les commissaires, il reprend les avis. Tout le Conseil s'en plaint, et s'accoutume à lui résister respectueusement, mais fermement, et ne s'en cache pas. S'il sent enfin qu'il ne gagne rien, et que l'arrêt passe, il ne peut toutefois se résoudre à prononcer le blasphème de cassation. Il a inventé, pour l'éviter, une formule jusqu'à lui inconnue : il prononce que, sans s'arrêter à l'arrêt du Parlement, etc., qui demeurera comme non avenu, etc. ; et les parlements, qui sentent et comptent sur cette vénération si loin poussée pour eux, n'ont cessé d'en abuser ; et tout cela pourtant de la meilleure foi et avec l'intégrité la plus parfaite[2].

1. Voyez le portrait du tome XXXI, p. 31.

2. Dans une lettre au cardinal de Tencin du 23 juin 1741, qui a été citée dans les *Mémoires du président Hénault*, édition 1855, p. 296, le cardinal de Fleury confirmait plus brièvement ce portrait : « M. le Chancelier est certainement très habile et a de grandes lumières ; mais, à force d'en avoir, il trouve des difficultés à tout, et il est élevé dans la crainte de Dieu et des parlements ; ... il a une indécision naturelle qui lui cause une grande lenteur dans l'expédition des affaires et très préjudiciable aux parties. »

On peut juger de là combien Daguesseau étoit peu propre à soutenir l'autorité royale résidente dans un régent contre les entreprises du Parlement, et, je ne craindrai point de le dire, combien, à l'entrée de ces mouvements qui annonçoient tant de choses, il étoit important de renvoyer ce premier magistrat, d'ailleurs si digne de toute autre place, mais si peu propre à la première de son état, où le duc de Noailles l'avoit bombardé en un instant[1], uniquement pour soi, en abusant en cela, comme en bien d'autres choses, de la facilité du Régent, qui, ébloui de la grande réputation de celui qu'il lui proposa à l'instant de la vacance, l'en crut sur sa parole, sans connoissance de celui qu'il mettoit si subitement dans une place si importante. Ce prince n'avoit guères tardé à se repentir d'un choix si brusque, dont il s'étoit enivré d'abord; mais il fut sensible au cri public, à la louange du Chancelier, et à le plaindre[2]. Toute la robe, vivement intéressée à un chef qui étoit véritablement idolâtre d'elle, et tout ce qui cabaloit d'ailleurs contre le Régent, aidés des échos qui répètent tout ce qu'ils entendent, élevèrent d'autant plus Daguesseau que le contre-coup naturel portoit davantage en aigre censure contre le Régent et contre son gouvernement. Il avoit bien et longtemps combattu, avant de se résoudre à ce tour de force. Il n'y étoit venu qu'à la dernière extrémité. Épuisé de l'avoir fait, et abattu de la manière dont il étoit reçu du monde[3], il retomba dans sa foiblesse naturelle à l'égard de l'autre partie[4]. L'esprit et la tribu de Noailles lui fit peur. Non content d'avoir mis le duc de

Survivance de la charge et des

1. On a vu dans le tome XXXI, p. 21, comment s'était faite sa nomination en 1717.
2. C'est-à-dire aux éloges et à la commisération qui accompagnèrent sa disgrâce.
3. Il est certain qu'en général la disgrâce de Daguesseau fut blâmée : voyez les références indiquées ci-dessus, p. 41, note 1.
4. Le duc de Noailles.

gouvernements du duc de Noailles donnée à son fils enfant sans l'avoir demandée.

Noailles dans le conseil de régence, quoique le véritable criminel, tandis qu'il exiloit le Chancelier et ne lui ôtoit les sceaux que pour avoir été l'esclave de Noailles, il jeta tout de suite à la tête de ce dernier la survivance de sa charge et de ses gouvernements pour son fils à la jaquette[1], qui n'avoit pas encore cinq ans[2], lui fut obligé d'avoir bien voulu l'accepter, et ne lui marqua jamais tant de considération et d'amitié. Si le public s'irrita de la disgrâce du Chancelier, il ne se scandalisa pas moins aigrement des grâces prodiguées au duc de Noailles, et n'applaudit dans tout cet événement qu'à lui voir ôter les finances, où il s'étoit extrêmement fait haïr de tout ce même public et des particuliers. Mais il tenoit le bon bout encore[3]. Les propos le touchèrent peu, et il a montré par toute la suite de sa vie et par son propre exemple le peu de cas qu'on peut et doit faire de sa réputation, qu'il a sans cesse vendue pour ce qu'il a estimé être plus réel.

Rouillé quitte les finances avec 12000# de pension.

Par une suite nécessaire, Rouillé du Coudray, qui avoit été son bras droit et souvent son conducteur dans les finances[4], n'y put être conservé. Depuis assez longtemps, il n'y faisoit presque plus rien que continuer à se faire mépriser et détester par ses brutalités et ses continuelles indécences, abruti par le vin et par toutes sortes de

1. Nous avons dit dans le tome XIII, p. 230, note 1, qu'on appelait *jaquette* la robe que portaient les petits garçons avant qu'on leur donnât le haut-de-chausses.

2. C'est Louis de Noailles, titré comte d'Ayen (tome XXII, p. 252), né en 1713. — Les lettres de survivance des charges de capitaine des gardes du corps et de gouverneur de Saint-Germain sont datées du 2 février, et elles étaient complétées par deux brevets d'assurance de cinq cent mille livres et de cent cinquante mille livres (reg. O[1] 62, fol. 12-18) ; Dangeau n'annonce cette grâce que le 3 (p. 242).

3. « On dit qu'*un homme tient le bon bout*, pour dire qu'il est nanti et qu'il a par là de grands avantages dans l'affaire dont il s'agit » (*Académie*, 1718).

4. Tome XXIX, p. 125.

débauches[1]. Il s'y plongea de plus en plus depuis qu'il n'eut plus l'occupation des finances, et acheva ainsi une assez longue vie dans les vices dont il faisoit trophée, laissant admirer que, avec une capacité très médiocre, une grossièreté et une brutalité extrême, une indécence continuelle qui n'avoit honte de rien, il fût devenu sous le feu Roi directeur des finances et conseiller d'État, et depuis tout-puissant dans les finances, et le tout, comme on l'a vu[2], par la protection de MM. de Noailles père et fils. Il eut, en quittant les finances, douze mille livres de pension[3].

Machault lieutenant de police; son caractère. [Add. S^tS. 1485]

Machault[4], maître des requêtes, eut la police[5], dont il fit la moindre de ses occupations, sur le pied plus que scabreux où Argenson l'avoit mise. Aussi n'y satisfit-il ni soi ni le Régent, et n'y put demeurer longtemps. C'étoit un homme intègre et capable, exact et dur, magistrat depuis les pieds jusqu'à la tête, fantasque et bourru, qui ne se radoucissoit qu'avec des créatures de mauvaise vie, dont il ne se laissoit jamais manquer[6].

1. Dès le mois d'avril 1717, M. d'Argenson prédisait sa disgrâce prochaine (*Les Correspondants de Balleroy*, p. 143).

2. Tome IX, p. 18-23.

3. *Dangeau*, p. 242; *Les Correspondants de Balleroy*, p. 254, où on ne parle que de six mille francs.

4. Louis-Charles de Machault, seigneur d'Arnouville, né en 1667, avait été d'abord en 1691 conseiller au Grand Conseil et était devenu maître des requêtes en 1694; lieutenant général de police le 1er février 1718, il quitta cette place en janvier 1720 pour une expectative de conseiller d'État, dont il eut la place en décembre, et la charge de chef du conseil de la duchesse d'Orléans; il mourut le 10 mai 1750, à quatre-vingt trois ans.

5. Les lettres de provisions du 1er février, avec un brevet d'assurance de cent cinquante mille livres, égal au prix qu'il payait à M. d'Argenson, sont dans le registre O[1] 62, fol. 10 v° et 22 v°; mais l'arrêt du Conseil qui confirma sa nomination n'est que du 14 (Archives nationales, AD† 746).

6. Comparez ce que disent de lui les *Mémoires du marquis d'Argenson*, éd. Rathery, tomes I, p. 124-126, et IV, p. 200-204. Lors de sa nomination, on avait approuvé ce choix : *Gazette de la*

Grâces faites à Châteauneuf; à Torcy, qui marie sa fille à du Plessis-Châtillon; au duc d'Albret, qui veut épouser la fille de Barbezieux. [*Add. St-S. 1486*]

Châteauneuf, revenant de Hollande, où il avoit très bien servi, et qui avoit une pension de six mille livres, en eut une pareille en augmentation, une place de conseiller honoraire au Parlement, et promesse de la seconde place de conseiller d'État qui vaqueroit[1], la parole de la première étant engagée à Bernage, qui alloit intendant en Languedoc en la place de Bâville[2].

Torcy eut cent cinquante mille livres d'augmentation de brevet de retenue, qui lui en fit un de quatre cent mille livres, sur sa charge des postes[3], et maria sa seconde fille assez tristement à du Plessis-Châtillon[4].

Régence, p. 223-224. Sur son administration, on peut voir Peuchet, *Mémoires tirés des archives de la police*, tome I, p. 253-257.

1. Saint-Simon prend tout cela à l'article de Dangeau du 15 février (p. 247). Le brevet d'assurance de la première place vacante au Conseil d'État, daté seulement du 19 octobre 1718, est dans le registre O¹ 62, fol. 239 v°.

2. Louis de Bernage, seigneur de Saint-Maurice, baptisé le 3 mars 1663, était fils d'un conseiller au Grand Conseil et d'une Argenson. Il fut pourvu d'une charge de conseiller au Grand Conseil en mars 1687 et de celle de grand rapporteur en la Chancellerie, devint maître des requêtes en octobre 1689, fut nommé intendant à Limoges le 20 janvier 1694, passa en Franche-Comté en novembre 1702, puis à Amiens en mai 1708, et remplaça M. de Bâville en Languedoc en novembre 1717. Le 7 février 1718, le Régent lui donna une expectative de conseiller d'État (reg. O¹ 62, fol. 20 v°); il fut nommé conseiller semestre le 31 décembre 1718 et passa ordinaire le 12 décembre 1725. Il quitta l'intendance de Languedoc en novembre 1724 et fut nommé, le mois suivant, greffier de l'ordre de Saint-Louis. Il mourut à Paris le 25 novembre 1737, âgé de soixante-seize ans.

3. Le précédent brevet n'était que de cent cinquante mille francs, et cette augmentation fut de deux cent cinquante mille francs, comme le dit bien Dangeau (p. 250), que notre auteur copie mal. Les lettres portant le brevet de retenue à quatre cent mille livres sont dans le registre O¹ 62, fol. 33; il s'y trouve des dispositions intéressantes, dont on trouvera le texte ci-après aux Additions et Corrections.

4. Marguerite-Pauline (ou Catherine-Pauline) Colbert de Torcy, née le 12 mai 1699 et morte le 30 octobre 1773, épousa le 23 février 1718 (*Dangeau*, p. 234, 242, 250 et 252) Louis, marquis du Plessis-Châtillon. Il était né le 31 janvier 1678, était colonel du régiment de Pro-

Le duc d'Albret, occupé à se marier à une fille de Barbezieux, malgré toute cette famille[1], et à y intéresser le Régent, en obtint une augmentation d'appointements et une de brevet de retenue de cent mille livres sur son gouvernement d'Auvergne[2].

M. le duc d'Orléans mène M. le duc de Chartres aux conseils de régence et de guerre, sans y opiner.

M. le duc d'Orléans, à l'insu de tout le monde, mena, le 30 janvier, Monsieur son fils au conseil de régence, auquel il fit un petit compliment, et dit qu'il n'opineroit point, qu'il venoit seulement pour apprendre[3]. Je n'ai point su qui lui donna ce conseil prématuré, qui n'a pas rendu grand fruit. Il le mena le lendemain au conseil de guerre. Monsieur le Duc y faisoit une tracasserie au maréchal de Villars sur la liasse de ce conseil qu'il portoit au Régent, lequel, par son goût pour les *mezzo-termine*, régla qu'elle ne lui seroit plus portée, et qu'il iroit au conseil de guerre tous les quinze jours, où il lui seroit rendu compte de ce qui s'y seroit fait pendant la quinzaine[4].

Entreprises du Parlement.

Il envoya en ce même temps d'Effiat au premier président, donna des audiences au premier président seul, puis à lui et aux gens du Roi ensemble; enfin, une le 7 février aux députés du Parlement, qui, par la bouche

vence depuis mars 1700 et avait le grade de brigadier depuis octobre 1704; il fut fait maréchal de camp quinze jours après son mariage, 8 mars 1718, et passa lieutenant général le 20 février 1734; il mourut le 23 février 1754 (*Mémoires de Luynes*, tome XIII, p. 169). Il était veuf de Mlle de la Ravoye, qu'il avait épousée en janvier 1712 et avec laquelle il avait assez mal vécu. Dans l'Addition indiquée ci-contre, nº 1486, Saint-Simon avait donné des renseignements peu favorables sur sa famille et sur sa valeur militaire; c'est à cela qu'il veut faire allusion en parlant de « triste » mariage.

1. Notre auteur a déjà parlé de ce projet de mariage en 1717 : notre tome XXXI, p. 347; il va y revenir plus longuement ci-après, p. 165, et nous en exposerons alors les incidents.

2. *Dangeau*, p. 245 et 247. Il a été question du gouvernement d'Auvergne dans notre tome XX, p. 27.

3. *Dangeau*, p. 241; *Gazette de Leyde*, nº 12.

4. *Dangeau*, p. 242 et 244, 3, 7 et 8 février.

du premier président, attaquèrent fort les divers conseils, comme embarrassant et allongeant les affaires[1], matière fort étrangère au Parlement, où même elle avoit passé le jour de la Régence[2]. Ils ne laissèrent pas d'être traités plus que fort honnêtement.

Mort et dépouille de Simiane et du grand fauconnier des Marets.

Simiane, l'un des deux premiers gentilshommes de la chambre de M. le duc d'Orléans, mourut[3], et sa charge fut donnée à son frère[4]. Il avoit eu à la mort de Grignan, son beau-père, l'unique lieutenance générale de Provence, de vingt-sept mille livres de rente, et un brevet de retenue de deux cent mille livres[5], et ne laissa point d'enfants. Un mois après elle fut donnée à Brancas, devenu longtemps après grand d'Espagne et maréchal de France[6], qui étoit de mes amis, et pour le fils duquel j'en obtins la survivance dans la suite[7]. Des Marets, grand fauconnier, mourut en ce même temps jeune et obscur[8] : on a vu en son lieu comment son fils enfant avoit eu sa survivance[9].

Madame assiste scandaleuse-

M. le duc d'Orléans avoit de la comédienne Florence[10]

1. Le premier président rendit compte de cette entrevue le lendemain aux chambres assemblées : registres du Parlement, X^1A 8434, fol. 151-153.

2. Le 2 septembre 1715 ; c'est-à-dire que, ce jour-là, le Parlement avait approuvé la constitution des conseils.

3. Louis, marquis de Simiane (tome XXI, p. 343), mourut le 23 février (*Gazette*, p. 96 ; *Dangeau*, p. 252 ; *Les Correspondants de Balleroy*, p. 255 et 258-259).

4. François-Antoine, chevalier de Simiane, qui prit alors le titre de marquis (tome XXIII, p. 16).

5. Nous avons vu cela en octobre 1715 : tome XXVI, p. 69.

6. Louis, marquis de Brancas : tome IX, p. 220. Dangeau n'annonce ce don que le 3 mai (p. 301).

7. Louis-Buffile de Brancas : tome XXIX, p. 78. Il reçut cette survivance en octobre 1719 (*Dangeau*, tome XVIII, p. 144).

8. Il mourut le 24 février, à trente-sept ans (*Gazette*, p. 108 ; *Dangeau*, p. 252).

9. En 1717 : tome XXXI, p. 49.

10. Tome XV, p. 343.

un bâtard, qu'il n'a jamais reconnu et à qui néanmoins il a fait une grande fortune dans l'Église ; il le faisoit appeler l'abbé de Saint-Albin[1]. Madame, si ennemie des bâtards et de toute bâtardise, s'étoit prise d'amitié pour celui-là avec tant de caprice, que, à l'occasion d'une thèse qu'il soutint en Sorbonne[2], elle y donna le spectacle le plus scandaleux et le plus nouveau, et en lieu où jamais femme, si grande qu'elle pût être, n'étoit entrée ni ne l'avoit imaginé ; telle étoit la suite[3] de cette princesse. Toute la cour et la ville fut invitée à la thèse et y afflua. Conflans, premier gentilhomme de la chambre de M. le duc d'Orléans, en fit les honneurs, et tout s'y passa de ce côté-là comme si M. le duc de Chartres l'eût soutenue. Madame y alla en pompe, reçue et conduite à sa portière par le cardinal de Noailles, sa croix portée devant lui. Madame se plaça sur une estrade qu'on lui avoit préparée, dans un fauteuil. Les cardinaux, évêques, et tout ce qui y vint de distingué, se placèrent sur des siéges à dos, au lieu de fauteuils. M. et Mme la duchesse d'Orléans furent les seuls qui n'y allèrent pas, et moi je n'y allai pas non plus. Cette singulière scène fit un grand bruit dans le monde ; jamais M. le duc d'Orléans et moi ne nous en sommes parlé.

ment à la thèse de l'abbé de Saint-Albin. [Add. St-S. 1487]

Le maréchal de Villeroy, adorateur du feu Roi jusque dans les bagatelles, et très attentif à les faire imiter au Roi de bonne heure, lui fit danser un ballet, plaisir qui n'étoit pas encore de son âge, et lui ôta pour toute sa vie, par cette précipitation, le goût des bals, des ballets, des spectacles et des fêtes, quoique ce divertissement eût tout le succès qu'on s'y pût proposer ; mais le Roi se trouva

Ballet du Roi, qui l'en dégoûte pour toujours. [Add. St-S. 1488]

1. Charles, abbé de Saint-Albin : *ibidem*. On l'a vu dans le précédent volume (p. 198) obtenir la coadjutorerie de Saint-Martin-des-Champs.

2. Le 16 février, Saint-Simon copie l'article du *Dangeau*, p. 248 ; il y a un récit de la cérémonie dans le *Mercure* de février. p. 208-211 ; la *Gazette de Leyde* ni celle de France n'en parlèrent pas.

3. Il veut dire : l'esprit de suite, la suite dans les idées.

excédé de l'apprendre, d'essayer des habits, encore plus de le danser en public[1].

M. et Mme la duchesse de Lorraine à Paris.

Le duc de Lorraine, tout tourné et dévoué qu'il fût à la cour de Vienne, n'étoit pas homme à négliger les avantages qu'il pourroit tirer de la facilité du Régent, dont il avoit l'honneur d'être beau-frère, de l'amitié tendre de ce prince pour une sœur avec qui il avoit été élevé, de sa foiblesse pour Madame, qui n'avoit, à l'allemande, des yeux que pour son gendre et pour sa grandeur. Ce qu'il avoit éprouvé là-dessus au voyage qu'il avoit fait pour rendre au feu Roi son hommage pour le duché de Bar[2], lui devint une raison décisive d'en faire un second à Paris, sous l'étrange incognito du nom de comte de Blamont[3], pour voiler tout ce à quoi il ne pouvoit atteindre[4]. Cette petite cour arriva de très grande

1. Notre auteur fait ici une grosse confusion : le jeune Roi ne dansa pas à cette fête du 16 février 1718, donnée en l'honneur de ses huit ans accomplis. Le maréchal de Villeroy fit seulement représenter devant lui un opéra-ballet intitulé *L'Union de la Jeunesse avec la Sagesse*, dont les paroles étaient de Beauchamp, la musique de Matot et Alarius, et qui fut dansé par le vieux Ballon ; on le reprit encore les 19 et 26 février, 9 et 19 mars (*Dangeau*, p. 247, 250 et 253 ; *Gazette*, p. 84, 96, 120, 144 ; *Mercure* de février, p. 211-215 ; *Les Correspondants de Balleroy*, p. 256 ; *Gazette de Leyde*, n° 16). Louis XV ne put donc y prendre le dégoût de la danse, et ce que Saint-Simon raconte à ce sujet, ici et dans l'Addition à Dangeau n° 1488, est faux. Ce ne fut qu'en février 1720 que le maréchal de Villeroy fit apprendre au jeune Roi un ballet, qui l'ennuya et le dégoûta pour toujours. Lorsque notre auteur en trouvera la mention dans le *Journal de Dangeau* (tome XVIII, p. 229 et 230), il en parlera longuement (suite des *Mémoires*, tome XVI de 1873, p. 437-439) et mentionnera alors à juste titre ce dégoût persistant.

2. En 1699 : tome VI, p. 386 et suivantes.

3. Blamont, aujourd'hui chef-lieu de canton de l'arrondissement de Lunéville, était le siège d'un comté qui appartenait en propre aux ducs de Lorraine, auxquels il avait été légué en 1506 par Olry de Blamont, évêque de Toul.

4. Au début de février 1718, dès que le voyage des souverains lorrains fut assuré, les ducs s'étaient réunis pour décider de la conduite qu'ils devraient tenir à son égard au point de vue du cérémonial

heure[1] le vendredi 18 février, rencontrée au deçà de Bondy[2] par Madame, qui avoit dans son carrosse M. et Mme la duchesse d'Orléans, M. le duc de Chartres et Mlle de Valois, depuis duchesse de Modène[3]. Elle y fit monter M. et Mme de Lorraine, qui n'étant point incognito[4], par son rang décidé de petite-fille de France. et de rang égal à Mme la duchesse d'Orléans, qui lui fit les honneurs du carrosse de Madame, se mit au fond avec elle. Mme la duchesse d'Orléans sur le devant avec M. de Chartres et Mlle de Valois, où M. le duc d'Orléans n'eût pu tenir en troisième avec elle, qui se mit à une portière et le duc de Lorraine à l'autre[5]. Ils arrivèrent et logèrent au Palais-Royal dans l'appartement de la Reine mère[6], que M. le duc de Chartres leur céda. Un moment après ils allèrent tous à l'Opéra dans la grand loge de Madame, d'où M. le duc d'Orléans mena le duc de Lorraine voir un moment

(Archives nationales, K 648, n° 56). L'incognito du duc supprima toute occasion de conflit de préséance.

1. Aucun lexique ne donne la locution *très grande heure*, et, comme le duc et la duchesse de Lorraine arrivèrent à quatre heures du soir, elle ne peut vouloir dire de très bonne heure ; à moins que notre auteur n'ait cru qu'il s'agissait de quatre heures du matin.

2. A deux lieues Nord-Est de Paris, sur la route de Meaux. La forêt qui tirait son nom de ce village était regardée comme dangereuse dès cette époque pour les voyageurs (Archives nationales, E 1895, 30 juin 1696).

3. Charlotte-Aglaé d'Orléans : tome XVI, p. 265.

4. C'est la duchesse de Lorraine seule qui n'était point incognito ; on vient de voir que le duc de Lorraine voyageait sous le nom de comte de Blamont.

5. *Dangeau*, p. 248-249. Sur ce voyage, on peut voir le *Mercure* de février et de mars, qui donne beaucoup de détails, et la *Gazette*, p. 96, 120, 144 ; la *Gazette de la Régence*, par Éd. de Barthélemy, p. 236 et 240 ; et surtout le *Journal de Dangeau*, dont notre auteur reproduit presque toutes les indications. La *Gazette de Leyde* fournit aussi quelques renseignements particuliers.

6. Il a été parlé dans le tome XXII, p. 70, de cet ancien appartement d'Anne d'Autriche ; Saint-Simon ne prend pas ce renseignement à Dangeau.

Mme la duchesse de Berry dans la sienne, et le ramena dans la loge de Madame. Au sortir de l'Opéra, Mme la duchesse de Lorraine vit quelques moments du monde dans son appartement, où elle avoit trouvé en arrivant une commode pleine des plus riches galanteries, qui fut un présent de Mme la duchesse de Berry[1], et force belles dentelles, qui en fut un de Mme la duchesse d'Orléans. Elle descendit chez elle[2], où il y eut grand jeu et grand souper. Avant de se retirer, Mme de Lorraine vit d'une loge le bal de l'Opéra. Le dîner fut toujours chez Madame et le souper chez Mme la duchesse d'Orléans, où M. le duc d'Orléans soupa fort rarement et ne dînoit point[3]. Il prenoit du chocolat, entre une heure et deux heures après midi, devant tout le monde[4] : c'étoit l'heure la plus commode de le voir. C'est ce qui a dérangé l'heure du dîner depuis, et les dérangements une fois établis ne se réforment plus[5]. Le lendemain de leur arrivée, ils virent la comédie italienne sur le théâtre de l'Opéra, après quoi M. le duc d'Orléans les mena à Luxembourg voir Mme la duchesse de Berry, où la visite se passa debout[6]. Le dimanche, Madame mena Mme la duchesse de Lorraine aux Tuileries. Le Roi, qui dînoit, se leva de table et alla embrasser Mme la duchesse de Lorraine. Il se remit à table, et elles le virent dîner de dessus leurs tabourets. Lorsque le Roi sortit de

1. *Dangeau*, p. 249 ; *Les Correspondants de la marquise de Balleroy*, tome I, p. 258. Des « nippes de nuit », dit la *Gazette de Leyde*, n° 19.

2. Chez la duchesse d'Orléans.

3. C'est le contraire de ce que dit Dangeau, p. 251 : « M. et Mme de Lorraine dînent tous les jours chez Madame et soupent les soirs chez Mme la duchesse d'Orléans.... *M. le duc d'Orléans est toujours à ces soupers-là et fort souvent aux dîners.* »

4. Déjà dit dans le tome XXIX, p. 283.

5. Le dîner, d'abord placé vers midi, avait été reculé jusqu'à deux heures ; Saint-Simon nous apprend que ce fut le chocolat du Régent qui le fit retarder encore, jusqu'à quatre et cinq heures du soir.

6. Ce détail de cérémonial ne vient point de Dangeau, p. 250

table, elles s'en allèrent dîner chez Madame, où le duc de Lorraine les attendoit. Ensuite Madame mena Mme de Lorraine aux Carmélites du faubourg Saint-Germain, où Mme la duchesse de Berry se trouva, qui y avoit un appartement[1]. Le lundi après dîner, Mme la duchesse de Lorraine alla voir Madame la Grande-Duchesse, et le lendemain toutes les princesses du sang, qui toutes l'avoient vue chez elle, se masqua après souper, et alla en bas au bal de l'Opéra[2]. Il y eut toujours beaucoup de dames aux soupers avec elle chez Mme la duchesse d'Orléans.

Bassesse de courtisan du duc de Lorraine.

Le jeudi 24 février, le Roi fut au Palais-Royal voir Mme la duchesse de Lorraine. M. de Lorraine, qui n'oublioit rien pour plaire au Régent et pour en obtenir ce qu'il se proposoit, lui demanda pour le chevalier d'Orléans[3] la lieutenance générale de Provence[4]. Cela ne déplut pas au Régent; mais il répondit qu'il avoit d'autres vues.

Monsieur le Duc et ensuite Mme la duchesse de Berry donnent une fête à M. et à Mme de Lorraine.

Le samedi 26 février, il y eut un banquet superbe à l'hôtel de Condé pour M. et Mme la duchesse de Lorraine. Monsieur le Duc y avoit invité grand nombre de dames, qui toutes furent extrêmement parées, et Mme de Lorraine aussi[5]. Il y eut beaucoup de tables, toutes magnifiquement servies en gras et en maigre. Ce fut une nouveauté que ce mélange, qui fit quelque bruit[6]. On se masqua après souper.

1. *Dangeau*, p. 250. Notre auteur a déjà raconté les séjours de Mme de Berry au couvent des Carmélites de la rue de Grenelle : tome XXIX, p. 380.

2. *Dangeau*, p. 251.

3. Jean-Philippe, le fils légitimé du Régent et de Mme d'Argenton, plus tard grand prieur de France : tome IX, p. 280.

4. Vacante par la mort du marquis de Simiane : ci-dessus, p. 52.

5. *Journal de Dangeau*, p. 253. Il y eut une bagarre dans la salle du bal, causée par des laquais ivres, et on dut briser les fenêtres à coups de hache à cause de la presse et de la chaleur (*Les Correspondants de Balleroy*, p. 260-261 et 268).

6. « Les dévots murmurent un peu », dit Dangeau.

Le lundi 28 février, Mme la duchesse de Berry donna le soir à M. et à Mme la duchesse de Lorraine la plus splendide et la plus complète fête qu'il fût possible en toute espèce de magnificence et de goût[1]. Mme de Saint-Simon, qui l'ordonna toute et qui en fit les honneurs, eut tout l'honneur que de telles bagatelles peuvent apporter par le goût, le choix, l'ordre admirable avec lequel tout fut exécuté. Il y eut une table de cent vingt-cinq couverts pour les dames conviées, toutes superbement parées, et pas une en deuil, et une autre de pareil nombre de couverts pour les hommes invités. Les ambassadeurs, qui le furent tous, ne s'y voulurent pas trouver, parce qu'ils prétendirent manger à la table où seroient les princes du sang[2], lesquels mangèrent avec le duc de Lorraine, tous sans rang, à la table des dames où étoit Mme la duchesse de Berry, fille de France, avec qui les ambassadeurs ne pouvoient pas manger, ni, pour en dire la vérité, M. de Lorraine non plus sous son incognito, mais qui y mangea pourtant sans difficulté. Le palais de Luxembourg étoit admirablement illuminé en dedans et en dehors. Le souper fut précédé d'une musique et suivi d'un bal en masque, où il n'y eut de confusion que lorsque Mme la duchesse de Berry et Mme de Lorraine en voulurent pour s'en divertir[3]. Tout Paris y entra masqué. Mlle de Valois ne se trouva point au souper, mais au bal seulement; je n'en ai point su ni deviné la raison. Trois ou quatre personnes non invitées, et non faites pour l'être, se fourrèrent hardiment à la table des hommes[4]. Saumery,

1. *Dangeau*, p. 253-254; *Les Correspondants de Balleroy*, p. 268-271 et 276; et surtout les relations qui se trouvent dans le *Mercure* de février et de mars, qui donnent des détails circonstanciés. Voyez ci-après aux Additions et Corrections l'extrait d'une lettre d'Amelot au cardinal Gualterio.

2. *Dangeau*, p. 256.

3. Cette affirmation est du cru de notre auteur.

4. M. de Balleroy dans le récit qu'il envoya à sa femme (*Les Correspondants de Balleroy*, p. 272-273), nomme deux gentilshommes

premier maître d'hôtel de Mme la duchesse de Berry[1], leur en dit son avis, par son ordre, au sortir de table. Ils ne répondirent rien et s'écoulèrent, excepté Magny, qui dit tant d'insolences que Saumery le prit à la cravatè pour le conduire à Mme la duchesse de Berry, et l'eût exécuté si Magny n'eût trouvé moyen de s'en dépêtrer, et de se sauver hors du Luxembourg dans la ville, où le lendemain il continua à débiter force sottises. Il étoit fils unique de Foucault, conseiller d'État[2], qui s'étoit élevé par les intendances, et qui, par un commerce de médailles, s'étoit fait une protection du P. de la Chaise ; tous deux s'y connoissoient fort, et en avoient ramassé de belles et curieuses collections[3]. Foucault eut ainsi le crédit de faire succéder ce fils à l'intendance de Caen, lorsqu'il la quitta pour une place de conseiller d'État. Les folies que fit Magny dans une place si sérieuse, et les friponneries dont il y fut convaincu, furent si grossières et si fortes qu'il fut rappelé avec ignominie[4], et que n'osant plus se présenter au Conseil ni espérer plus aucune fortune de côté-là, il se défit de sa charge de maître des requêtes, prit une épée, battit longtemps le pavé[5], et après la mort du Roi essaya de se raccrocher par une charge d'introducteur des ambassadeurs, que le baron de Breteuil lui vendit[6]. C'est à ce titre qu'il se fourra à table à cette fête, et que par

Insolence de Magny punie ; quel il étoit et ce qu'il devint. [Add. St-S. 1489]

[Add. St-S. 1490]

lorrains de la suite du duc, M. de Creuilly, fils du ministre Seignelay, et MM. de Saint-Sernin et de Creil ; il ne parle de M. de Magny que plus tard (p. 277 ; voyez aussi p. 288-289).

1. Jean-Baptiste de Johanne, comte de Saumery, fils de l'ancien sous-gouverneur du duc de Bourgogne, que nous avons vu acheter cette charge en 1710 : tome XX, p. 220-221.

2. Nicolas-Joseph Foucault : tome XIII, p. 437.

3. Déjà dit au même endroit (p. 438) ; voyez l'Addition ci-contre, n° 1489.

4. Tome XVIII, p. 115-116.

5. Le *Dictionnaire de l'Académie* de 1718 disait : « On appelle *batteur de pavé* un fainéant qui n'a d'autre occupation que de courir les rues. »

6. En 1715 : tome XXIX, p. 120.

ses insolences il se fit mettre deux jours après à la Bastille[1], après que Mme la duchesse de Berry en eut fait une honnêteté à Madame, parce que Foucault étoit chef de son conseil. Magny, au sortir de la Bastille, eut ordre de se défaire de sa charge, qui avoit besoin d'un homme plus sage auprès des ministres étrangers[2]. La rage qu'il conçut de ce qu'il méritoit, et qu'il étoit allé chercher, le jeta parmi les ennemis du gouvernement, qui faisoient alors recrue de tout, et qui trouvèrent en lui de l'esprit et beaucoup de hardiesse. Il s'embarqua en tout, et passa bientôt en Espagne. Il y fut bien reçu et bien traité, et, quoiqu'il n'eût jamais été que de robe, il fut colonel, et tôt après brigadier. Je m'étends sur lui, parce que je l'y trouvai majordome de la reine[3]. Il expédioit fort promptement ce qu'il touchoit, trouvoit fort mauvais de ne faire pas assez tôt fortune, et l'indigence où il se jetoit lui-même. La mauvaise humeur le rendit fort impertinent, et le fit honteusement chasser, tellement que, après la mort du Régent, il repassa les Pyrénées dans l'espérance du changement des temps[4]. Mais, comme les brouillons n'étoient plus nécessaires à ceux qui les avoient recherchés pendant la vie de ce prince, Magny demeura sur le pavé[5], chargé de mépris et de dettes pour le malheur d'une fort honnête femme et riche, qu'il avoit épousée lorsqu'il

1. Le 2 mars : *Dangeau*, p. 257; *Les Correspondants de Balleroy*, p. 276, 277 et 283; Funck-Brentano, *Les lettres de cachet et les prisonniers de la Bastille*, p. 187, n° 2396.

2. Il conserva sa charge jusqu'en décembre 1718, où il se sauva en Espagne lors de la découverte de la conspiration de Cellamare, et son père obtint alors la permission de la vendre (*Dangeau*, tome XVII, p. 437) à ce Rémond, grand ami de l'abbé Dubois, dont le portrait a été fait dans notre tome XXIX, p. 261-264.

3. Saint-Simon reparlera de lui alors : suite des *Mémoires*, tome XVII de 1873, p. 214, 316 et 366.

4. En avril 1722 : *Journal de Buvat*, tome II, p. 368.

5. « On dit d'un homme qui est dépossédé d'un emploi qui le faisoit subsister qu'*il est sur le pavé* » (*Académie*, 1718).

étoit à Caen[1], et qu'il avoit sucée et abandonnée. Il a depuis traîné une vie obscure et misérable, et retourné[2] enfin en Espagne, où le même mépris et la même indigence l'ont suivi[3].

M. de Lorraine alla courre le cerf à Saint-Germain avec les chiens du prince Charles[4]. Le duc de Noailles n'eut garde de manquer cette occasion de faire sa cour au Régent : il donna à M. de Lorraine un grand retour de chasse au Val[5]. De son côté, Mme la duchesse de Lorraine alla voir deux sœurs du duc d'Elbeuf, religieuses[6], l'une

1. Catherine-Henriette de Ragaru, fille d'un maître des requêtes, épousa en 1705 M. Foucault de Magny; elle mourut le 6 novembre 1755 à soixante-douze ans. Sa sœur aînée avait épousé l'intendant de Rouen, Quentin de Richebourg.

2. Et est retourné.

3. Il y obtint le grade de lieutenant général en novembre 1745 (*Gazette*, p. 609).

4. Le prince Charles de Lorraine-Armagnac, qui avait la survivance de son père comme grand écuyer. Saint-Simon emprunte tout ce qu'il va raconter ci-après à Dangeau, p. 258 et suivantes.

5. Le petit château du Val était situé au bout de la terrasse de Saint-Germain, près du village de Carrières-sous-Bois. En 1679, Mme de Maintenon y avait installé la petite Mlle de Tours, malade (Geffroy, *Madame de Maintenon d'après sa correspondance*, tome I, p. 105). Le Roi avait dû en donner la jouissance à Mme de Montespan; car après elle il passa au duc d'Antin (*Dangeau*, tome XIV, p. 30). Le duc de Noailles l'eut ensuite, et l'on voit dans les *Mémoires de Luynes* (tome X, p. 224) qu'en 1750 Louis XV le donna à vie à la duchesse de Brancas.

6. Le duc Henri d'Elbeuf avait deux sœurs de la même mère que lui : Marie-Éléonore, née le 24 février 1658, professe à la Visitation Sainte-Marie de la rue Saint-Jacques le 16 mai 1676, et Marie-Françoise, née le 5 mai 1659, dont la vêture fut prêchée par Bourdaloue à la Visitation de la rue du Bac le 7 septembre 1678 et qui fit profession dans ce monastère le 13 janvier 1680; voyez *Bourdaloue et le cardinal de Bouillon* par le P. Chérot, p. 38-45. Du troisième mariage du duc Charles III avec Mlle de Montault-Navailles étaient nées Suzanne-Henriette, qui fut duchesse de Mantoue (tome IV, p. 319) et Louise-Anne-Radegonde, née le 10 juillet 1689. Celle-ci, après qu'il eût été question de la marier au prince de la Mirandole (*Dangeau*,

à Penthemont[1], l'autre Fille de Sainte-Marie à la rue Saint-Jacques[2].

M. de Lorraine va voir plaider à la grand chambre, puis la Bastille, et dîner chez le maréchal de Villeroy.

Le lundi 7 mars, le duc de Lorraine alla ouïr plaider dans une des lanternes de la grand chambre[3]; de là voir la Bastille, puis dîner à l'hôtel de Lesdiguières, où le maréchal de Villeroy le traita magnifiquement, avec beaucoup de dames, et leur donna une grande musique[4]. Quelques jours après, M. de Lorraine dîna chez l'ambassadeur de l'Empereur[5]: il étoit là plus dans son centre. Mme la duchesse de Lorraine fut voir danser le ballet du Roi[6], et quelques jours après voir, avec M. de Lorraine, Mademoiselle sa nièce à Chelles[7], qui y avoit pris l'habit[8], puis avec Madame aux Carmélites, où Mme la duchesse

tome X, p. 496), puis à celui de Guastalla (Dépôt des affaires étrangères, vol. *Mantoue* 41, fol. 407 et suivants), prit l'habit à l'abbaye de Saint-Antoine en septembre 1708 (*Dangeau*, tome XII, p. 221), puis passa à l'abbaye de Penthemont, songea peut-être à se faire relever de ses vœux en décembre 1710 lors de la mort de sa sœur la duchesse de Mantoue (*Mémoires de Sourches*, tome XII, p. 412), devint abbesse de Saint-Saens, au diocèse de Rouen en septembre 1726 et y mourut vers mai 1748. Saint-Simon a déjà parlé d'elle dans l'Addition 845 (notre tome XVII, p. 482) et dit qu'elle était « folle au-delà de toute extravagance ».

1. En 1671, les religieuses Bernardines de Penthemont-lès-Beauvais, chassées de leur couvent par la guerre et les inondations, avaient obtenu de leur évêque la permission de se transporter à Paris, et des lettres patentes d'août 1672 les autorisèrent à s'installer dans les bâtiments occupés précédemment par les religieuses du Verbe Incarné, dans la rue de Grenelle au coin de la rue de Bellechasse. Elles y firent bâtir plus tard la belle chapelle qui existe encore, et qui est devenue un temple protestant.

2. Il a été parlé de ce monastère dans notre tome XII, p. 235.

3. On trouvera ci-après aux Additions et corrections le récit de cette visite inséré dans la collection du greffier Delisle, reg. U 361.

4. *Journal de Dangeau*, p. 261.

5. Ce fut le dimanche 13 mars que le duc de Lorraine dîna chez le comte de Königsegg (*Dangeau*, p. 267).

6. Le 9 mars (*ibidem*, p. 264).

7. Le lendemain 10 mars (*ibidem*).

8. Le 30 mars 1717 : tome XXXI, p. 171-172.

de Berry se trouva[1]. Madame et M. le duc d'Orléans firent chacun un présent magnifique à Mme la duchesse de Lorraine[2], dont le séjour à Paris fut à diverses fois prolongé[3]. Le 15 mars, Mme la duchesse de Berry alla de bonne heure se baigner à Saint-Cloud; M. le duc d'Orléans y mena Mme la duchesse de Lorraine l'après-dînée. Ils soupèrent tous de fort bonne heure dans la petite maison de Mme de Marey[4] avec elle, leur ancienne gouvernante, et ce souper fut poussé fort tard[5]. Le duc de Lorraine avoit dîné le même jour chez la comtesse d'Harcourt[6], dont le mari avoit eu la pension de seize mille livres de notre monnoie qu'il donnoit au feu prince Camille[7]. M. de Lorraine fut quelques jours après voir Chantilly[8]; après, avec Mme la duchesse de Lorraine, voir Mme la princesse de Conti, fille du Roi, à Choisy, et voir encore Mademoiselle à Chelles[9]. Mme la duchesse de Lorraine, étant au Cours, y trouva le Roi, et arrêta devant

1. Le couvent de la rue de Grenelle, où elle avait déjà fait visite dès son arrivée (ci-dessus, p. 57).

2. *Dangeau*, p. 267, 14 mars.

3. Le lundi 14 mars, Dangeau écrit (p. 267): « La cour de Lorraine a prolongé son séjour ici et n'en partira que de lundi en huit jours. » Le 28 (p. 276): « Le départ de la cour de Lorraine est encore différé de quelques jours. » Le lundi 4 avril: « Le départ de la cour de Lorraine est enfin fixé à vendredi prochain. »

4. Marie-Louise Rouxel de Grancey, comtesse de Marey : tome VI, p. 14. Il a été parlé de cette maison, l'ancienne ménagerie du château, dans notre tome XIX, p. 268.

5. On resta à table jusqu'à dix heures du soir, dit Dangeau, p. 268, qui ne parle pas de souper, mais de retour de chasse.

6. La comtesse d'Harcourt était cette Marie-Louise de Castille, demoiselle de Montjeu, dont le mariage a été raconté dans le tome XIII, p. 3-8, et dont le mari prit plus tard le nom de comte de Guise, lorsqu'il se fût attaché complètement au duc de Lorraine.

7. Camille de Lorraine-Armagnac, mort en 1715 (tome XXIX, p. 308-309), grand écuyer de M. de Lorraine.

8. Le 18 mars, et il n'en revint que le 20 (*Dangeau*, p. 270 et 271, *Gazette de Leyde*, nº 24).

9. Dangeau mentionne ces deux visites les 22 et 23 mars (p. 273).

lui comme de raison ; le Roi passa dans son carrosse sans lui rien dire[1]. Le lendemain le duc de Lorraine alla voir la reine d'Angleterre à Saint-Germain, et Mme de Lorraine fut à la Comédie françoise, qu'elle n'avoit vue que sur le théâtre de l'Opéra[2]. Le même soir, M. le duc d'Orléans soupa avec le duc de Lorraine à Luxembourg, chez Mme la duchesse de Berry[3]. Le 29 mars, M. et Mme de Lorraine allèrent voir Versailles[4], et le 1er avril de bonne heure voir Marly, rabattirent à Saint-Cloud, où M. le duc d'Orléans les promena fort et leur donna à souper dans la petite maison de Mme de Marey, avec elle[5]. Quelques jours après[6], M. le duc d'Orléans les mena dîner chez d'Antin.

Objet et moyens du duc de Lorraine dans ce voyage. Il est ennemi de la France ; ses demandes sans droit ni prétexte ; ses lueurs mises au net

Tout ce voyage et tous ses[7] divers délais n'avoient d'objet que l'arrondissement de la Lorraine[8], dont aucun duc ne gagna jamais tant, si gros, ni si à bon marché, que celui-ci, et ne fut pourtant jamais si peu considérable. M. le duc d'Orléans aimoit fort Madame sa sœur, avec laquelle il avoit été élevé et vécu[9] jusqu'à son mariage avec le duc de Lorraine. Il avoit pour Madame un respect timide, qui opéroit une déférence extrême quand elle n'attaquoit

1. Dangeau disait au contraire (p. 274, 25 mars) : « Mme de Lorraine.... fit arrêter son carrosse devant le Roi, qui lui fit beaucoup d'honnêtetés. »

2. *Dangeau*, p. 275, 26 mars.

3. Saint-Simon lit mal Dangeau : ce fut le dimanche 27 que MM. de Lorraine et d'Orléans soupèrent ensemble au Luxembourg (p. 275).

4. *Dangeau*, p. 278.

5. *Ibidem*, p. 279.

6. Le lendemain 2 avril (*ibidem*, p. 281).

7. Saint-Simon avait d'abord écrit *ces*, qu'il a corrigé en *ses*.

8. On a vu dans le précédent volume, p. 232, note 2, que Saint-Simon avait commencé à écrire trente-huit pages plus haut dans son manuscrit une première rédaction du récit qui va suivre, puis qu'il l'avait biffé. On trouvera plus loin, à l'appendice III, le texte de cette première rédaction, moins développée que la présente.

9. Forte ellipse habituelle à notre auteur : et avec laquelle il avoit vécu.

ni ses goûts ni ses plaisirs[1], et Madame, qui aimoit extrêmement Madame sa fille[2], avoit une passion aveuglément allemande pour le duc de Lorraine son gendre, pour sa famille, pour sa grandeur. Il étoit parfaitement bien informé de toutes ces choses; il en avoit eu de grandes preuves en son premier voyage, comme on l'a vu alors[3]. Tout Autrichien qu'il étoit, il avoit eu grand soin de cultiver ces dispositions par toutes les attentions possibles de Madame sa femme et de lui-même, et il en sut tirer le plus grand parti dans cette régence de M. le duc d'Orléans, dont il ne manqua pas la conjoncture. Ainsi[4] dans le temps le plus mort pour lui, où sans places, sans troupes, environné, enchaîné de toutes parts par la France, il ne pouvoit être d'aucun usage à qui que ce soit en aucun temps, il n'en conçut pas moins le dessein de s'étendre très considérablement en Champagne, et d'obtenir du Roi le traitement d'Altesse Royale.

par moi au Régent. [*Add. St-S. 1491*]

Pour le premier, il étala de vieilles prétentions usées, dans tous les temps réprouvées, même avec l'appui de l'Empereur, dans les divers traités de paix; enfin anéanties par les derniers, et singulièrement par celui en vertu duquel il étoit rentré dans la possession de la Lorraine. Il exposa aussi des dédommagements ineptes d'injustices prétendues du temps du vieux duc Charles IV de Lorraine, dont les perfidies avoient tout mérité, et le dépouillement par la France, et bien des années de prison en Espagne, dont il ne sortit qu'à la paix des Pyrénées, dédommagements dont il ne s'étoit jamais parlé depuis, et que M. de Lorraine n'articula que comme une grâce qu'il

1. Saint-Simon a déjà raconté quelle était la nature des rapports entre le Régent et sa mère : tome XXVI, p. 326-327.

2. Madame a souvent parlé dans sa correspondance de son affection pour sa fille; on peut voir dans le recueil Brunet, tome I, p. 372 et 378, deux passages qui se rapportent au présent voyage.

3. Voyez le tome VI, pour ce premier voyage, et particulièrement p. 400.

4. Comparez l'Addition indiquée ci-contre, n° 1491.

espéroit de l'amitié et de l'honneur de la proximité. Qui lui auroit proposé à lui-même de restituer les usurpations sans nombre faites par sa maison aux Trois-Évêchés, et le dédommagement de tout ce qui a été arraché et démembré par leurs évêques de la maison de Lorraine[1] et par les ducs de Lorraine aussi, et incorporé jusqu'à aujourd'hui à leur domaine, il auroit été bien confondu par les titres qui lui en pouvoient être représentés en preuves bien solides, et n'auroit pas eu la moindre défense à opposer au droit ni à apporter à la puissance, si la volonté de s'en faire justice y eût été jointe[2], comme elle devoit et pouvoit l'être dans la situation présente alors de l'Europe, et avec un prince qui, pendant les plus grands malheurs de la dernière guerre du feu Roi pour la succession d'Espagne, avoit, à la Guise, ourdi toutes les perfidies qu'on a vues ici en leur lieu[3], et les trames les plus funestes au feu Roi et à la France, pour élever sa grandeur sur ses ruines; audace et trahison qui ne se devoient[4] jamais oublier, suivant la sage maxime qui a toujours rendu si redoutable la maison d'Autriche, jusque dans les temps où elle l'a paru le moins, et qui a été le plus ferme appui de sa solide grandeur et de cette espèce de dictature qu'elle a si longtemps et si utilement

1. Les sièges épiscopaux de Metz, Toul et Verdun furent en effet très fréquemment occupés par des princes de la maison de Lorraine; à Metz, de 1484 à 1607, sur huit évêques six lui appartenaient; à Verdun, de 1508 à 1661, on compte huit évêques lorrains sur onze; enfin à Toul, sur dix évêques qui se succédèrent de 1517 à 1634, quatre étaient de cette maison.

2. Léopold souffrait impatiemment la dépendance de la majeure partie de la Lorraine de l'évêché français de Toul, et il postulait déjà pour l'érection d'un évêché lorrain à Saint-Dié (procès-verbaux du conseil de régence, ms. Franç. 23670, fol. 6 v°, 2 janvier 1718).

3. Saint-Simon a parlé à diverses reprises de la politique autrichienne du duc de Lorraine; voyez notamment nos tomes XIV, p. 451, XV, p. 61-63, XVIII, p. 170, et XXI, p. 269.

4. Il y a *devoit,* au singulier, dans le manuscrit.

pour elle exercée en Europe, dont le démembrement d'Espagne n'a pu encore la déprendre.

A l'égard du traitement, il posoit un principe d'exemple dont il sentoit bien tout le faux, mais qu'il entortilloit et replâtroit avec souplesse, parce qu'il n'est rien de si bas que la hauteur, quand elle est grande mais impuissante, ni bassesse qu'elle ne fasse pour parvenir à ses fins. Son grand moyen étoit l'exemple du duc de Savoie, beau-frère comme lui de M. le duc d'Orléans, et qui n'étoit pas de si bonne maison que lui, différence de traitement qu'il ne pouvoit regarder que comme très déshonorante entre deux souverains, égaux d'ailleurs en souveraineté et en proximité, comme étant maris des deux sœurs[1], qui par elles-mêmes avoient le traitement d'Altesse Royale comme petites-filles de France, qu'il étoit bien dur que la duchesse de Savoie eût communiqué au duc son époux, tandis que lui demeuroit privé du même avantage. Il tâchoit ainsi de parer à la réponse sur le traitement même qui se présentoit naturellement à lui faire: c'est que Charles II, duc de Lorraine, gendre d'Henri II[2], ne l'avoit jamais eu ni prétendu dans le temps même de la plus grande puissance de la Ligue et des plus grands efforts de Catherine de Médicis pour lui préparer la couronne de France au préjudice de son autre gendre, le véritable héritier, qui a été notre roi Henri IV. Henri, duc de Lorraine, son fils, qui épousa la sœur d'Henri IV, en janvier 1599, morte sans enfants, février 1604[3], et qui ne devint duc de Lorraine que quatre ans après par la mort de son père, n'eut et ne prétendit jamais ce traitement, et Charles-Léopold[4],

1. La duchesse de Savoie, Anne-Marie d'Orléans, était sœur consanguine du Régent, étant née du premier mariage de Monsieur avec Henriette d'Angleterre.

2. Charles II, ou plutôt III, duc de Lorraine, avait épousé Claude de France : tomes XV, p. 24, note 8, et XVII, p. 306.

3. Tomes IV, p. 332, et XV, p. 25, où a été déjà nommée cette Catherine de Bourbon.

4. Nommé Charles V : tome III, p. 306.

père du duc de Lorraine dont il s'agit ici, reconnu duc de Lorraine par toute l'Europe (quoiqu'elle lui fût détenue par la France pour en avoir refusé la restitution à certaines conditions), qui fut un des plus grands capitaines de l'Europe, et qui rendit les plus grands services à l'empereur Léopold dans son conseil et à la tête de ses armées, qui de plus avoit l'honneur d'avoir épousé sa sœur[1], reine veuve de Michel Wisniowiecki, roi de Pologne[2], qui en eut le traitement toute sa vie, et qu'on appeloit la reine-duchesse, ce duc son mari, si grandement considéré à Vienne, n'a jamais eu ni prétendu l'Altesse Royale à Vienne ni ailleurs[3]. Il est mort en 1690, et la reine-duchesse en 1697. Le duc de Lorraine, qui la prétendoit maintenant, n'étoit pas autre que ses pères, ni plus grandement marié. La réponse étoit péremptoire, et c'est ce qu'il vouloit parer en se fondant sur l'exemple de M. de Savoie, et se plaignant tendrement d'une distinction si flétrissante. C'étoit un sophisme dont il sentoit bien aussi le faux, mais qu'il fournissoit comme prétexte à qui le vouloit aveuglément combler. Voici le fait:

Altesse Royale pourquoi et quand accordée au duc de Savoie.

Aucun duc de Savoie n'avoit eu ni prétendu l'Altesse Royale avant le beau-frère de M. le duc d'Orléans[4], qui est devenu depuis roi de Sicile, puis de Sardaigne. Le fameux Charles-Emmanuel[5], vaincu à Suse par Louis XIII en personne, ne manquoit ni de fierté ni d'audace. Il étoit gendre et appuyé de Philippe II, roi d'Espagne[6]; jamais il ne l'a eu ni prétendu, non plus que le beau-frère de Louis XIII[7]. Longtemps avant que le duc de Savoie, beau-

1. Marie-Éléonore d'Autriche : *ibidem*. — 2. Tome XI, p. 137.
3. Ces quatre derniers mots ont été ajoutés en interligne.
4. Saint-Simon a déjà noté les prétentions du duc de Lorraine à l'Altesse Royale et la différence qu'il y avait entre lui et le duc de Savoie, dans le tome VI, p. 21-24.
5. Tomes I, p. 172, et XV, p. 122.
6. Il avait épousé Catherine d'Autriche : tome IX, p. 225.
7. Victor-Amédée Ier (tome I, p. 174), marié à Christine de France, fille de Henri IV.

frère de M. le duc d'Orléans, en ait montré la première prétention, il avoit si bien fait valoir sa chimère de roi de Chypre[1], par ce qu'il valoit lui-même, et par la situation importante de ses États, que ses pères et lui avoient peu à peu continuellement agrandis, qu'il avoit enfin obtenu à Rome la Salle Royale[2] pour ses ambassadeurs, à Vienne le traitement pour eux d'ambassadeurs de tête couronnée, et sur ces deux grands exemples, dans toutes les cours de l'Europe[3], sans toutefois en avoir aucun traitement pour sa personne, et tel toujours que ses pères l'avoient eu. Il avoit été lors marié longtemps sans prétendre au traitement d'Altesse Royale, dont la duchesse son épouse jouissoit comme petite-fille de France, et qu'elle ne lui communiqua point. Mais, quand il se vit en possession partout du traitement de tête couronnée par ses ambassadeurs, il commença à prétendre un traitement personnel et distingué pour lui-même et par lui-même, qui fut l'Altesse Royale, n'osant porter ses yeux jusqu'à la Majesté[4]. Il l'obtint peu à peu partout assez promptement, et dans la vérité il étoit difficile de s'en défendre, après avoir accordé à ses ambassadeurs le traitement de ceux des têtes couronnées. La chimère des ducs de Lorraine, prétendus rois de Jérusalem[5], n'avoit pas été si heureuse. Leur foiblesse, ni la situation de leur État n'influoit en rien dans l'Europe, dont aucune cour n'avoit besoin d'eux. Le duc de Savoie, au contraire, pouvoit beaucoup

1. Tome VI, p. 22.

2. La salle Royale était réservée aux réceptions des ambassadeurs de l'Empereur et des rois, tandis qu'on utilisait la salle Ducale pour les envoyés des autres puissances. Elle forme le vestibule de la chapelle Sixtine et fut construite dans la première moitié du seizième siècle par Antonio da Sangallo le jeune.

3. Tomes VI, p. 22-23 et 191, X, p. 173-174, XIV, p. 24-25, etc.

4. En 1709 (tome XVII, p. 305), Saint-Simon avait dit que Victor-Amédée avait pris l'Altesse Royale aussitôt après son mariage dans sa propre cour, et qu'il l'obtint ensuite des cours étrangères.

5. Ils prétendaient avoir hérité ce titre du roi René d'Anjou.

à l'égard de l'Italie et de tous les princes qui y avoient ou y vouloient posséder des États, et qui y vouloient porter ou en éloigner la guerre ; c'est ce qui fit toute la différence entre les chimères d'ailleurs pareilles de Chypre et de Jérusalem. Rien donc de semblable entre ces deux souverains, sinon d'avoir l'un et l'autre épousé deux petites-filles de France, sœurs de M. le duc d'Orléans, jouissant toutes deux du traitement d'Altesse Royale, sans que pas une des deux l'ait communiqué à son époux. Tel étoit l'état véritable des choses quand le duc de Lorraine crut le temps favorable, et qu'il en voulut profiter.

Le Régent entraîné à tout accorder au duc de Lorraine ; ses mesures pour l'exécution.

M. le duc d'Orléans, attaqué par les soumissions en discours et les supplications du duc de Lorraine, par les ruses et les ressorts de gens qui y étoient maîtres en dessous, tels que M. de Vaudémont et ses deux nièces[1], par les prières et les amitiés continuelles de Mme la duchesse de Lorraine, qui d'ailleurs se fit toute à tous, avec une attention infinie, excepté pour Mme du Maine, M. du Maine et le cardinal de Bissy, sur lesquels elle ne se contraignit pas[2], enfin, emporté par l'impétuosité impérieuse de Madame, qui n'oublia journellement rien pour la grandeur de son gendre, la foiblesse succomba. Mais l'exécution l'embarrassoit. Il sentit bien quelle étrange déprédation il alloit faire sur la glèbe de la couronne[3] et sur sa majesté, qui lui étoient l'une et l'autre

1. L'abbesse de Remiremont et la princesse d'Espinoy.

2. On a vu dans nos tomes VI, p. 17, XII, p. 54, et XX, p. 335, que M. de Bissy, quand il était évêque de Toul, avait eu de fréquents dissentiments avec la cour de Lorraine. Quant à M. du Maine, la duchesse le détestait à cause de ses prétentions princières et de son opposition au Régent. On a vu à diverses reprises dans nos notes qu'elle ne déguisait pas ce sentiment dans ses lettres intimes à la marquise d'Aulède.

3. Dans le tome XXI, p. 159, il a été dit que le mot *glèbe*, en termes de pratique et de coutume, signifiait un héritage, ou plutôt la terre patrimoniale.

confiées et remises en sa garde pendant la minorité, et sans le moindre prétexte. Il ne sentoit pas moins ce qui s'en pourroit dire un jour. Il comprit que, dans ces commencements de mouvements qu'il ne pouvoit se dissimuler par la cadence de ceux de cette prétendue noblesse, du Parlement et de la Bretagne, il trouveroit peut-être une opposition dans le maréchal d'Huxelles, qui pouvoit le faire échouer, mais que, évitant de le rendre l'artisan du traité, il le pouvoit compter plus flexible quand il ne s'agiroit simplement que d'opiner. Il le cajola donc, et lui fit entendre que, y ayant beaucoup de petites choses locales à ajuster avec le duc de Lorraine et des prétentions à discuter de sa part, il croyoit que ces bagatelles, qui vouloient être épluchées, lui donneroient plus de peine qu'elles ne valoient et lui feroient perdre un temps mieux employé ; que de plus il falloit quelqu'un qui fût au fait de toutes ces choses, qui par conséquent entendroit à demi-mot et qui fût encore rompu dans la connoissance de la petite cour de Lorraine ; que ces raisons lui avoient fait jeter les yeux sur Saint-Contest, qui avoit été si longtemps intendant de Metz, qui savoit par cœur le local[1], les prétentions et la cour de Lorraine, qui de plus avoit été troisième ambassadeur à Baden, où la paix de l'Empereur, qui avoit tant porté les intérêts du duc de Lorraine, et celle de l'Empire avoient reçu leur dernière main, et qu'il pensoit que Saint-Contest étoit celui qu'il pouvoit choisir comme le plus instruit et le plus propre à travailler au traité, comme commissaire du Roi, avec ceux du duc de Lorraine, et en rendre compte après au conseil de régence. L'affaire n'étoit pas assez friande[2], pour tenter le maréchal d'Huxelles ni pour lui donner de la jalousie, ravi qu'il fut de tirer son épingle du jeu, pour fronder après tout à son aise avec son ami M. du Maine, qui ne

Caractère de Saint-Contest, nommé pour faire le traité avec le duc de Lorraine, qui obtient un grand démembrement en Champagne en souveraineté et le traitement d'Altesse Royale.

1. Ce qui regarde les lieux. L'*Académie* de 1718 ne donnait pas d'emploi de cet adjectif pris comme substantif.

2. Au sens figuré d'agréable, séduisante.

demandoit pas mieux qu'à voir faire au Régent des choses qu'on pût justement lui reprocher, tandis qu'il lui cherchoit des crimes dans les plus innocentes, même dans les plus utiles. Huxelles approuva, et mit le Régent fort à l'aise. Saint-Contest étoit l'homme qu'il lui falloit pour ne chercher qu'à lui plaire et ne regarder à rien par delà. Il avoit de la capacité et de l'esprit[1], infiniment de liant, et, sous un extérieur lourd, épais, grossier et simple, beaucoup de finesse et d'adresse, une oreille qui entendoit à demi-mot, un desir de plaire au-dessus de tout, qui ne laissa rien à souhaiter au Régent ni au duc de Lorraine dans tout le cours de cette affaire[2], qui ne fut pas long.

Misère du conseil de régence.

Lorsqu'elle fut bien avancée, M. le duc d'Orléans, à qui il en rendoit souvent compte, songea à s'assurer des principaux du conseil de régence. Les princes du sang, avides pour eux-mêmes, et d'ailleurs n'entendant rien et ne sachant rien, n'étoient pas pour lui résister; les bâtards, pincés de si frais[3] et qui craignoient pis, encore moins, outre la raison qui vient d'être touchée sur le duc du Maine. Le Garde des sceaux, à peine en place, ne songeoit qu'à s'y conserver. Le maréchal de Villeroy, qui auroit eu là de quoi excercer dignement son amertume, étoit tenu de court dans cette affaire par son beau-frère le grand écuyer, devant lequel de sa vie il n'avoit osé branler.

1. Comparez l'Addition indiquée ci-dessus, n° 1491.

2. La duchesse de Lorraine ne trouvait pas que Saint-Contest fût si bien disposé à leur égard; elle écrivait à la marquise d'Aulède (*Correspondance*, p. 83-84) le 31 décembre 1717 : « J'espère que nous irons à Paris, mon frère m'ayant fait espérer qu'il nous rendra justice et qu'il fera finir nos affaires, *où ce vilain M. de Saint-Contest a apporté mille obstacles; il n'a cherché qu'à nous nuire en toutes choses* et à empêcher la fin de nos affaires. J'espère que mon frère nous fera, *malgré toute sa méchante volonté*, rendre une justice que nous attendons depuis vingt ans. »

3. Par l'arrêt récent qui avait annulé leur rang de princes du sang (tome XXXI, p. 262). On a déjà rencontré la locution *pincé*, au figuré, dans le tome VII, p. 167.

Tallard, son protégé, étoit d'ailleurs tenu aussi de court par les Rohans[1], soumis à Madame de Remiremont[2] et à Mme d'Espinoy. Le duc de Noailles et son ami d'Effiat n'avoient garde de résister quand il ne s'agissoit ni du Parlement ni de la robe. Le matamore Villars étoit toujours souple comme un gant[3]. Le maréchal d'Estrées sentoit, savoit, lâchoit quelque demi-mot, mais mouroit de peur de déplaire, et se dédommageoit, ainsi que le maréchal d'Huxelles, en blâmant tout bas ce qui se faisoit aux uns et aux autres, à quoi ils n'avoient pas la force de contredire le Régent. La différence étoit qu'Estrées étoit fâché du mal sincèrement et en honnête homme; Huxelles, au contraire, pour s'en donner l'honneur, verser son fiel, et quand les choses ne touchoient ni à son personnel ni à ses vues, étoit ravi des fautes et en rioit sous cape, comme il fit en cette occasion, ainsi que M. du Maine. D'Antin étoit trop bas courtisan et trop mal en selle[4] auprès du Régent pour oser souffler. Pour la queue du Conseil[5], elle n'osoit donner le moindre signe de vie, sinon Torçy, quelquefois pressé de lumière et de probité, mais si rarement et avec tant de circonspection, que cela passoit de bien loin la modestie.

Le Régent tâche inutilement par Saint-Contest

M. le duc d'Orléans, qui n'avoit pas oublié mon aventure avec lui au Conseil et la convention qui l'avoit suivie, que j'ai racontée p. 1870[6], et qui se douta que je ne serois

1. Déjà dit tome XXXII, p. 76.

2. Mlle de Lillebonne, qui avait eu en 1711 la riche abbaye de Remiremont: tome XXI, p. 270-272.

3. « On dit figurément d'un homme d'une humeur facile et accommodante qu'*il est souple comme un gant* » (*Académie*, 1718).

4. Le *Dictionnaire de l'Académie* de 1718 ne donnait pas cette locution figurée, qui signifie n'être pas en très bons termes avec quelqu'un, avoir avec lui des relations difficiles.

5. C'est-à-dire, les secrétaires d'État et les gens de noblesse inférieure qui s'asseyaient au bas bout de la table du Conseil.

6. Cette page du manuscrit correspond aux pages 40-42 de notre tome XXXI.

et par lui-même de vaincre ma résistance au traité, vient enfin à me prier de m'absenter du conseil de régence le jour que ce traité y sera porté. J'y consens. Il m'en arriva de même lorsque le Régent accorda le traitement de Majesté au roi de Danemark et celui de Hautes-Puissances aux États-Généraux des Provinces-Unies.

pas aisé à persuader sur ce traité, m'en parla à trois ou quatre diverses fois avec grande affection. Je lui représentai ce que je viens d'expliquer, tant sur le démembrement des parties considérables de la Champagne, que sur le traitement d'Altesse Royale. Je le fis souvenir qu'outre que [1] M. de Lorraine étoit sans aucun prétexte d'avoir à le ménager pour quoi que ce fût dans la situation particulière où il étoit, ni dans celle où l'Europe se trouvoit alors, même où elle pût être dans la suite, il n'y avoit pas si longtemps que les traités de paix d'Utrecht et de Baden avoient passé l'éponge [2] sur toutes ces prétentions et ces dédommagements tant demandés, si appuyés de l'Empereur, et toujours si constamment refusés; qu'il ne pouvoit l'avoir oublié, et que je ne comprenois point comment il osoit les faire renaître, les réaliser de sa pure et personnelle grâce, les faire monter au delà même de toute espérance, comme lorsque, avant les derniers traités de paix générale, les prétentions bonnes ou mauvaises subsistoient en leur entier; s'exposer à faire de son chef un présent, et aussi considérable, purement gratuit, dépouillé de toute cause, raison et prétexte, à un prince son beau-frère, sans force, sans considération, sans la plus légère apparence de droit; abuser de sa régence aux dépens de l'État, qui lui étoit confié pendant la minorité d'un Roi qui pourroit un jour lui en demander compte et raison, et qui ne manqueroit pas de gens autour de lui qui l'y exciteroient; qu'à l'égard de l'Altesse Royale, dont je lui démêlai le vrai des fausses apparences dont M. de Lorraine l'embrouilloit à dessein, que je comprenois aussi peu qu'il voulût avilir la majesté de la couronne, qui ne lui étoit pas moins confiée que l'État, et la prostituer sans cause, raison ni prétexte quelconque, que de sa bonne volonté de gratifier son beau-frère en la dégradant, et en même temps la sienne propre, celle de Madame sa sœur, et

1. Il y a *qu'outre que ce que* dans le manuscrit.
2. Tome XVII, p. 430.

la supériorité des princes du sang sur M. de Lorraine, en lui donnant de sa pleine et unique grâce un traitement si supérieur à celui des princes du sang, et traitement, de plus, qui ne pouvoit leur être donné. J'allai jusqu'à lui dire qu'il y avoit en lui un aveuglement qui tenoit du prestige[1] de préférer de si loin un petit prince totalement inutile et sans la moindre apparence de droit, de maison fatale à la sienne tant et toutes les fois qu'elle l'a pu, et personnellement ennemi, à preuves signalées, et qui depuis ne respiroit toujours que la cour de Vienne, le préférer, dis-je, et de si loin, à l'État et à la majesté de la couronne, dont lui étoit dépositaire au Roi, à soi-même et à sa propre maison ; d'hasarder les reproches que le Roi lui en pourroit faire un jour, et s'exposer au qu'en-dira-t-on[2] public dans un temps où il voyoit tant de fermentation contre lui et contre son gouvernement. J'ajoutai, sur l'Altesse Royale, qu'il verroit naître la même prétention, sur cet exemple, de princes qui n'y avoient pas encore pensé, et qu'il se trouveroit peut-être, par leur position et par les conjonctures, également embarrassé de satisfaire et de mécontenter.

Ces remontrances, que j'abrége, ne produisirent que de l'embarras et de la tristesse dans son esprit. S'il ne m'avoit pas caché le voyage jusqu'au moment qu'il fut consenti et prêt à entreprendre, car le secret en fut généralement observé, et M. de Lorraine en avoit bien ses raisons, j'aurois fait de mon mieux pour le détourner, au moins pour y faire mettre la condition expresse qu'il ne s'y feroit aucune sorte de demande, beaucoup moins de traité, et je pense bien aussi que M. le duc d'Orléans ne se douta d'aucune

1. On a vu dans le tome XXII, p. 65, que le sens propre de ce mot était alors, « illusion par sortilège ou fascination ».

2. *Le qu'en dira-t-on,* les propos qu'on peut tenir sur quelqu'un ou quelque chose. Le *Dictionnaire de l'Académie* ne mentionnait pas cette locution en 1718, et le *Littré* n'en cite pas d'exemple des auteurs classiques.

proposition que lorsque, après l'arrivée, elles lui furent faites[1]. Il fit quelques tours la tête basse, et rompit après le silence en me disant qu'il vouloit que Saint-Contest vînt chez moi me rapporter l'affaire, que je la trouverois peut-être autre que je ne pensois, et que c'étoit une complaisance que je ne pouvois lui refuser. Je ne le pus en effet, et tout aussitôt après que j'y eus consenti il me parla d'autre chose.

Saint-Contest étoit fort de mes amis[2]; son père[3] et son grand-père maternel, doyen du Parlement[4], avoient toujours été fort attachés à mon père. Saint-Contest vint chez moi, rendez-vous pris. Il y passa depuis la sortie de dîner jusque dans le soir fort tard ; il y déploya tout son bien-dire en homme qui vouloit plaire à M. le duc d'Orléans et lui valoir ma conquête. Tout fut détaillé, expliqué, discuté, et le plus ou moins de valeur et d'autres conséquences de ce qu'on donnoit en Champagne à incorporer pour toujours à la Lorraine en toute souveraineté. Je n'eus pas peine à reconnoître qu'il avoit ordre de ne rien oublier pour me gagner, et qu'en effet il y mit aussi tous ses talents. Mais son esprit, son adresse, son accortise[5], ses ambages et ses finesses y échouèrent au point qu'après avoir bien tout dit et répété de part et d'autre, moi avec plus d'étendue et de force que ce que je viens d'exposer, il ne put me donner aucune sorte de raison du démembrement en Champagne,

1. On verra plus loin, p. 78, note 5, que l'affaire était engagée depuis longtemps, décidée et les conventions signées par les plénipotentiaires bien avant le voyage de la cour de Lorraine à Paris.

2. Déjà dit au tome XXI, p. 370.

3. Michel Barberie de Saint-Contest : *ibidem*.

4. Ce grand-père maternel était Étienne Daurat, reçu conseiller au Parlement en février 1642, et dont l'abbé Arnauld fait l'éloge dans ses *Mémoires*, édition Michaud et Poujoulat, p. 489. Sa fille Marie avait épousé le père de M. de Saint-Contest le 23 février 1666.

5. On a déjà rencontré *accortise* dans nos tomes V, p. 335, et XXII, p. 207, et *ambages*, qui va suivre, aux tomes XV, p. 375, et XXII, p. 205.

ni du traitement d'Altesse Royale, autre que la qualité de beau-frère de M. le duc d'Orléans, qui se trouvoit régent, et en état par conséquent de lui faire ces grâces. Il sourit à la fin, et par un dernier effort, espérant peut-être m'embarrasser, et par là venir à me réduire, il me demanda franchement ce que je voulois donc qu'il dît à M. le duc d'Orléans de notre conférence. « Tout ce que je viens de vous dire, répondis-je : que je ne suis ni si hardi ni si prodigue que lui à donner pour rien l'honneur du Roi et la substance de l'État, qui lui en demandera compte ; que c'est à lui à voir ce qu'il répondra lors, et en attendant comment il soutiendra le cri public et les discours de toute l'Europe ; que moi, plus timide et plus François, plus jaloux de l'intégrité de l'État et de la majesté royale, il ne me seroit pas reproché d'avoir consenti à un traité qui attaquoit l'un et l'autre de gaieté de cœur, unique par ses fondements en faveur du prince du monde qui, à toutes sortes de titres, en méritoit moins les grâces ; que je m'y opposerois de toutes mes forces et de toutes mes raisons, quoique parfaitement convaincu que ce seroit en vain, mais uniquement pour l'acquit de ma conscience et de mon honneur, que j'y croirois autrement fortement engagés l'un et l'autre. » Saint-Contest, effrayé de ma fermeté, me demanda si je voulois sérieusement qu'il rapportât fidèlement au Régent tout ce que je venois de lui dire. Je l'assurai qu'il le pouvoit, et que j'avois dit pis encore à M. le duc d'Orléans. Saint-Contest s'en alla fort consterné, et rendit compte à M. le duc d'Orléans de notre conférence. M. le duc d'Orléans m'envoya chercher, et fit encore des efforts pour gagner au moins ma complaisance. Voyant qu'il n'y pouvoit réussir, il me pria à la fin de ne me point trouver au conseil de régence lorsque Saint-Contest y rapporteroit ce traité. Je le lui promis avec grand soulagement, car mon avis ne l'auroit pas empêché de passer, et auroit fait du bruit, et grand peine à M. le duc d'Orléans. Pareille chose m'arriva lorsque le Régent eut la foiblesse d'accorder le traitement égal de Majesté au roi de Danemark[1], et de Hautes Puissances aux États-Généraux[2]. Il ne put me gagner, ni moi l'empêcher, et je m'absentai du conseil de régence le jour que M. le duc d'Orléans y fit passer cette dégradation de la couronne de France[3]. Il m'avertit deux jours auparavant. Je me fis excuser par la Vrillière à ce conseil, et même au suivant, comme incommodé, pour qu'il n'y parût pas d'affectation[4], et je mis le Régent fort à l'aise.

Le traité passe sans difficulté au conseil

Le traité passa au Conseil, au rapport de Saint-Contest, sans la plus légère contradiction[5], quoique sans l'approba-

1. Ce titre, que les rois de France avaient toujours refusé aux rois de Danemark, leur fut enfin accordé dans le traité du 16 avril 1727, qui stipulait une alliance entre l'Angleterre, la France et le Danemark : voyez A. Geffroy, *Recueil des instructions aux ambassadeurs de France en Danemark*, p. 80, note. Peut-être le Régent le leur avait-il donné auparavant dans des lettres de la main.

2. Dans le traité de la Quadruple alliance, 2 août 1718, les États-Généraux sont qualifiés en effet de « Hauts et puissants seigneurs ». Les traités d'Utrecht portaient seulement « les Seigneurs États-Généraux des Provinces-Unies des Pays-Bas ».

3. Tout ce qui précède, depuis *Pareille chose*, a été ajouté en interligne et au bas de la page avec un signe de renvoi.

4. Saint-Simon n'assista pas en effet au conseil où fut approuvé le projet de traité (ms. Franç. 23669, fol. 275 v°); mais il se trouva au suivant, quoi qu'il en dise.

5. Notre auteur ne raconte pas exactement cette question du traité avec la Lorraine. Par le traité de Ryswyk, le duc de Léopold avait été contraint de céder à la France Longwy et Sarrelouis avec leurs dépendances; mais il avait été stipulé qu'en échange la France lui abandonnerait sur ses frontières du côté de la Champagne différents villages, bois ou territoires qui étaient réclamés par lui, et le règlement de cette question devait faire l'objet de négociations spéciales entre les deux pays. Depuis lors, cette affaire n'avait jamais été réglée, et le duc avait profité de la régence de son beau-frère, pour en réclamer le règlement. A cet effet, il avait envoyé à Paris comme commissaire Jean-Baptiste Mahuet, baron de Drouville, premier président de la cour souveraine de Nancy, qui, avec son résident Barrois, devait engager les négociations avec les commissaires français Saint-Contest et Ormesson. Elles se poursuivirent dans le courant de l'année 1717

tion de personne, où mon absence ne laissa pas d'être doucement remarquée. Le Parlement, devenu si épineux et bientôt après si fougueux, l'enregistra tout de suite le 7 avril sans la moindre ombre de difficulté[1]. Il blessoit fort le Roi et l'État[2]; mais il ne touchoit ni à la bourse, ni[3] aux chimères, ni aux prétentions de ces prétendus tuteurs de nos rois mineurs, et protecteurs du royaume et de ses peuples.

de régence; est de même aussitôt après enregistré au Parlement.

M. de Lorraine, ravi d'aise d'avoir obtenu par-dessus

Départ de M. et de Mme

(voyez au Dépôt des affaires étrangères les volumes *Lorraine* 98 et 99, où se trouvent divers mémoires et lettres sur la question) et aboutirent à un traité en soixante-huit articles que Saint-Contest vint rapporter au conseil de régence le 5 décembre 1717. Il y fut approuvé sans observation (voyez ci-après aux Additions et Corrections l'extrait des procès-verbaux du Conseil); mais, à cause d'une réclamation des évêques de Toul et de Verdun et surtout à cause du titre d'Altesse Royale que le duc demandait instamment, on décida de surseoir à la signature. Enfin, Léopold ayant montré que ce titre lui avait déjà été accordé, le Conseil ordonna, le 16 janvier 1718, à M. de Saint-Contest de signer le traité; ce qui fut fait le 21 du même mois. Le texte en est imprimé dans les *Mémoires de Lamberty*, tome X, deuxième partie, p. 1-20, et il fut publié par lettres patentes du 11 février et imprimé en plaquette (Archives nationales, AD+ 746); voyez *Dangeau*, tome XVII, p. 206, 220 et 232. Ce fut seulement après la signature et lorsque tout était tranché, que le voyage de la cour de Lorraine à Paris fut décidé (*Dangeau*, p. 233). On voit par cet exposé combien la mémoire de Saint-Simon l'a trompé dans l'exposé des détails de cette affaire.

1. Registres du Parlement, conseil secret, X^{1A} 8434, fol. 260; le texte fut transcrit parmi les enregistrements d'avril au registre X^{1A} 8719, fol. 344 v° à 383; *Dangeau*, p. 284; *les Correspondants de Balleroy*, p. 305.

2. Le traité n'était point en effet avantageux pour la France, et le parlement de Metz, plus directement intéressé à l'affaire, refusa de l'enregistrer; il enjoignit même aux habitants des villages de son ressort cédés à la Lorraine de ne pas reconnaître d'autre souverain que le roi de France, sous peine de la vie (*Les Correspondants de Balleroy*, p. 306; *Journal de Buvat*, tome I, p. 312); mais ses protestations restèrent lettre morte, et il se résigna enfin à l'enregistrement (*Dangeau*, p. 290).

3. Les mots *ny à la bourse ny* ont été ajoutés en interligne.

de Lorraine. Audacieuse conduite du duc de Lorraine, qui ne voit point le Roi.

même ses espérances, ne voulut point partir avant l'enregistrement fait au Parlement. Mais l'affaire ainsi entièrement consommée, il ne songea plus qu'à s'en aller. Sûre de l'enregistrement dès la veille, Mme la duchesse de Lorraine fut aux Tuileries prendre congé du Roi, qui le lendemain vint au Palais-Royal lui souhaiter un bon voyage. Elle fut ensuite dire adieu à Mme la duchesse de Berry à Luxembourg, qui le même soir vint au Palais-Royal l'embrasser encore. Le lendemain 8 avril, elle partit avec le duc de Lorraine, qui eut de quoi être bien content et se bien moquer de nous[1].

Il ne laissa pas d'être bien singulièrement étrange que le duc de Lorraine, sous le ridicule incognito de comte de Blamont, soit venu à Paris, y soit demeuré près de deux mois, logé et défrayé de tout au Palais-Royal, y ait paru aux spectacles, au Cours, dans tous les lieux publics, ait été voir Versailles et Marly, ait visité la reine d'Angleterre à Saint-Germain, ait paru publiquement partout, ait reçu plusieurs fêtes, et que le Roi étant dans les Tuileries pendant ces deux mois, ce beau comte de Blamont ne l'ait pas vu une seule fois[2], ni pas un prince, ni une princesse du sang, et que cette audace ait été soufferte, dont l'insolence s'est fait d'autant plus remarquer, que Mme la

1. *Dangeau*, p. 284 et 285, 5, 6, 7 et 8 avril. Avant de partir le duc donna dix mille livres de gratification pour les officiers de la maison du Régent (*Gazette de Leyde*, n° 32).

2. Ici il y a sur la marge du manuscrit des Mémoires, de la même main qui a déjà écrit la note rectificative signalée dans notre tome XXXI, p. 255 : « Le Duc de St-Simon se trompe. Le D. de Lorraine, le lendemain de son arrivée, 19 février, vit le Roi. Ce fait est peu important ; mais il y a de l'afectation à dire le contraire. » La *Gazette* en effet mentionne au 19 février (p. 96) la visite d'arrivée du comte de Blamont au Roi, et le 7 avril (p. 179) sa visite de congé. L'erreur de Saint-Simon vient de ce que Dangeau n'a relevé ni l'une ni l'autre, et c'est une preuve de plus que, tout en proclamant que Dangeau est incomplet et mal informé pour l'époque de la Régence (note tome XXXI, p. 254), notre auteur se sert néanmoins uniquement de son *Journal* pour se guider dans ses récits.

duchesse de Lorraine a rempli et reçu tous les devoirs de son rang, parce qu'il étoit tout certain comme petite-fille de France. Il ne le fut pas moins qu'il n'y ait pas été seulement question de son hommage de Bar au Roi, qui de son règne ne l'avoit pas encore reçu. Mais il sembla être arrêté que tout ce voyage seroit uniquement consacré à la honte et au grand dommage du Roi et du royaume. Le concours fut grand au Palais-Royal pendant ce voyage : on en crut faire sa cour au Régent. M. de Lorraine voyoit le monde debout chez Mme la duchesse de Lorraine. Peu de gens allèrent chez lui, et encore sur la fin. C'est où je ne mis pas le pied ; j'allai seulement deux fois chez Mme la duchesse de Lorraine ; je crus avec cela avoir rempli tout devoir[1]. J'ai voulu couler à fond tout ce voyage de suite, pour n'avoir pas à en interrompre souvent d'autres matières. Je n'y ajouterai que peu de choses nécessaires avant que de reprendre le fil de celles que ce récit a interrompues.

Le Grand-Duc et le duc de Holstein-Gottorp, sur l'exemple du duc de Lorraine, prétendent aussi l'Altesse Royale, et ne l'obtiennent pas.

M. le duc d'Orléans ne fut pas longtemps à attendre un des effets de ce qu'il avoit accordé, que je lui avois prédits. Le Grand-Duc, gendre de Gaston, et Madame la Grande-Duchesse, petite fille de France[2], vivante, dont il avoit des enfants, se crut avec raison au même droit que M. de Lorraine. Il étoit plus considérable que lui par l'étendue, la richesse, la position de ses États ; il avoit toujours été attaché à la France ; il en avoit donné au feu Roi dans tous les temps toutes les preuves que sa sagesse et la politique lui pouvoit permettre, et, quoique sa maison ne pût égaler celle de Lorraine, elle avoit eu l'honneur au-dessus

1. Il y avait peut-être une raison à cette abstention : c'est que la duchesse ne pouvait pas sentir Saint-Simon et ses prétentions ducales. Il y a dans sa *Correspondance*, publiée par A. de Bonneval (p. 5, 21, 26, etc.) des passages bien typiques, où elle le traite d'« indigne petit monsieur, petit vilain, petit mâtin » etc. Voyez aussi notre tome XXXI, p. 492, addition à la page 177.

2. Côme III de Médicis et Marguerite-Louise d'Orléans : tome III, p. 59 et 60.

d'elle de donner deux reines à la France[1], de la dernière desquelles la branche régnante est issue, et d'avoir les plus proches alliances avec la maison d'Autriche et la plupart des premiers princes de l'Europe, tandis que la reine Louise, fille d'un particulier cadet de Lorraine[2], n'avoit été ni pu être épousée par Henri III que par amour, et n'avoit jamais eu d'enfants. Le Grand-Duc fit donc instance pour obtenir aussi le traitement d'Altesse Royale, et il n'y eut pas jusqu'au duc d'Holstein-Gottorp[3] qui ne se mît à la prétendre, fondé sur sa proche alliance avec les trois couronnes du Nord. Mais ces princes n'avoient pas auprès du Régent les mêmes accès du duc de Lorraine ; aussi ne purent-ils réussir.

Bagatelles entre M. le duc d'Orléans et moi.

Je ne puis, à propos de ce voyage à Paris de M. et de Mme de Lorraine, omettre une bagatelle, parce qu'elle ne laisse pas de montrer de plus en plus le caractère de M. le duc d'Orléans. Un jour que Mme la duchesse d'Orléans étoit allée[4] un tour à Montmartre[5], qu'elle quitta bientôt après, me promenant seul avec M. le duc d'Orléans dans le petit jardin du Palais-Royal[6], à parler d'affaires assez longtemps et qui n'étoient point du traité de Lorraine, il s'interrompit tout à coup, et se tournant à moi : « Je vais, me dit-il, vous apprendre une chose qui vous fera plaisir. » De là il me conta qu'il étoit las de la vie qu'il menoit ; que

1. Catherine et Marie de Médicis.
2. Louise de Lorraine (tome XIV, p. 199) était fille de Nicolas de Lorraine, duc de Mercœur (1524-1577), fils cadet du duc Antoine et de Renée de Bourbon Montpensier; la mère de la reine Louise était Marguerite d'Egmont.
3. Charles-Frédéric : tome XVII, p. 18.
4. Il semble qu'il faudrait ici suppléer *faire*, peut-être oublié par Saint-Simon.
5. On a vu dans le tome XXXII, p. 110-111, que la princesse avait un appartement à l'abbaye et qu'elle s'en dégoûta pour acheter Bagnolet.
6. Il a été question de ce petit jardin, qui était en principe réservé à la duchesse, dans notre tome XXVI, p. 292.

son âge ni ses besoins ne la demandoient plus, et force choses de cette sorte; qu'il étoit résolu de rompre ses soirées, de les passer honnêtement, et plus sobrement et convenablement, quelquefois chez lui, souvent chez Mme la duchesse d'Orléans; que sa santé y gagneroit, et lui du temps pour les affaires, mais qu'il ne feroit ce changement qu'après le départ de M. et de Mme de Lorraine, qui seroit incessamment, parce qu'il crèveroit d'ennui de souper tous les soirs chez Mme la duchesse d'Orléans avec eux et avec une troupe de femmes; mais que, dès qu'ils seroient partis, je pouvois compter qu'il n'y auroit plus de soupers de roués et de putains[1], ce furent ses propres termes, et qu'il alloit mener une vie sage, raisonnable, et convenable à son âge et à ce qu'il étoit. J'avoue que je me sentis ravi dans mon extrême surprise par le vif intérêt que je prenois en lui. Je le lui témoignai avec effusion de cœur en le remerciant de cette confidence. Je lui dis qu'il savoit que depuis bien longtemps je ne lui parlois plus de l'indécence de sa vie ni du temps qu'il y perdoit, parce que j'avois reconnu que j'y perdois le mien; que je désespérois depuis longtemps qu'il pût changer de conduite; que j'en avois une grande douleur; qu'il ne pouvoit ignorer à quel point je l'avois toujours desiré, par tout ce qui s'étoit passé entre lui et moi là-dessus à bien des reprises, et qu'il pouvoit juger de la surprise et de la joie qu'il me donnoit. Il m'assura de plus en plus que sa résolution étoit bien prise, et là-dessus je pris congé parce que l'heure de sa soirée arrivoit. Dès le lendemain je sus, par gens à qui les roués venoient de le conter, que M. le duc d'Orléans ne fut pas plus tôt à table avec eux qu'il se mit à rire, à s'applaudir et à leur dire qu'il venoit de m'en donner d'une bonne[2], où j'avois donné tout de mon

1. Ici le mot est en toutes lettres, comme dans le tome XIX, p. 404; il n'avait mis que la première lettre dans le tome XXVI, p. 292.

2. Nous avons eu *en dire de bonnes* dans le tome XVII, p. 359; la locution *donner une bonne*, au sens de faire accroire à quelqu'un

long[1]. Il leur fit le récit de notre conversation, dont la joie et l'applaudissement furent merveilleux. C'est la seule fois qu'il se soit diverti à mes dépens, pour ne pas dire aux siens, dans une matière où la bourde qu'il me donna, que j'eus la sottise de gober[2] par une joie subite qui m'ôta la réflexion, me faisoit honneur et ne lui en faisoit guères. Je ne voulus pas lui donner le plaisir de lui dire que je savois sa plaisanterie ni de le faire souvenir de ce qu'il m'avoit dit : aussi n'osa-t-il m'en parler. Je n'ai jamais démêlé quelle fantaisie lui avoit pris de me tenir ce langage pour en aller faire le conte, à moi qui depuis des années ne lui avois pas ouvert la bouche de la vie qu'il menoit[3], dont aussi il se gardoit bien de me rien dire ni de rien qui y eût trait. Bien est-il vrai que quelquefois, étant seul avec ses valets confidents, il lui est assez rarement échappé quelque plainte, mais jamais devant d'autres, que je le malmenois et lui parlois durement, cela en gros, en deux mots, sans y rien ajouter d'aigre ni que j'eusse tort avec lui. Il disoit vrai aussi : quelquefois, quand j'étois poussé à bout sur des déraisons[4] ou des fautes essentielles, en affaires et en choses importantes, qui regardoient ou lui ou l'État, et qu'après encore être convenus par bonnes raisons de quelque chose d'important à éviter où à faire, lui très persuadé et résolu, sa foiblesse ou sa facilité me

quelque chose d'invraisemblable, ne se trouve pas dans le *Dictionnaire de l'Académie* de 1718.

1. Ici *donner* a le sens de tomber dans le piège, dans le panneau ; rapprocher la locution *donner tout de son long* de l'exemple suivant cité par l'*Académie* : « On dit figurément et proverbialement d'un homme qui a été fort malmené, fort maltraité de quelque manière que ce soit, *on lui en a donné tout du long.* »

2. *Bourde* a déjà passé dans le tome XVII, p. 347, et *gober* dans le tome XX, p. 187.

3. Nous l'avons vu cependant lui en parler longuement à propos des pâques de 1716 : tome XXIX, p. 387.

4. Manque ou absence de raison dans les paroles ou les actions. L'*Académie* de 1718 n'admettait pas encore ce mot, quoiqu'il fût en usage dès le moyen âge ; le *Littré* en cite des exemples de Fénelon.

tournoient dans la main et lui arrachoient tout le contraire, que lui-même sentoit comme moi tel qu'il étoit, et c'est une des choses qui m'a le plus cruellement exercé avec lui ; mais la niche qu'il me faisoit volontiers plus tête à tête que devant des tiers, et dont ma vivacité étoit toujours la dupe, c'étoit d'interrompre tout à coup un raisonnement important par un *sproposito*[1] de bouffonnerie. Je n'y tenois point ; la colère me prenoit quelquefois jusqu'à vouloir m'en aller. Je lui disois que, s'il vouloit plaisanter, je plaisanterois tant qu'il voudroit, mais que de mêler les choses les plus sérieuses de parties de main de bouffonneries[2], cela étoit insupportable. Il rioit de tout son cœur, et d'autant plus que, cela n'étant pas rare et moi en devant être en garde, je n'y étois jamais, et que j'avois dépit et de la chose et de m'en laisser surprendre, et puis il reprenoit ce que nous traitions. Il faut bien que les princes se délassent et badinent quelquefois avec ceux qu'ils veulent bien traiter d'amis. Il me connoissoit bien tel aussi, et, quoiqu'il ne fût pas toujours content de ce qu'il appeloit en ces moments dureté en moi, et que sa foiblesse, qui le faisoit quelquefois cacher de moi sur des choses qu'il sentoit bien que je combattrois, l'entraînât trop souvent, il ne laissoit pas d'avoir pour moi toute l'amitié, l'estime, la confiance dont il étoit capable, qui surnageoit toujours aux nuages qui s'élevoient quelquefois et aux manèges et aux attaques de ceux de sa plus grande faveur, comme l'abbé Dubois, Noailles, Canillac et d'autres de ses plus familiers. Ses disparades[3] avec moi, qui étoient très rares et toujours avec grande considération, étoient froid, bouderie, silence. Cela étoit toujours très court. Il n'y tenoit pas lui-même ; je m'en apercevois dans le moment ; je lui demandois librement à qui il en avoit et

1. Chose faite hors de propos : tome XVI, p. 219.
2. On a vu dans le tome XVII, p. 345, que *partie de main* signifie essai, tentative.
3. Tomes VI, p. 84, et XX, p. 282.

quelle friponnerie on lui avoit dite ; il m'avouoit la chose avec amitié et il en avoit honte, et je me séparois d'avec lui toujours mieux que jamais. Le hasard m'apprit un jour ce qu'il pensoit de moi le plus au naturel. Je le dirai ici, pour sortir une fois pour toutes de ces bagatelles. M. le duc d'Orléans, retournant une après-dînée du conseil de régence des Tuileries au Palais-Royal, avec M. le duc de Chartres et le bailli de Conflans, lors premier gentilhomme de sa chambre[1], seul en tiers avec eux, se mit à parler de moi dès la cour des Tuileries, fit à Monsieur son fils un éloge de moi tel que je ne l'ose rapporter. Je ne sais plus ce qui s'étoit passé au Conseil ni ce qui y donna lieu. Ce que je dirai seulement, c'est qu'il insista sur son bonheur d'avoir un ami en moi aussi fidèle, aussi constant dans tous les temps, aussi utile que je lui étois et lui avois été en tous, aussi sûr, aussi vrai, aussi désintéressé, aussi ferme, tel qu'il ne s'en trouvoit point de pareil, sur qui il avoit pu compter dans tous les temps, qui lui avoit rendu les plus grands services, et qui lui parloit vrai, droit et franc sur tout, et sans intérêt. Cet éloge dura jusqu'à ce qu'ils missent pied à terre au Palais-Royal, disant à Monsieur son fils qu'il vouloit lui apprendre à me connoître, et le bonheur et l'appui, car tout ce qui est rapporté ici furent[2] exactement ses termes, qu'il avoit toujours trouvé dans mon amitié et dans mes conseils. Le bailli de Conflans, étonné lui-même de cette abondance, me la rendit le surlendemain sous le secret, et j'avoue que je n'ai pu l'oublier. Aussi est-il vrai que, quoi qu'on ait pu faire, et jusqu'à moi-même, par dégoût et dépit quelquefois de ce que je voyois mal faire, il est toujours revenu à moi, et presque toujours le premier, avec honte, amitié, confiance, et ne s'est jamais trouvé en aucun embarras qu'il ne m'ait recher-

1. Philippe-Alexandre de Conflans (tome III, p. 337) ne devint premier gentilhomme de la chambre du Régent qu'en 1719, après la mort de son frère le marquis.

2. Il y a bien *furent,* au pluriel, dans le manuscrit.

ché, ouvert son cœur, et consulté de tout avec moi, sans néanmoins m'en avoir cru toujours, détourné après par d'autres. Cela n'arrivoit pourtant pas bien souvent, et c'est après où il étoit honteux et embarrassé avec moi, et où quelquefois je m'échappois un peu avec lui, quand il se trouvoit mal de s'être laissé aller à des avis postérieurs différents du mien. On l'a vu souvent ici, et la suite le montrera encore.

Mme de Sabran; quelle. Son bon mot au Régent. Sa conduite avec ses maîtresses. [*Add. S^t^S. 1492*]

Il n'étoit pas pour se contenter d'une maîtresse; il falloit de la variété pour piquer son goût. Je n'avois non plus de commerce avec elles qu'avec ses roués. Jamais il ne m'en parloit, ni moi à lui. J'ignorois presque toujours leurs aventures. Ces roués et des valets s'empressoient de lui en présenter, et dans le nombre il se prenoit toujours de quelqu'une. Mme de Sabran[1], Foix-Rabat par elle[2] et de qui j'ai parlé lorsque sa mère[3] eut besoin pour ses affaires de paroître quelques moments à la cour[4], s'étoit échappée d'elle pour épouser un homme d'un grand nom[5],

1. Madeleine-Louise-Charlotte de Foix-Rabat, née en 1693, avait épousé le 18 août 1714 (certaines généalogies disent juillet) le comte de Sabran (ci-dessous); elle mourut le 31 mars 1768. Elle était fille de François-Gaston de Foix, comte de Rabat, sénéchal de Nébouzan, mort en 1695 et de sa troisième femme (ci-après). Son portrait est au tome XXV de l'édition de nos Mémoires de 1840.

2. Cette branche cadette de la maison de Foix, séparée dès le treizième siècle, possédait depuis lors la seigneurie de Rabat, au comté de Foix. M. G. Doublet en a publié de 1897 à 1905 une bonne Histoire dans le *Bulletin de la Société ariégeoise des sciences, lettres et arts.*

3. Dorothée-Théodore de Poudenas de Villepinte, mariée en novembre 1692 au comte de Foix-Rabat, veuf déjà deux fois.

4. Saint-Simon fait erreur : ni dans ses *Mémoires,* ni dans ses Additions au *Journal de Dangeau,* ni dans ses *Écrits inédits,* il n'a parlé de la mère de Mme de Sabran et de son voyage d'affaires à la cour.

5. Jean-Honoré, comte de Sabran, était en 1713 simple lieutenant de galère, mais appartenait à une très ancienne maison de la viguerie d'Uzès, dont la généalogie remontait au onzième siècle (Potier de Courcy, *Supplément à l'Histoire généalogique du P. Anselme,* tome IX, deuxième partie, p. 98-107); il était de la branche du Biosc. Nommé en 1718 premier chambellan du duc d'Orléans, il eut en mars 1720 une mission de compliments à Modène (*Gazette,* p. 175), se retira

mais sans biens et sans mérite, qui la mît en liberté. Il n'y avoit rien de si beau qu'elle, de plus régulier, de plus agréable, de plus touchant, de plus grand air et du plus noble, sans aucune affectation ; l'air et les manières simples et naturelles, laissant penser qu'elle ignoroit sa beauté et sa taille, qui étoit grande et la plus belle du monde, et quand il lui plaisoit, modeste à tromper[1]. Avec beaucoup d'esprit, elle étoit insinuante, plaisante robine[2], débauchée, point méchante, charmante surtout à table. En un mot elle avoit tout ce qu'il falloit à M. le duc d'Orléans, dont elle devint bientôt la maîtresse, sans préjudice des autres. Comme elle ni son mari n'avoient rien, tout leur fut bon, et si[3] ne firent-ils pas grande fortune. Montigny, frère de Turményes, un des gardes du Trésor royal[4], étoit un des chambellans de M. le duc d'Orléans, à six mille livres d'appointements, qui le fit son premier maître d'hôtel[5] à la mort de Matharel, qui l'étoit[6]. Mme de Sabran

dans le comté de Foix après la mort du Régent et mourut au château de Fornex le 22 janvier 1750, âgé de soixante-quinze ans.

1. Voyez *Les Maîtresses du Régent*, par M. de Lescure.

2. Le *Dictionnaire de l'Académie* de 1718 définissait le mot *robin* « terme de mépris dont on se sert en parlant des gens de robe » ; mais il ajoutait : « On dit d'un homme impertinent que l'on méprise, *c'est un plaisant robin* ». C'est dans ce sens d' « impertinente », d' « insolente », d' « effrontée », qu'il faut prendre ici le mot *robine*, et c'est bien ainsi que Tallemant des Réaux l'a appliqué à des gentilshommes (*Historiettes*, tomes IV, p. 315, et V, p. 16 et 380), Mme de Sévigné au duc de Nevers (*Lettres*, tome IV, p. 549), et notre auteur lui-même à Mme de Polignac (Addition à Dangeau, n° 688. dans notre tome XIII, p. 512). On trouve dans le *Discours de l'imprimeur* qui fait suite à la *Satyre Ménippée*, édition Charles Nodier, tome II, p. 212, le mot « robineries » s'appliquant aux inventions plaisantes et aux gauloiseries de Rabelais.

3. Et cependant, comme dans le tome XVIII, p. 342.

4. Il a été parlé de Jean de Turményes de Nointel et de son frère cadet Edme-François de Turményes de Montigny dans le tome XXXI, p. 201, note 1.

5. *Dangeau*, p. 246.

6. Louis-Gaspard de Matharel, né en septembre 1669, fut nommé

trouva que six mille livres de rente étoient toujours bons à prendre pour son mari, dont elle faisoit si peu de cas, qu'en parlant de lui elle ne l'appeloit que son mâtin[1]. M. le duc d'Orléans lui donna la charge, qu'il paya à Montigny[2]. C'est elle qui, soupant avec M. le duc d'Orléans et ses roués, lui dit fort plaisamment que les princes et les laquais avoient été faits de la même pâte, que Dieu avoit dans la création séparée de celle dont il avoit tiré tous les autres hommes[3]. Toutes ces maîtresses en même temps avoient chacune leur tour. Ce qu'il y avoit d'heureux, c'est qu'elles pouvoient fort peu de choses et n'avoient part en aucun secret d'affaires, mais tiroient de l'argent, encore assez médiocrement[4] ; le Régent s'en amusoit et en faisoit le cas qu'il en devoit faire. Retournons maintenant d'où le voyage de M. et de Mme de Lorraine et ces bagatelles nous ont détournés.

Le samedi 12 février, il fut résolu au conseil de régence de faire recevoir à la Monnoie les vieilles espèces et matières d'or et d'argent, et d'en prendre un sixième

Mouvements du Parlement à l'occasion d'arrêts

en mars 1694 premier chambellan de Monsieur, frère du Roi, et le duc d'Orléans lui donna en 1701 la charge de son premier maître d'hôtel ; il était mort le 12 mai 1717 (*Dangeau*, tome XVII, p. 85).

1. C'est en effet le nom qu'elle lui donne dans la lettre cynique qu'elle écrivit au Régent pour lui demander la place de chambellan, et dont on trouve des textes différents dans la *Gazette de la Régence*, par Édouard de Barthélemy, p. 237-238, dans *Les Correspondants de Balleroy*, tome I, p. 270, et dans le recueil Maurepas cité par M. de Lescure, *Les Maîtresses du Régent*, p. 340.

2. *Dangeau*, p. 261, 7 mars ; c'est à ce propos que Saint-Simon a fait l'Addition indiquée ci-dessus.

3. Duclos, qui rapporte aussi cette anecdote (*Mémoires secrets*, éditon Michaud, p. 495), dit plus clairement « de la même boue » ; il cite aussi (p. 538) un mot du Régent à Mme de Sabran, qu'on trouve également dans le recueil des *Pièces intéressantes et peu connues* de Pierre-Antoine de la Place, tome I, p. 159.

4. Mme de Sabran obtint du Régent la jouissance d'une maison à Sèvres dépendant du parc de Saint-Cloud, où elle habitait encore à la mort du prince (*Mémoires de Mathieu Marais*, tome III, p. 15).

du Conseil sur les billets d'État et les monnoies. porté en billets d'État, dans l'espérance de remettre beaucoup d'argent dans le commerce, et de moins de perte sur les billets en faveur de qui s'en vouloit défaire[1]. On publia le lendemain deux arrêts du Conseil sur la monnoie et sur les billets[2], qui perdirent moins dès le même jour, et presque aussitôt après, un troisième pour recevoir les louis d'or à dix-huit livres, qui en valoient vingt-quatre, et au contraire les écus à quatre livres dix sous qui ne valoient que quatre livres[3]. Ces arrêts donnèrent [*Add. SᵗS. 1498*] lieu au Parlement de remuer. Il résolut des remontrances, et les fit au Roi le 21 février : le premier président ne dit que trois mots; il n'en falloit pas davantage pour commencer[4]. Il y eut une autre assemblée le lendemain, qui

1. *Dangeau*, p. 245-246; *Les Correspondants de Balleroy*, p. 256.

2. Cette mesure fut portée à la connaissance du public par un seul arrêt, et non par deux, qui fut imprimé (Archives nationales, AD† 746); la minute originale est dans le registre E 1996.

3. Dangeau n'annonce cette dernière décision que le 2 mars (p. 257); mais nous n'avons point trouvé d'arrêt du Conseil qui la promulgue ; il est probable que ce ne fut alors qu'un projet, qui ne fut mis à exécution que plus tard et sous une autre forme. On lit en effet au procès-verbal du conseil de régence pour finances du 30 mai 1718 (ms. Franç. 23673, fol. 88) : « M. le Garde des sceaux a rapporté un projet d'édit pour ordonner une refonte et une fabrication d'espèces, suivant laquelle les nouveaux louis d'or qui seront fabriqués vaudront dans le commerce 36#, le demi et quart à proportion, et les nouveaux écus six livres, les demis et quarts à proportion, et que du jour de la publication il seroit loisible de les porter aux Monnoies pour la somme de 30#, avec deux cinquièmes en dehors de billets d'État, pour recevoir le total en espèces nouvelles, et que, en attendant qu'on pût faire cette conversion, les louis de 30# auroient cours dans le commerce pour 36# et les écus de cent sols pour six livres, et ce depuis le jour de la publication de l'édit jusqu'au 1er août. Cela a été approuvé. » L'édit, daté du mois de mai et enregistré le 31 en la cour des monnaies, fut immédiatement imprimé (Archives nationales, AD† 748).

4. Saint-Simon fait erreur; ces arrêts ne donnèrent pas lieu au Parlement de « remuer », comme il le dit. La venue des délégués du Parlement au Palais-Royal le 21 février n'était que pour savoir la réponse du Roi aux remontrances qu'ils avaient présentées le 26 janvier (ci-dessus, p. 29).

se passa avec assez de chaleur et de bruit. On y fut mal content de la réponse vague du Garde des sceaux, et la résolution y fut prise de se rassembler le premier vendredi de carême pour arrêter de nouvelles remontrances. Le premier président et les gens du Roi vinrent en rendre compte au Régent. Law fut l'objet de ce premier mouvement. L'assemblée projetée se tint au jour arrêté; on ne put s'y accorder : il y eut trois différents avis. A la fin ils convinrent de nommer quatorze commissaires, dont sept de la grand chambre, et un de chacune des cinq chambres des Enquêtes et des deux des Requêtes, pour examiner ce qu'il convenoit à la Compagnie de dire et de demander sur cette réponse vague du Garde des sceaux aux premières remontrances[1].

Lettres de cachet à des Bretons. Députation et conduite du parlement de Bretagne.

Rochefort, président à mortier du parlement de Bretagne[2], Lambilly, conseiller du même parlement[3], et quelques gentilshommes du même pays, qui s'assembloient souvent et fort hautement chez ce président à Rennes, reçurent des lettres de cachet pour venir à Paris rendre compte de leur conduite[4]. Il y arriva une

1. Saint-Simon prend tout cela à Dangeau, p. 251 et 259; ces réunions n'eurent pour objet que la réponse faite aux remontrances de janvier, et ne produisirent aucun résultat.

2. François-Julien de Larlan de Kercadio, comte de Rochefort, né le 24 septembre 1692, conseiller au parlement de Rennes le 12 avril 1715, devint président à mortier à la place de son père le 23 mars 1717; il mourut dans son château de Rochefort le 7 décembre 1722 (F. Saulnier, *Le Parlement de Bretagne*, tome II, p. 575-576). Il était cousin germain de la maréchale de Villars, et sa sœur avait épousé le lieutenant-général marquis de Locmaria (*Dangeau*, p. 253; *Les Correspondants de Balleroy*, p. 269).

3. Pierre-Joseph de Lambilly, d'abord page de la grande écurie en 1687, eut une charge de conseiller au parlement de Rennes en mars 1707; impliqué plus tard dans la conspiration de Pontcallec, il put se sauver à Madrid, fut condamné à mort par contumace, et mourut obscurément en Espagne (F. Saulnier, *Le Parlement de Bretagne*, tome II, p. 557-558).

4. *Dangeau*, p. 252 et 260.

députation du parlement de Bretagne chargée de remontrances au Roi, sur le contenu desquelles ils disputèrent fort avec le Garde des sceaux et envoyèrent un courrier à leur Compagnie. Elle modéra les articles qui avoient causé l'envoi du courrier[1]. Dans tout cet intervalle les gentilshommes bretons mandés et arrivés à Paris furent exilés[2]. La conduite du parlement de Bretagne ayant paru plus respectueuse par la réforme de ses remontrances, le Garde des sceaux se chargea de les porter au Régent, qui, ravi de trouver occasion de douceur, permit aux gentilshommes bretons exilés et au président et au conseiller mandés à Paris, qui y étoient toujours, de retourner chez eux[3], et il permit aux députés du parlement de Bretagne de faire la révérence au Roi et de lui présenter les remontrances dont leur Compagnie les avoit chargés. Tout cela ne fut pas plus tôt exécuté, que le parlement de Bretagne fit de nouvelles entreprises à propos des quatre sous pour livre qu'on avoit remis sur les entrées[4], et que le président de Rochefort et le conseiller Lambilly, renvoyés à Rennes à condition d'aller en arrivant voir le maréchal de Montesquiou, qui commandoit en Bretagne, n'y voulurent pas mettre le pied. Après quelque peu de patience, en espérance de les y réduire, et eux plus fermes que jamais, ils furent exilés, le président à Auch, le conseiller à Tulle[5]. Cinq semaines après, Brilhac[6], fit aussi des siennes. Il étoit premier président du parlement de Bretagne. Sa mauvaise conduite l'avoit fait mander à Paris, où on le tenoit exprès depuis quelque temps à se

1. Saint-Simon a déjà parlé de ces remontrances, ci-dessus, p. 16, et nous avons donné alors le commentaire nécessaire.

2. Ci-dessus, p. 17. — 3. *Dangeau*, p. 270, 17 mars.

4. Le *Journal de Dangeau* annonce cette nouvelle difficulté le 31 mars (p. 279).

5. *Les Correspondants de Balleroy*, p. 314-316 ; *Dangeau*, p. 295 ; A. de la Borderie et Pocquet, *Histoire de Bretagne*, tome VI, p. 15-16.

6. Pierre de Brilhac : notre tome X, p. 401.

morfondre[1]. Voyant que cela ne finissoit point, il partit un beau jour, et laissa une lettre pour le Garde des sceaux, par laquelle il le prioit de recevoir ses excuses et de les vouloir bien aussi porter à M. le duc d'Orléans de ce qu'il s'en alloit à Rennes, où ses affaires domestiques l'appeloient, sans avoir pris congé. On lui dépêcha sur-le-champ une lettre de cachet par un courrier, qui le rencontra à Dreux, d'où, suivant cet ordre, il prit le chemin d'une terre qu'il avoit en Poitou[2]. On ne sut ce qui le pressoit de retourner en Bretagne, où il étoit également mal voulu et méprisé. Sa réputation, avec de l'esprit et quelque capacité, étoit plus qu'équivoque pour en parler modestement. Celle de sa femme[3] ne l'étoit pas moins en autre genre. Elle étoit fort jolie, avoit de l'esprit, beaucoup d'intrigue, et avoit aspiré de parvenir à plaire au Régent; je crois même qu'il en fut quelque chose, et rien de tout cela ne déplaisoit à Brilhac, qui savoit tirer parti de tout, et qui la laissa à Paris[4].

Breteuil intendant de Limoges.

Breteuil, maître des requêtes, fils du conseiller d'État et neveu de l'introducteur des ambassadeurs[5], fut en ce temps-ci envoyé intendant de Limoges[6], une des moindres

1. Il était à Paris depuis la fin de mai 1716 (F. Saulnier, *Le Parlement de Bretagne,* tome I, p. 173-174). Le chancelier Daguesseau était son ennemi déclaré (*Les Correspondants de Balleroy,* p. 241).

2. *Dangeau,* p. 316; *Les Correspondants de Balleroy,* p. 322. C'est sans doute à Gençay qu'il se retira; cette terre avait été érigée en vicomté pour son grand-père en 1656. La *Gazette de Leyde,* n° 46, dit que sa terre où il fut exilé s'appelait « Nocez » ; mais le nom doit être estropié.

3. Pélagie-Constance du Lys, née le 28 septembre 1689, fille d'un conseiller au parlement de Rennes, avait épousé en 1708 M. de Brilhac, veuf depuis l'année précédente; elle mourut le 10 novembre 1731.

4. Mathieu Marais (*Mémoires,* tome I, p. 277) confirme que la conduite de Mme de Brilhac était assez légère.

5. François-Victor le Tonne'lier de Breteuil (tome XII, p. 423), fils de François, et neveu de Louis-Nicolas, baron de Breteuil.

6. *Dangeau,* p. 261.

de toutes les intendances[1]. Je le remarque ici parce qu'il y trouva sa fortune, comme on le verra en son lieu[2].

Conférence du cardinal de Noailles avec le Garde des sceaux chez moi, dont je suis peu content.

Le Garde des sceaux ne fut pas longtemps sans me tenir parole sur la conférence que je lui avois demandée avec le cardinal de Noailles[3]. Tous deux vinrent chez moi un soir à rendez-vous pris. Nous fûmes longtemps tous trois ensemble. On ne peut mieux dire ni mieux parler que fit le cardinal. A la politesse près, on ne peut rien de plus mal que furent les propos coupés et embarrassés du Garde des sceaux. J'y mis du mien tout ce que je me crus permis pour réchauffer sa respectueuse glace; mais je vis clairement que le vieux levain prévaloit, et qu'il ne se dépouilleroit point de cette vieille peau jésuitique[4] que la fortune lui avoit fait revêtir sous le feu Roi, et que ses fonctions de la police, c'est-à-dire de l'inquisition, avoient de plus en plus collée et encuirassée[5] en lui. Tout ne se passa qu'honnêtement, et tout le fruit qui s'en put tirer fut que le cardinal sentit nettement à qui il avoit affaire, et que je compris qu'il y auroit toujours à veiller et à être en garde contre ce magistrat dans tout ce qui regarderoit les matières de Rome, le cardinal de Noailles et les jésuites, et les croupiers des deux partis.

Sommes données par

J'eus lieu d'être plus content de Law. Depuis que le duc

1. La généralité de Limoges comprenait outre le Limousin, une partie de l'Angoumois et de la Marche ; mais tous ces pays comptaient parmi les plus pauvres du royaume.

2. Lorsqu'il parlera de la soustraction des preuves du mariage de l'abbé Dubois : suite des *Mémoires,* tome XIX de 1873, p. 107-109.

3. Ci-dessus, p. 39-40.

4. Saint-Simon a ajouté ici après coup en interligne les mots *l'aspect,* tout à fait inutiles, et qu'il convient plutôt de ne pas intercaler, puisqu'il a laissé au féminin les deux participes de la fin de la phrase.

5. Ce mot, que l'*Académie* n'admet aujourd'hui qu'à grand peine et comme peu usité, était ainsi défini dans l'édition du *Dictionnaire* de 1718 : « Se dit de la peau, des métaux, du linge, des habits, des étoffes, etc., lorsque la crasse et la graisse, la poudre, l'ordure s'y amassent et s'y épaississent : *des mains encuirassées d'ordures.* »

le Régent aux abbayes de la Trappe et de Septfonts. Ma conduite à cet égard avec le duc de Noailles et avec Monsieur de Septfonts, avec qui je lie une étroite amitié.

de Noailles n'eut plus les finances, ce fut à Law à qui j'eus affaire pour la Trappe et pour Septfonts[1]; il me facilita tout de la meilleure grâce du monde. Les payements coulèrent[2] régulièrement. J'avois soin à chacun de faire la part de Septfonts, et j'eus celui de faire ensuite comprendre cette abbaye dans un supplément que j'obtins du Régent pour la Trappe, qui, pour le dire tout de suite, eut en tout quarante mille écus, et Septfonts plus de quatre-vingt mille livres, ce qui sauva ces deux saintes maisons d'une ruine certaine et imminente, et les rétablit. Quelque mal et sans mesure que je fusse avec le duc de Noailles, je ne crus pas devoir oublier qu'il étoit le premier auteur de cette excellente œuvre, et la part qu'il prenoit en l'abbaye de Septfonts. Toutes les fois donc que je recevois un payement de Law, je tirois le duc de Noailles à part au premier conseil de régence; je lui disois ce que je venois de recevoir, et le partage que j'en venois de faire. Il me remercioit, me faisoit des révérences, et je ne lui parlois ni ne le saluois jusqu'au prochain payement. Ces colloques, quoique courts et rares, devinrent la surprise des spectateurs et la matière des spéculations. A la première fois on nous crut raccommodés. Dans la suite, on ne sut plus que penser. J'en riois et laissois raisonner. L'abbé de Septfonts[3] se trouvoit à Paris : c'étoit à lui à qui j'envoyois sa part. Il ne s'étoit pas douté du supplément de la Trappe. Il l'apprit par ce que je lui en envoyai, à quoi il ne s'attendoit pas, et dont il fut fort touché. Ce commerce nous fit faire connoissance ensemble, qui bientôt devint une tendre et réciproque amitié. C'étoit un saint bien aimable. J'aurois trop de choses à en dire ici; elles se trouveront dans les

1. Ci-dessus, p. 4-5.
2. Locution déjà employée dans le même sens, plus haut, p. 5.
3. D'après la *Gallia christiana*, cet abbé s'appelait Joseph Hargenilliers, et il avait été élu abbé en avril 1710.

Pièces, à la suite de ce qui regarde Monsieur de la Trappe[1].

Mariage de Maurepas avec la fille de la Vrillière.

Le chancelier de Pontchartrain fit le mariage de Maurepas, son petit-fils, avec la fille de la Vrillière, chez qui il logeoit, et y apprenoit son métier de secrétaire d'État[2]. Il a bien dépassé son maître et bien profité des leçons de son grand-père, duquel il tient beaucoup[3]. Il exerce encore aujourd'hui cette charge avec tout l'esprit, l'agrément et la capacité possible. Il est de plus ministre d'État[4]. La louange pour lui seroit bien médiocre, si je disois qu'il est de bien loin le meilleur que le Roi ait eu dans son conseil depuis la mort de M. le duc d'Orléans. Il a eu le bonheur de trouver une femme à souhait pour l'esprit, la conduite et l'union, et d'en faire le leur[5] l'un et l'autre[6]. Je ne puis plus trouver que ce leur soit un malheur de n'avoir point d'enfants[7].

1. Il a été dit dans notre tome VII, p. 241, note 3, que la Pièce justificative des *Mémoires,* relative à l'abbé de la Trappe, ne s'est pas retrouvée au Dépôt des affaires étrangères.

2. Tome XXIX, p. 232-240. Le mariage de Jean-Frédéric Phélypeaux, comte de Maurepas, avec sa parente Marie-Jeanne Phélypeaux de la Vrillière, née en mars 1704, eut lieu le 19 mars 1718 ; elle n'avait que quatorze ans, et on la fit sortir du couvent pour se marier ; elle y devait encore rester pendant un an (*Dangeau,* p. 278 ; *Les Correspondants de Balleroy,* p. 275 et 287). Elle ne mourut que le 1er septembre 1793.

3. A l'occasion de son mariage, le Régent lui permit d'exercer sa charge de secrétaire d'État, que son beau-père la Vrillière gérait depuis la révocation de son père (*Gazette,* p. 156) ; il eut une dispense d'âge le 17 mars (reg. O[1] 62, fol. 42 bis).

4. Depuis janvier 1738.

5. Leur bonheur.

6. C'était « Philémon et Baucis », dit la baronne d'Oberkirck (*Mémoires,* tome I, p. 281). La comtesse de Boigne, qui connut Mme de Maurepas vieille, sous Louis XVI, la dit alors « très ennuyeuse » (*Mémoires,* tome I, p. 64).

7. Cette phrase est évidemment une allusion faite par Saint-Simon à la mort de son fils aîné le duc de Ruffec, arrivée le 16 juillet 1746. Le présent passage a été certainement écrit peu après cette date.

Fagon, perdant sa charge de premier médecin, l'unique qui se perde à la mort du roi, s'étoit retiré au faubourg Saint-Victor, à Paris, dans un bel appartement au Jardin du Roi ou des simples et des plantes rares et médicinales[1], dont l'administration lui fut laissée[2]. Il y vécut toujours très solitaire dans l'amusement continuel des sciences et des belles-lettres, et des choses de son métier, qu'il avoit toujours beaucoup aimées[3]. Il a été ici parlé de lui si souvent[4], qu'il n'y a rien à y ajouter[5], sinon qu'il mourut dans une grande piété et dans un grand âge[6] pour une machine aussi contrefaite[7] et aussi caco-

Mort de Fagon, premier médecin du feu Roi. [Add. St-S. 1494]

1. Il a été parlé de ce Jardin dans le tome XXXI, p. 371, à propos de la visite qu'y fit le Czar. Le 11 mai 1716, le jeune Roi étant allé voir le Jardin Royal, Fagon lui offrit une collation dans sa maison (*Dangeau*, tome XVI, p. 377).

2. Lorsque Poirier fut nommé premier médecin du Roi en septembre 1715, Fagon avait dû lui abandonner la surintendance des eaux minérales ; mais il avait conservé le Jardin des simples (notre tome XXIX, p. 117, note 6).

3. Nicolas de Blegny publia en 1680 dans son *Temple d'Esculape* des lettres médicales de Fagon, qui continua jusqu'en 1711, après Vallot et d'Aquin, le *Journal de la santé du Roi,* publié en 1862 par J.-A. Le Roi. C'est comme surintendant du Jardin royal qu'il avait envoyé en 1707 Sébastien Vaillant et Antoine-Tristan Dauty d'Isnard recueillir des animaux, des végétaux et des minéraux sur les côtes de Normandie et de Bretagne (British Museum, ms. Add. 21392).

4. Voyez notamment nos tomes I, p. 287-290, IX, p. 315-316, X, p. 130, XXI, p. 14-20 ; etc.

5. Fontenelle a fait son éloge dans son *Histoire de l'Académie des sciences,* et on en connaît un autre par Antoine de Jussieu ; il y a une bonne notice sur lui par J.-A. Hazon, *Notice des hommes les plus célèbres de la Faculté de médecine,* 1778, p. 141-151.

6. Il mourut le 11 mars 1718 (*Dangeau,* p. 265 ; *Gazette,* p. 132 ; *Mercure* de mars. p. 147 ; Jal, *Dictionnaire critique,* p. 559). La *Gazette* lui donne quatre-vingt-trois ans ; mais il n'en avait pas encore quatre-vingts, étant né le 11 mai 1638. Dans l'Addition indiquée ci-contre, Saint-Simon dit qu'il mourut pour avoir pris froid à la messe de minuit le jour de Noël précédent.

7. Dans le tome X, p. 315, notre auteur avait dit : « Fagon, asthmatique, très bossu, très décharné, très délicat, et sujet aux atteintes du

chyme[1] qu'étoit la sienne, que son savoir et son incroyable sobriété avoit su conduire si loin, toujours dans le travail et dans l'étude. Il fut surprenant qu'à la liaison intime et l'entière confiance qui avoit toujours été entre Mme de Maintenon et lui[2], qui l'avoit fait premier médecin, et toujours soutenu sa faveur, ils ne se soient jamais vus depuis la mort du Roi[3].

Mort et dispositions de l'abbé d'Estrées*. [*Add. S^t-S 1495*]

On a vu p. 418[4] le caractère de l'abbé d'Estrées, et il a été parlé de lui et de ses emplois en plusieurs autres endroits[5]. Il jouissoit d'une belle santé dans un âge à profiter longtemps de sa fortune et de l'archevêché de Cambray, dont il attendoit les bulles[6], lorsqu'il fut surpris d'une inflammation d'entrailles pour s'être opiniâtré à prendre, sans aucun besoin, des remèdes d'un empirique,

haut mal, étoit un méchant sujet en terme de chirurgie. » Voyez aussi les *Mémoires de Sourches,* tome X, p. 296, et ceux *de l'abbé de Choisy,* tome II, p. 17-18. On connaît plusieurs portraits de lui : un par Rigaud, de 1694, qui fut gravé par Edelinck, un autre par Jouvenet, qui est au Musée du Louvre, enfin un troisième par Lenain au Musée Condé à Chantilly.

1. « *Cacochyme,* malsain, de mauvaise complexion. Cela ne se dit que des corps humains pleins de mauvaises humeurs et toujours sujets à quelque infirmité » (*Académie,* 1718). Saint-Simon écrit *cacochime.*

2. C'est pendant le voyage à Barèges en 1675 qu'il avait gagné la pleine confiance de Mme de Maintenon. Le marquis de Sourches raconte (*Mémoires,* tome VII, p. 367) qu'en 1702, lorsqu'elle eut cette grave fièvre qui fit craindre pour sa vie, Fagon coucha plusieurs nuits dans sa chambre.

3. Du moins Dangeau ne le mentionne pas; mais cela ne serait pas très étonnant, à l'âge qu'ils avaient l'un et l'autre.

4. Cette page du manuscrit correspond à la page 321 de notre tome XI.

5. Notamment dans les tomes X, p. 234, XI, p. 236-239, 245-246, XII, p. 65-69, 72-76, XV, p. 87 ; etc. — Le mot *endroits* est en interligne au-dessus d'un premier *endroits,* qui surchargeait *emplois.*

6. On l'a vu recevoir cet archevêché en 1716 (notre tome XXIX, p. 331).

* Au-dessus de cette manchette, sur la marge du manuscrit, une main qui n'est pas celle de Saint-Simon a écrit : « 1718, mars 2 », qui est la date de la mort de l'abbé d'Estrées.

par précaution, duquel il s'étoit entêté. Un mieux marqué le persuada si bien que son mal n'étoit rien, qu'il nous donna à plusieurs un grand et bon dîner; mais, sur le point de se mettre à table avec nous, les douleurs le reprirent. Néanmoins il voulut nous voir dîner. Peu de moments après que le fruit fut servi, l'extrême changement de son visage nous pressa de le laisser en liberté de penser sérieusement à lui. Une heure après, le cardinal de Noailles, qui en fut averti, vint l'y disposer. Il eut peu de temps à se reconnoître; mais il en profita bien. Il fit son testament de ce dont il n'avoit pas encore disposé, reçut ses sacrements le lendemain, et mourut la nuit suivante[1]. Cette mort découvrit des dispositions secrètes, qui n'étoient pas nouvelles, dont son ambition et l'avidité des Noailles furent accusées. Le maréchal d'Estrées et ses sœurs[2] furent très scandalisés de ces dispositions de leur frère à leur insu et à leur préjudice[3]. Leur vanité aussi n'en fut pas moins offensée de sentir qu'il eût cru devoir acheter une protection dont leur nom et leur considération ne devoit pas avoir besoin, et dont l'alliance des Noailles, dont le maréchal d'Estrées avoit épousé une, pouvoit du moins exclure le payement. Le monde rit un peu de ce petit démêlé domestique, et les Noailles, qui empochèrent gros, en rirent encore plus; mais, en conservant leur proie, ils n'oublièrent rien pour apaiser ce

1. Il mourut dans la nuit du 2 au 3 mars, en son hôtel de la rue Saint-Honoré, paroisse Saint-Roch, où eurent lieu ses obsèques (*Dangeau*, p. 256 et 257; *Gazette*, p. 108; *les Correspondants de Balleroy*, p. 271). Il n'avait que quarante-sept ans. Son testament, du 2 mars, est aux Archives nationales, carton M 400, dossier Estrées.; on en trouvera le texte ci-après à l'appendice IV.

2. Mme de Courtenvaux et Mlle de Tourbes.

3. Dans son testament il ne fait aucune allusion à des dispositions antérieures, il se contente de désigner son frère et ses deux sœurs comme légataires universels de tout ce dont il n'aurait pas autrement disposé; voyez le *Journal de Dangeau*, p. 258-259 et 260, qui explique les combinaisons employées.

bruit, et en assez peu de temps ils y parvinrent. Outre cent mille écus, dont les Noailles profitèrent, l'abbé d'Estrées donna quarante-cinq mille écus aux pauvres de ses abbayes[1], récompensa très bien ses domestiques[2], et fit présent de sa belle bibliothèque aux religieux de l'abbaye de Saint-Germain des Prés[3], où il avoit logé longtemps avec son oncle, le cardinal d'Estrées, qui en étoit abbé[4].

Conversion admirable de la marquise de Créquy.

Cette mort opéra subitement une conversion éclatante, durable, et dont les bonnes œuvres et la pénitence augmentèrent toujours, avec une simplicité, une humilité, une aisance dans le peu de commerce qui fut conservé, une paix et une joie singulière parmi les plus grandes et les plus répugnantes austérités: ce fut de la marquise de Créquy, veuve sans enfants, fille du feu duc d'Aumont et de la sœur de M. de Louvois et du feu archevêque de Reims[5], qui l'avoit enrichie et qu'on avoit soupçonné de l'avoir aimée autrement qu'en oncle[6], auquel l'abbé d'Estrées avoit parfaitement succédé[7]. De la plus mondaine de toutes les femmes, la plus occupée de sa personne, de la parure, de toute espèce de commodités et de magnificence, et passionnée du plus gros jeu, elle devint la plus retirée, la plus modeste, la plus prodigue aux pauvres et la plus avare pour elle-même; sans cesse en prières chez

1. Il laissa trente mille livres aux pauvres de chacune de ses abbayes d'Évron, de Préaux, de Saint-Claude et de Villeneuve près Nantes, six mille livres à ceux du prieuré de Vertou et dix mille à l'hôtel-Dieu de Paris.

2. Tous eurent une rente viagère ou une année de gages.

3. Elle comprenait environ vingt-deux mille volumes.

4. Tome XII, p. 74-75.

5. Anne-Charlotte-Fare d'Aumont (tome X, p. 224), fille de Louis-Marie-Victor et de Madeleine le Tellier.

6. Cela a déjà été dit lors de la mort de l'archevêque: tome XIX, p. 45-49.

7. L'abbé d'Estrées n'avait jamais été très net sous le rapport des mœurs; on disait qu'il avait laissé un bâtard en Portugal, où il avait été ambassadeur quelque temps.

elle où à l'église ; assidue aux prisons, aux cachots, aux hôpitaux, dans les plus horribles fonctions à la nature[1], et y a heureusement persévéré jusqu'à sa mort, qui lui a laissé bien des années de pénitence[2].

Cambray donné au cardinal de la Trémoïlle, et Bayeux à l'abbé de Lorraine. [Add. S^tS. 1496]

Je fus fâché de l'abbé d'Estrées, qui étoit de mes amis, et qui, avec quelques ridicules et un peu de fatuité, avoit de bonnes choses, de l'honneur, de la sûreté, de la droiture. M. le duc d'Orléans y perdit un vrai serviteur, et me témoigna d'abord son embarras sur Cambray. Je lui conseillai de trancher court pour se délivrer des demandeurs d'une si belle place, qui par sa situation ne se devoit donner qu'avec beaucoup de choix. Je lui proposai tout de suite le cardinal de la Trémoïlle, sans que j'eusse la moindre connoissance avec lui. Je dis au Régent que, étant chargé des affaires du Roi à Rome, sans bien par lui-même et panier percé de plus[3], il avoit besoin de beaucoup de secours en pensions ou en bénéfices ; que la richesse de celui-là[4] suppléeroit aux grâces, qui coûteroient au Roi ; que son personnel étoit sans crainte et sans soupçon quand il résideroit à Cambray, où il étoit apparent qu'il n'iroit jamais, ainsi qu'il est arrivé. Le Régent m'en crut, et sur-le-champ le lui donna[5]. Ce présent fit vaquer Bayeux, qu'il avoit. L'abbé de Lorraine[6] avoit depuis longtemps fort changé de vie. Il s'étoit fort attaché au cardinal de Noailles, que Monsieur le Grand aimoit et respectoit fort sans s'en être jamais contraint dans les derniers temps du feu Roi. Le cardinal de Noailles desira

1. Les services les plus répugnants pour la nature humaine.
2. Elle mourut en avril 1724.
3. Déjà dit dans le tome XXIX, p. 332, lorsqu'il avait eu l'évêché de Bayeux.
4. Les revenus de l'archevêché de Cambray dépassaient cent mille livres.
5. *Dangeau*, p. 259 et 291. On avait pensé dans le public que l'abbé de Lorraine ou l'abbé d'Auvergne pourraient avoir cet archevêché (*Les Correspondants de Balleroy*, p. 271 et 278).
6. François-Armand de Lorraine-Armagnac : tome V, p. 275.

qu'il eût Bayeux ; M. et Mme de Lorraine en pressèrent M. le duc d'Orléans : il le lui donna[1].

Promotion et confusion militaire. J'obtiens un régiment pour le marquis de Saint-Simon, qui meurt trois mois après, puis pour son frère. [*Add. StS. 1497*]

Le Régent, qui faisoit litière de ce qui ne lui coûtoit rien et trop souvent encore de ce qui coûtoit beaucoup, fit en ce temps de paix, et au commencement de mars, une promotion de vingt-six lieutenants généraux et de trente-six maréchaux de camp[2]. La confusion étoit déjà montée à tel point qu'il y eut quatre-vingts personnes qui se crurent à portée de demander l'agrément des régiments que la promotion des maréchaux de camp fit vaquer[3]. J'eus celui de Sourches[4] pour le marquis de Saint-Simon, que je tirai des gardes françoises[5], qui étoit déjà attaqué de la poitrine et qui mourut trois mois après, dont ce fut grand dommage, car il étoit plein d'honneur, de valeur, de volonté et d'application, avec une figure fort agréable, et il promettoit beaucoup. J'eus à toute peine le régiment pour son frère, parce que c'étoit un enfant encore sous le fouet au collège[6].

1. *Dangeau*, p. 259 et 293.

2. Le *Journal de Dangeau* en donne la liste au 8 mars, p. 262-263 ; voyez aussi la *Chronologie militaire* de Pinard, tomes V, p. 3-40; et VII, p. 2-29.

3. C'est Dangeau qui dit cela, p. 267.

4. Ce régiment était commandé depuis 1706 par Louis-François II du Bouschet, chevalier de Sourches, troisième fils du grand prévôt que nous avons vu mourir en 1716 (tome XXIX, p. 366). Né le 9 juillet 1671, il entra aux mousquetaires en 1690, et eut une enseigne aux gardes françaises en 1693 ; nommé colonel d'infanterie dès 1695, il prit part à toutes les campagnes de la guerre de succession d'Espagne, se maria en octobre 1715 et prit alors le nom de comte de Sourches ; nommé maréchal de camp le 8 mars 1718, il passa lieutenant général en février 1734, et ne mourut que le 29 mars 1756.

5. Bernard-Titus de Rouvroy, marquis de Saint-Simon, fils aîné du marquis Eustache-Titus (notre tome XXIII, p. 114), né en 1693, avait eu une enseigne aux gardes dans la compagnie de son père en décembre 1711, en sortant des mousquetaires : voyez tome XXIX, p. 122, note 6; il eut en mars 1718 un régiment d'infanterie et mourut le 23 mai suivant, à la suite de remèdes ordonnés par un empirique (*Dangeau*, p. 313).

6. Henri de Rouvroy, marquis de Saint-Simon, né le 7 septembre

Broglio l'aîné; son caractère. Il engage le Régent un projet impossible de casernes et de magasins et à l'augmentation de la paye des troupes. Sagesse de l'administration de Louvois.

M. le duc d'Orléans se laissa aller en même temps à deux projets pour les troupes, dont il eut tout lieu de se repentir. L'aîné Broglio, gendre du feu chancelier Voysin[1], étoit un homme déshonoré sur la valeur, quoique devenu lieutenant général et directeur d'infanterie par son beau-père[2], et déshonoré encore sur toutes sortes de chapitres. Méchant, impudent, parlant mal de tout le monde, quoique souvent cruellement corrigé, fort menteur, audacieux à merveilles, sans que les affronts qu'il avoit essuyés eussent pu abaisser son air et son ton avantageux; avec cela beaucoup d'esprit et orné, grande opinion de soi et mépris des autres, avare au dernier excès, horriblement débauché et impie; se piquoit de n'avoir point de religion, en faisoit des leçons[3]. Il parloit bien, et le langage qu'il vouloit tenir suivant ceux à qui il parloit, et, quand il lui plaisoit, ne manquoit pas d'agrément dans la conversation et de politesse. Son intrigue et ses mœurs l'introduisirent parmi les roués, où il s'insinua si bien par la hardiesse de ses discours, qu'il devint bientôt de tous les soupers et des plus familiers[4]. On a vu que ce[5] nom étoit celui que M. le duc d'Orléans donnoit aux

1703, n'avait que quatorze ans et demi, lorsque, en mai 1718, son cousin le duc lui obtint le régiment de son frère aîné. Il passa brigadier en février 1734, maréchal de camp au mois d'octobre suivant, et mourut à Montpellier le 18 janvier 1739. Dangeau a noté sa nomination comme colonel (p. 314). Voyez notre tome IX, p. 221, note 2.

1. Charles-Guillaume, marquis de Broglie: tome XIX, p. 34.

2. Ce n'est pas son beau-père qui lui procura ce grade et ces fonctions; car il ne les eut qu'en 1718 et 1719.

3. « Je n'ai guères vu face d'homme mieux présenter celle d'un réprouvé que la sienne », avait-il dit déjà dans le portrait donné en 1716 : tome XXX, p. 312.

4. Déjà dit dans nos tomes XXIX, p. 384, et XXX, p. 313. Madame (*Correspondance*, recueil Brunet, tome II, p. 221) et les *Correspondants de Balleroy* (tome II, p. 240-241) parlent de ses plaisanteries ordurières.

5. Après ce mot, il y a dans le manuscrit les lettres *ne*, écrites par inadvertance.

débauchés de ses soirées; il prit si bien dans le monde que personne ne les nommoit plus autrement. Quand celui-ci se trouva assez bien ancré auprès du Régent et de Mme la duchesse de Berry, qui soupoit très souvent avec eux, pour oser aspirer plus haut, il imagina de se tourner vers l'importance et de s'ouvrir un chemin dans
[Add. StS. 1498] le cabinet du Régent et dans les affaires[1]. Il conçut pour cela un dessein de remédier aux friponneries des routes[2], des étapes et des magasins des troupes, par un projet qui ressembloit tout à fait à celui de la comédie des *Fâcheux* de Molière[3] et à l'avis qu'un de ces fâcheux y donne de mettre toutes les côtes en ports de mer[4]. Broglio proposa par un mémoire d'obliger toutes les villes et autres communautés qui sont sur les passages ordinaires des troupes, de construire à leurs dépens des casernes pour les loger et des magasins fournis pour leur usage, moyennant quoi plus de routes, d'étapiers ni de magasiniers[5], et leurs friponneries, insignes en effet, coupées par la racine, ce qui donneroit, disoit-il, un soulagement infini aux peuples, aux finances, aux troupes. Il sentit bien qu'il avoit besoin de quelqu'un de poids pour faire passer un projet si absurde. La merveille fut qu'il sut si accortement[6] courtiser et arraisonner[7] Puységur qu'il l'infatua de son pro-

1. Saint-Simon a déjà désigné M. de Broglie comme l'auteur de l'augmentation de paye accordée aux troupes en 1716, qui fut si onéreuse aux finances du royaume : tome XXX, p. 312-314.

2. « *Route* se dit aussi du chemin et du logement qu'on marque aux gens de guerre qu'on fait marcher par étapes » (*Académie*, 1718).

3. Comédie en cinq actes, en vers, jouée pour la première fois le 17 août 1661 au château de Vaux lors des fêtes magnifiques que Foucquet offrit à Louis XIV.

4. Dans la scène III du troisième acte.

5. Le *Dictionnaire de l'Académie* de 1718 définissait *étapier* « celui qui a soin de fournir et de distribuer l'étape aux gens de guerre », mais il ne donnait pas *magasinier*, qui n'y entra que plus tard et avec un sens plus général que celui que ce mot a ici.

6. Adverbe déjà rencontré dans le tome XIV, p. 295.

7. Tome XVIII, p. 69.

jet. Puységur, pétri d'honneur, abhorroit toutes ces friponneries, qu'il avoit vues sans cesse de ses yeux. Il a été parlé souvent de lui dans ces *Mémoires*[1]. Il étoit extrêmement estimé pour sa vertu, sa valeur, sa capacité; très considéré de M. le duc d'Orléans, qui, comme on l'a vu, l'avoit mis comme un homme principal dans le conseil de guerre[2], et il est enfin, longtemps après, devenu maréchal de France avec l'acclamation publique[3]. Broglio, assuré d'un tel appui, proposa au Régent son projet avec confiance, et travailla plusieurs fois seul avec lui, et après avec Puységur en tiers[4]. Il eut encore l'adresse de profiter de la défiance naturelle du Régent, pour le détourner d'en parler au conseil de guerre, pour faire précipiter les ordres aux intendants des provinces pour une prompte exécution[5], et pour l'armer contre les représentations qu'il s'attendoit bien qui lui viendroient de toutes parts, dès que ce projet seroit connu[6]. Il en coûta beaucoup en

1. Jacques-François de Chastenet, marquis de Puységur : tome I, p. 233; voyez aux tomes V, p. 158-160, XI, p. 317-319, XVI, p. 32-33, 176, 182, 212-214, XVII, 310-316, etc.

2. Tome XXIX, p. 69-70.

3. Seulement en 1735.

4. Dangeau écrit le 18 mars (p. 270) : « On va faire imprimer un projet sur quelques changements qu'on veut faire dans la paye des troupes et qu'on appelle lep rojet de M. de Broglie, qui propose plusieurs changements et surtout pour les étapes; presque tous les maréchaux de France sont contre ce projet. »

5. Le 15 avril 1718, il fut rendu une ordonnance « portant suppression des étapes et logement personnel des gens de guerre.... et augmentation de solde nécessaire pour tenir lieu d'étapes »; elle était complétée par un règlement en soixante-trois articles, paru dès le 8 avril, sur « l'ordre et la discipline que doivent observer les troupes lorsqu'elles marchent en routes dans le royaume » (Archives nationales, carton ADvi 22; *Gazette de Leyde*, n° 30).

6. Dès le mois d'août suivant, Dangeau notait (p. 354) : « Plusieurs intendants ont écrit ici que les troupes qu'on fera marcher pour les faire changer de garnison feront infailliblement de grands désordres dans les lieux où ils passeront, n'y trouvant point d'étapes, et cela embarrasse, parce que jusqu'ici on ne veut point changer le dernier

bâtiments aux villes et aux communautés, avant que les personnes employées dans les finances et dans le conseil de guerre, les plus accrédités intendants et beaucoup d'autres gens eussent pu dessiller les yeux au Régent et fait abandonner une folie si ruineuse, qui tomba enfin après avoir bien fait du mal[1]. L'autre projet, pour lequel Broglio crut n'avoir pas besoin de second, ce fut l'augmentation de la paye des troupes telle qu'elle est aujourd'hui. Il en persuada la nécessité au Régent par la grande augmentation du prix des choses les plus communes et les plus indispensables à leur subsistance, et qu'il s'en feroit adorer par une grâce si touchante, dont le bien-être le rendroit maître des cœurs de tous les soldats. Il se gardoit bien de lui dire qu'on n'avoit cessé de les maltraiter et de rogner sur elles[2] depuis la mort du Roi, comme sur la partie foible et indéfendue[3], quoique la force et la ressource de l'État, et qui étoit la source de l'autorité du Roi et de la sûreté de toutes les autres parties de l'État. Il se garda bien aussi de représenter la sagesse de la manutention[4] de Louvois, transmise par son exemple à ses successeurs jusqu'à Voysin exclusivement, qui avoit fait sa cour et sa bourse d'une conduite qui avoit été suivie depuis, et même de plus en plus appesantie. Louvois dès lors sentoit l'exiguité de la paye des troupes et de celle des officiers.

règlement qu'on avoit fait là-dessus et qu'il y auroit beaucoup d'inconvénients à le changer. »

1. On fut obligé de modifier peu à peu le règlement de 1718 (*Les Correspondants de Balleroy*, tome II, p. 323) ; mais l'ordonnance du 15 avril ne fut définitivement abrogée que par celle du 13 juillet 1727, qui rétablit les étapes.

2. Sur les troupes.

3. Le verbe *indéfendre* n'est admis par aucun lexique ; nous l'avons déjà rencontré dans le tome XXXII, p. 138.

4. Le *Dictionnaire de l'Académie* de 1718 donnait uniquement à ce mot le sens de « maintien, conservation en son entier ; il ne se dit guère que des choses morales ; *la manutention des lois, la manutention de la discipline* » ; c'est ici le sens de « gestion, administration », comme dans notre tome XXIX, p. 385, où l'on a omis de le noter.

Il comprenoit en même temps de quelles sommes la plus légère augmentation chargeroit les finances. Pour éviter un si pesant inconvénient, et subvenir néanmoins raisonnablement à la nécessité des troupes, il les distribuoit avec grande connoissance, suivant leurs besoins, en des lieux où le soldat gagnoit sa vie et le cavalier se raccommodoit, et, comme[1] il en avoit le dessein, il fermoit les yeux à tout ce qui n'alloit ni à pillage, désordre ou manque de discipline, et les remettoit ainsi pour du temps de laisser à d'autres ces mêmes secours très effectifs quoique peu perceptibles[2]. Il avoit la même attention et les mêmes ménagements pour les officiers, qu'il rétablissoit de même par les avantages des postes ou des quartiers d'hiver. C'est ce qu'il régloit lui-même et sans y paroître le moins du monde que par des ordres secrets aux intendants, etc. Il avoit l'œil attentif à une exécution précise[3]. C'est à quoi ses bureaux, dressés par lui-même, suppléèrent après lui sous son fils, et sous Chamillart ensuite, quoique peut-être avec moins d'équité et de désintéressement. C'est ce qui prit fin par l'ignorance, la rudesse, la dureté, l'avarice de Voysin, et la parade[4] qu'il fit au feu Roi, dans de si malheureux temps, de retrancher ce qu'il traita d'abus au profit de ses finances. C'étoit donc à cette sage et savante pratique de Louvois qu'il falloit revenir, au lieu de tirer et de grappiller[5] incessamment sur les troupes dans le faux objet de soulager les finances à leurs dépens. Personne n'eut loisir d'aviser le Régent ; il

1. Avec le mot *co*[e] commence la page 2147 et le neuvième portefeuille du manuscrit de Saint-Simon.

2. C'est-à-dire, jusqu'au temps de laisser à d'autres ces mêmes secours peu apparents, mais réels.

3. Camille Rousset n'a point étudié ces questions très spéciales dans son *Histoire de Louvois*.

4. C'est ici le sens de « montre d'une chose qui n'est que pour l'ornement », comme dans le tome XXIII, p. 340.

5. « *Grappiller* signifie figurément faire quelque petit gain » (*Académie*, 1718).

s'enivra du projet de Broglio, il n'en voulut partager l'honneur avec personne : la déclaration en parut subitement[1] ; elle surprit tout le monde. Les plaintes des non-consultés du conseil de guerre et de ceux des finances, du terrible poids ordinaire dont cette augmentation les surchargeoit, ne purent se faire entendre qu'après le coup porté de manière à ne pouvoir s'en dédire. Le Régent alors sentit toute sa faute, et n'en recueillit pas la plus légère reconnoissance des troupes, qui regardèrent ce bienfait comme dû et de nécessité. Quand il y auroit eu de bonnes raisons pour cette pesante augmentation de dépense, si M. le duc d'Orléans m'en avoit parlé, comme il ne fit point auparavant, ni après, je crois par embarras, ni moi à lui, je lui aurois représenté que ce n'étoit pas à un régent à charger ainsi les finances si fortement et pour toujours, mais à en représenter les raisons au Roi devenu non-seulement majeur, mais en âge d'entendre et de se résoudre plus que ne le comporte l'âge précis de la majorité des rois, qui est encore assez longtemps mineure. Il sentit si bien l'inconvénient où il s'étoit laissé entraîner, que Broglio retomba tout à coup dans le néant dont il avoit voulu s'élancer, et fut trop heureux de trouver, par la table et l'effronterie, à se raccrocher à l'état des roués, qu'il avoit voulu tâcher de laisser loin derrière lui, sans toutefois l'avoir quitté, et n'approcha plus du cabinet de M. le duc d'Orléans ni d'aucun particulier avec lui.

Les chefs des conseils mis dans celui

Ce prince mit incontinent après le maréchal de Villars dans le conseil de régence, sans quitter celui de guerre[2],

1. Ordonnance du 6 avril 1718 sur le « payement des troupes » (Archives nationales, carton ADvi 22) ; Dangeau n'en dit rien. C'était la régularisation de la mesure temporaire prise en décembre 1716 pour 1717 ; on avait décidé alors de ne point faire d'ordonnance, mais d'envoyer seulement une circulaire aux inspecteurs (voyez notre tome XXX, p. 313, note 3).

2. *Dangeau*, p. 267, 13 mars : « Le maréchal de Villars, qui n'entroit au Conseil que les lundis, quand on rapporte les affaires de

de régence sans perdre leurs places dans les leurs. Survivances du gouvernement de Bayonne, Béarn, etc. et du régiment des gardes accordées au fils aîné du duc de Guiche, et autres grâces faites à Rions, Maupertuis, la Chaise et Heudicourt.

pour le faire taire. Il étoit de mauvaise humeur de l'affaire de la liasse dont il a été parlé plus haut[1], et de quelques autres tracasseries qu'il avoit essuyées dans le conseil de guerre[2]. Il étoit piqué des deux résolutions prises sur les troupes, suggérées par Broglio, sans en avoir ouï parler[3]. Il étoit secrètement d'avec ceux qui vouloient attaquer le Régent d'une manière solide[4]. Il ne contraignit donc pas ses propos sur la folie du projet des casernes et des magasins, et sur le poids accablant pour les finances de l'augmentation de la paye. Tout en craignant de déplaire et n'osant résister à rien, la gourmette se lâchoit aussi[5], et il parloit avec éloquence, force, et une sorte d'autorité qui imposoit au gros, et que le Régent craignoit. A peu de jours de là, cet exemple valut[6] la même grâce, successivement, d'exemple en exemple, aux maréchaux d'Huxelles, puis d'Estrées, enfin à d'Antin, aussi sans perdre leurs places dans leurs conseils[7]. Il ne put

guerre, dont il est président, prit sa place au conseil de régence ; ainsi il est mieux qu'il n'étoit, et les petits dégoûts qu'il avoit eus sont bien réparés. »

1. Ci-dessus, p. 51.

2. Dangeau signale en novembre 1717 une promotion de brigadiers faite en dehors de lui, et au début de février divers changements projetés dans le conseil de guerre (p. 199 et 242).

3. Cependant son entrée au conseil de régence est de près d'un mois antérieure aux deux ordonnances dont il a été parlé ci-dessus.

4. Déjà dit plus haut, p. 24.

5. Nous avons eu dans le tome VIII, p. 316, la locution figurée *gourmette rompue*, et le *Dictionnaire de l'Académie* de 1718 la définissait ainsi : « On dit figurément d'un homme violent qui s'abandonne à son tempérament, après s'être contraint quelque temps, qu'*il a rompu sa gourmette.* » La locution *lâcher la gourmette*, au sens de parler d'abondance, sans se retenir, se rencontre dans les *Lettres de Tessé*, publiées par le comte de Rambuteau, p. 483.

6. A la place de ce verbe, il y a un trou dans la page du manuscrit de Saint-Simon. Dans les précédentes éditions on avait suppléé *obtint* ; nous croyons que *valut* est plus dans le style habituel de notre auteur.

7. Dangeau annonce ces nouvelles coup sur coup les 19 et 27 mars (p. 271 et 275).

refuser à Mme la duchesse de Berry de payer à Rions le régiment de Berry-cavalerie, puis de le lui changer pour les dragons Dauphin[1]. Il donna dix mille livres de pension à Maupertuis, qui avoit été capitaine des mousquetaires gris[2], quoiqu'il eût le gouvernement de Saint-Quentin[3] et la grand croix de Saint-Louis. Il permit à Heudicourt de céder, par un très vilain marché, sa charge de grand louvetier à son fils[4]. Il accorda à la Chaise la survivance de sa charge de capitaine de la porte pour son fils, qui ne vécut pas[5], dont le feu P. de la Chaise lui avoit procuré trois cent mille [livres] de brevet de retenue[6], et

1. Saint-Simon se trompe : M. de Rions n'eut jamais le régiment de cavalerie de Berry que Saint-Simon lui-même avait fait donner en 1702 à son parent le marquis de Sandricourt (notre tome XXIX, p. 186-187) et que celui-ci vendit à M. de Caraman en mars 1718 lorsqu'il fut fait maréchal de camp. Rions avait eu en octobre 1716 le régiment de dragons de Languedoc, qu'il quitta en mars 1718 pour acheter au prix de quarante mille écus le régiment Dauphin-dragons (*Dangeau*, p. 270), qu'il garda jusqu'en 1725.

2. Le marquis de Maupertuis avait vendu sa capitainerie des mousquetaires gris à Artagnan en février 1716 (notre tome XXIX, p. 359) et n'avait eu alors aucune récompense de ses longs services ; c'est ce qui lui fit donner cette pension, et c'est bien ainsi que Dangeau (p. 286) présente cette grâce.

3. Ce gouvernement rapportait environ quinze mille livres (*Dangeau*, tome I, p. 232) ; M. de Maupertuis l'avait depuis 1686.

4. Saint-Simon a fait le portrait du père et du fils dans notre tome XVII, p. 66-67. Le fils fut pourvu à la place de son père de la charge de grand louvetier par provisions du 21 mars (reg. O[1] 62, fol. 46), complétées le 12 août suivant par l'octroi d'un brevet de retenue de cent vingt mille livres (*ibidem*, fol. 166). Dangeau (p. 272) et *Les Correspondants de la marquise de Balleroy* (p. 283) racontent l'aventure assez vilaine qui détermina cette cession. Le père mourra en décembre 1718, et nous aurons lieu alors de reparler de lui.

5. Ce jeune homme Antoine-François d'Aix, titré comte de la Chaise, n'avait alors qu'une dizaine d'années ; il mourut à quinze ans, le 12 mars 1723, six mois avant son père. Les lettres de survivance, datées du 24 avril, avec un brevet de retenue de trois cent mille livres, sont dans le registre O[1] 62, fol. 82 et 84 ; *Dangeau*, p. 279.

6. Tome IV, p. 253.

quelques jours après au duc de Guiche les survivances pour son fils aîné du régiment des gardes et de ses gouvernements[1], au grand déplaisir de la duchesse de Guiche, qui n'en sut rien qu'après, et qui desiroit la charge pour son second fils[2], qui étoit sa prédilection.

Nouvelles étrangères.

Ce fut ici le temps de l'arrivée de Londres à Paris de Chavigny, envoyé par l'abbé Dubois[3]; du départ de Nancré pour Madrid[4] ; de la naissance, le dernier mars, à Madrid de l'infante Marie-Anne Victoire, qui vint depuis à Paris comme future épouse du Roi[5], qui fut le sujet de mon ambassade extraordinaire en Espagne, et qui a depuis épousé le prince du Brésil[6], avec qui elle vit aujour-

1. La survivance du régiment des gardes avait été donnée au duc de Louvigny, fils de M. de Guiche, dès décembre 1716 (notre tome XXX, p. 308); en 1718, Dangeau ne parle pas de celle des gouvernements de Navarre, Béarn, etc., dont le grand père, le duc de Gramont, était toujours titulaire, le duc de Guiche n'en ayant que la survivance depuis 1712 (notre tome XXIII, p. 3). Nous ne savons où notre auteur a pris cela.

2. Louis de Gramont, titré alors comte de Lesparre : tome XII, p. 418.

3. *Dangeau*, p. 276, 28 mars : « Il est arrivé un courrier d'Angleterre qui s'appelle Chavigny et qui est envoyé par l'abbé Dubois, et le bruit court qu'il y avoit un traité prêt à signer avec l'Angleterre. » Saint-Simon ne reparlera pas de ce voyage. C'est à propos de cette nouvelle que notre auteur a fait l'Addition à Dangeau qui a été placée dans notre tome XIX, p. 418, n° 910.

4. Ce départ avait eu lieu dès le 28 février (*Dangeau*, p. 254-255). Saint-Simon reviendra sur cette mission à bien des reprises, ci-après, p. 188, 192, 220, 223, etc. ; mais il n'en indiquera pas spécialement le motif. Il a été trompé sur la date du départ de Naneré par la mention de sa réception à Madrid, que Dangeau enregistre le 9 avril (p. 285).

5. Il a déjà été parlé de cette princesse dans notre tome IX, p. 177. La *Gazette* (p. 185), la *Gazette de Leyde* (n° 34), celle de *Rotterdam* (n° 16), et les autres, annoncèrent cette naissance dans leurs correspondances de Madrid ; voyez le *Dangeau*, p. 285-286.

6. Joseph-Emmanuel, titré prince du Brésil, né le 6 juin 1714, marié à l'infante d'Espagne le 19 janvier 1729, roi de Portugal après son père le 31 juillet 1750 sous le nom de Joseph Ier, mort le 24 février 1777.

d'hui à Lisbonne, avec postérité[1], attendant la couronne de Portugal. C'est aussi le temps où arriva l'horrible catastrophe du czaréwitz, si connue de tout le monde[2], toutes choses qui trouveront mieux qu'ici leur place parmi les affaires étrangères.

Légereté du cardinal de Polignac, qui tâche inutilement de se justifier au Régent de beaucoup de choses.

Le cardinal de Polignac, qui avoit autrefois recommencé jusqu'à trois licences, sans en avoir pu achever aucune, et si[3] ce n'étoit pas manque de science ni d'esprit, résolut enfin de passer de l'ordre de sous-diacre, où il étoit demeuré jusqu'alors, dans celui de prêtrise. Je ne sais s'il imagina que cette résolution, qu'il ne tint pas secrète[4], donneroit du poids à ses protestations ; mais il demanda en même temps une audience au Régent pour se justifier de beaucoup de choses dont il étoit plus que soupçonné[5], et dont, à force d'esprit et de grâces, il espéra se bien tirer avec un prince aussi facile que l'étoit M. le
[*Add. St-S. 1499*] duc d'Orléans. Ce cardinal étoit depuis longues années dans la plus étroite confiance de Mme la duchesse du Maine, et de M. du Maine par conséquent. Leurs cabinets lui étoient de tout ce temps-là ouverts à toute heure : il étoit sur le pied avec eux qu'ils ne faisoient rien sans son conseil. Son frère[6], qui étoit un imbécile qu'il gouvernoit, venoit de sortir de prison pour cette requête en faveur des bâtards, que lui sixième avoit présentée au

1. A l'époque où Saint-Simon écrit (fin juillet 1746 ; voyez ci-dessus, p. 96, note 7), la princesse du Brésil vient d'avoir sa quatrième fille.

2. Il a été parlé par avance de cette fin tragique dans notre précédent volume, p. 51, note 2..

3. Au sens de cependant, néanmoins, comme ci-dessus, p. 88.

4. Dangeau notait le 16 mars (p. 269) : « M. le cardinal de Polignac a pris la résolution de se faire prêtre, et, dès qu'il aura fini des procès qui l'occupent fort présentement, il se mettra en retraite pour cela. »

5. Il eut cette audience le 17 mars (*Dangeau*, p. 269), et c'est à ce sujet que Saint-Simon a fait l'Addition indiquée ci-contre.

6. Scipion-Sidoine-Apollinaire-Armand-Gaspard, vicomte de Polignac : tome X, p. 301.

Parlement[1], et qui n'avoit pas été faite sans M. et Mme du Maine et sans le cardinal. On peut juger quelle put être sa justification, à tout ce qui se brassoit, et qu'on n'apercevoit pourtant que fort imparfaitement encore, mais assez pour qu'avec le passé le Régent sût à quoi s'en tenir avec M. et Mme du Maine, et par conséquent avec lui, qui depuis ne cessa de s'enfoncer de plus en plus en leurs criminelles et pernicieuses menées[2].

Désordre des heures d'Argenson. Law et lui font seuls toute la finance. Il obtient le tabouret pour sa femme à l'instar de la chancelière. Premier exemple, dont Chauvelin profita depuis.

Argenson, avec les finances et les sceaux, ne se contraignit point sur ses heures. La place de la police, devenue entre ses mains une véritable inquisition universelle, l'avoit accoutumé à travailler sans règle à toutes sortes d'heures du jour et de la nuit, où il étoit fort souvent réveillé[3]. Il ne tint point de table ni d'audiences, ce qui embarrassa fort tout ce qui eut affaire à lui. Les magistrats des finances, les financiers et ses commis ne le furent pas moins[4]. Il leur donnoit le plus souvent les heures de la nuit : une, deux, trois heures du matin étoit celles qu'il leur donnoit le plus souvent ; j'en ai vu Fagon[5] désolé bien des fois. M. de la Rochefoucauld, qu'il se piquoit de considérer par l'ancien respect de la province[6], il lui donna une audience à deux heures après minuit. Il prit la coutume, qu'il garda toujours, de dîner dans son carrosse, allant de chez lui, près les Grands-Jésuites[7], au

1. Tome XXXI, p. 258 et suivantes ; il a appelé alors M. de Polignac « un petit bilboquet qui n'avoit pas le sens commun ».

2. Nous le verrons gravement compromis, à la fin de cette même année, dans l'affaire de Cellamare.

3. Cela est confirmé dans le portrait de son caractère donné par son fils au début de ses *Mémoires*.

4. Ne furent pas moins embarrassés.

5. Le conseiller d'État, fils du premier médecin (tome XXIV, p. 319), un des intendants des finances.

6. La famille de Voyer était tourangelle, et la maison de la Rochefoucauld avait une grande autorité dans toutes ces régions du sud-ouest de la Loire ; c'est sans doute à cela que Saint-Simon veut faire allusion.

7. On appelait ainsi vulgairement la maison professe, à l'entrée de

Conseil aux Tuileries, ou travailler l'après-midi au Palais-Royal. Il étoit depuis longtemps ami intime de Mme de Veyny[1], prieure perpétuelle de la Madeleine de Traînel, au faubourg Saint-Antoine[2]. Il y avoit un appartement au dehors ; il avoit valu beaucoup à cette maison. Il y couchoit souvent étant lieutenant de police. En changeant de place, il ne changea point de coutume à cet égard ; dès qu'il avoit quelques moments, il y couroit ; il y couchoit tant qu'il pouvoit ; il lui est arrivé plus d'une fois

la rue Saint-Antoine. — Les Voyer d'Argenson avaient d'abord habité rue des Poulies ; mais le Roi ayant acheté leur demeure pour l'agrandissement du Louvre, ils allèrent habiter un hôtel bâti par l'architecte de Wailly et situé dans la rue Vieille-du-Temple au fond d'une impasse qui porte encore le nom d'Argenson, près la rue du Roi-de-Sicile. Il aboutissait par derrière à la rue des Écouffes, et était presque contigu à l'hôtel Le Peletier, ancien Effiat, Voyez les *Mémoires du marquis d'Argenson*, édition de la Société de l'Histoire de France, tome I, p. 3.

1. On l'appelait plutôt Mme de Villemont ; Saint-Simon écrit *Veni*. Gilberte-Françoise de Veyny d'Arbouze de Villemont, fille d'un bailli du duché de Montpensier pour le duc d'Orléans, fit profession à l'âge de vingt ans au couvent de la Madeleine de Traînel, dont sa tante était prieure perpétuelle. Elle fut nommée sa coadjutrice par bulles du 25 décembre 1699 et confirmée comme prieure perpétuelle le 31 décembre 1706 (reg. O[1] 50, fol. 149, et 51, fol. 19 v°, et O[1] 367, fol. 324 ; carton X[1B] 8891, au 16 mai 1707) ; elle y mourut le 26 décembre 1724, dans sa cinquante-neuvième année. Elle signait *sœur de Villemont d'Arbouze* (Archives nationales, G[7] 559, lettre du 30 septembre 1706). La liaison qu'on lui attribuait avec le lieutenant de police donna lieu à de nombreuses chansons (É. Raunié, *Chansonnier historique du dix-huitième siècle*, tome III, p. 37-38, 55 et 142-143 ; *Journal de Barbier*, édition Charpentier, tome I, p. 42 et 126). Elle valut au couvent la protection du magistrat, qui, sur les fonds des loteries, en fit réparer les bâtiments et se fit construire pour lui-même une maison contiguë. Saint-Simon en reparlera dans la suite des *Mémoires*, tome XVII de 1873, p. 102.

2. Ce monastère, fondée au douzième siècle à Traînel en Champagne (aujourd'hui Aube, canton de Nogent-sur-Seine), pour des religieuses bénédictines, sous le vocable de Sainte-Marie-Madeleine, dépendait de l'abbaye du Paraclet. En 1654, le couvent se transporta à Paris, dans la rue de Charonne. Il était gouverné par une prieure nommée à vie et agréée par l'abbesse du Paraclet.

d'y oublier les sceaux, et d'être obligé de les y aller chercher. Cela lui faisoit perdre beaucoup de temps, ce qui, joint à la difficulté de le voir et de lui parler, causa de grands murmures. Si j'avois pu deviner cette conduite avant qu'il eût changé de places, je lui en aurois bien dit mon avis d'avance ; mais, devenu ce qu'il étoit, il n'étoit plus temps. Lui et Law faisoient seuls les finances. Ils travailloient souvent avec le Régent, presque jamais tous deux ensemble avec lui, et d'ordinaire tête à tête ; d'où les résolutions et les expéditions suivoient sans autre forme ni consultation[1]. Le duc de la Force, à qui le vain nom de président du conseil des finances et de celui du commerce avoit été donné lorsque le duc de Noailles le quitta[2], n'eut plus de département[3]. Le conseil des finances n'avoit plus guères d'occupation, et le conseil de régence du samedi après dîner, l'un des deux qui étoit destiné aux affaires de finances, cessa de s'assembler, faute de matières[4].

1. L'abbé Tamisier écrivait au cardinal Gualterio le 21 mars 1718 : « M. d'Argenson, dans sa place de président du conseil des finances, acquiert de plus en plus de la réputation dans leur administration. On espère qu'il les redressera en peu de temps, parce qu'il y fait connoître un génie supérieur, et qu'il est décisif, et en même temps laborieux au plus haut point. On voit que son système tend à réduire le ministère des finances quasi sur le même pied que du temps du feu Roi, et à rendre à peu près inutile le conseil qui avoit été établi pour les finances dès le commencement de la Régence » (British Museum, ms. Addit. 20375, fol. 386 v°, communication de M. Gaucheron).

2. Dangeau avait inscrit dans son *Journal* dès le 1er février (p. 241) : « M. le duc de la Force aura le titre de président du conseil de finances, dont il n'étoit que vice-président ; mais cela ne fera pas grand changement dans ses fonctions. » Voyez aussi p. 243, pour la présidence du conseil de commerce.

3. Ce mot est au pluriel par erreur dans le manuscrit. Saint-Simon prend encore cela à Dangeau, p. 251 ; comparez *Les Correspondants de Balleroy*, p. 259 et 277. Le « département » du duc de la Force comme vice-président était l'examen des états des finances des généralités de Toulouse et de Montpellier et des provinces de Bretagne, Bourgogne, Artois, Béarn, Bigorre et Navarre (*Almanach royal*).

4. Dangeau dit le 26 mars (p. 275) que « voilà trois samedis de

[Add. St-S. 1500] Dans cette première nouveauté de faveur, Argenson en voulut profiter pour obtenir pour sa femme, sœur des Caumartins[1], le tabouret, à l'instar de la chancelière. On a vu p. 193 et 194[2] comment Mme Séguier[3] l'obtint, et quelles conditions, et p. 193 et 194 qu'elles sont toujours les mêmes. Depuis cet événement il n'y avoit eu qu'un seul garde des sceaux marié. C'étoit le second chancelier Aligre[4], qui les eut deux ans, à la mort du chancelier Séguier, pendant lesquels il n'y eut point de chancelier, et au bout desquels il le devint lui-même. Dans cet intervalle, ni trace ni vestige quelconque que sa femme[5] ait eu le tabouret, dont les preuves ne manqueroient pas dans la mémoire de main en main, ni par écrit sur les registres, si elle l'avoit eu. Aligre apparemment n'osa tenter une extension si nouvelle. Il songeoit fort à être chancelier. Il avoit le pied à l'étrier[6] pour l'être. Il aima mieux apparemment attendre qu'il le fût que de s'exposer à un refus de

suite qu'il n'y en a point eu », et le 3 avril (p. 282) : « Il n'y aura plus de conseil de régence les samedis pour les affaires de finances » ; celui du samedi 2 avait concerné les affaires des protestants. En effet, si l'on se reporte au registre des procès-verbaux (ms. Franç. 23673), on constate que toutes les séances qui se tinrent pour finances jusqu'au 3 septembre 1719, date de la dernière, eurent lieu le lundi, quelquefois le dimanche, extraordinairement un autre jour. La plupart de ces séances furent d'ailleurs insignifiantes; le procès-verbal n'en occupe souvent qu'une demi-page du registre.

1. Marguerite Lefèvre de Caumartin (tome VI, p. 321), sœur du conseiller d'État Louis-Urbain et de l'abbé Jean-François-Paul.

2. Saint-Simon avait d'abord écrit *On a veu coment p. 193*, il a biffé *coment* et ajouté *p. 12* en interligne, qu'il a ensuite effacé pour mettre *et 194* en interligne. A la ligne suivante, il avait mis d'abord *p. 194* ; puis il a ajouté en interligne *193 et*. Ces corrections successives expliquent cette répétition inutile ; on pourrait sans inconvénient supprimer la seconde mention. — Ces pages du manuscrit correspondent aux pages 315 et 321 de notre tome VI.

3. Madeleine Fabry : *ibidem*, p. 317.

4. Étienne III d'Aligre : tomes I, p. 106, et XXII, p. 257-263.

5. Élisabeth Chappellier : tome XXII, p. 257.

6. Locution déjà rencontrée dans le tome XXI, p. 93.

prétention nouvelle, ou même de mettre un nuage[1] à ses vues si apparentes et si prochaines par un empressement mal à propos pour ce que l'office de chancelier feroit de soi-même. Argenson, qui se voyoit sur la tête un chancelier, bien qu'exilé, plus jeune que lui de beaucoup, n'avoit pas la même espérance et n'eut pas aussi le ménagement d'Aligre. Il voulut profiter de la facilité du Régent et de son agréable et importante situation auprès de lui, dans une primeur encore toute radieuse. Il lui représenta l'entière similitude extérieure du chancelier et du garde des sceaux, qu'il suivoit de là qu'elle devoit être pareille entre leurs femmes, et obtint ainsi le tabouret pour sa femme, qui en prit deux jours après possession aux mêmes conditions que la chancelière[2]. C'est le premier exemple de cette nouveauté, qui a servi de règle pour donner de même le tabouret longtemps depuis à la femme du garde des sceaux Chauvelin[3], qui en a joui, même en présence de la Chancelière, depuis que Daguesseau fut rappelé la seconde fois de Fresnes, et qu'il fit les fonctions de chancelier en même temps que Chauvelin faisoit celles de garde des sceaux. Armenonville, qui les eut après Argenson[4] et avant Chauvelin, étoit déjà veuf, et ils furent rendus au chancelier Daguesseau à la chute de Chauvelin.

Mort de Menars, président

Maupeou, je le remarque parce qu'il est longtemps depuis devenu premier président[5], fut président à mor-

1. Au sens d'obstacle léger, et non plus de doute ou de soupçon comme dans notre tome I, p. 37.

2. C'est le dimanche 27 avril que Mme d'Argenson eut le tabouret comme les duchesses chez la duchesse de Berry et chez Madame. Il en était question depuis le milieu de février, et il y eut quelques difficultés : *Les Correspondants de Balleroy*, p. 257-258, 277, 281-282, 284 et 292 ; *Dangeau*, p. 275.

3. Déjà dit dans le tome VI, p. 321.

4. En 1722, lors du second exil de Daguesseau : suite des *Mémoires*, tome XVIII de 1873, p. 443.

5. René-Charles de Maupeou; on a vu dans le tome XXXI, p. 175-

à mortier. Maupeou, aujourd'hui premier président, a sa charge.

tier à la place de Menars, frère de Mme Colbert, qui avoit fait sa fortune, mort en ce temps-ci[1] en ce beau lieu de Menars-sur-Loire, près de Blois[2]. C'étoit une très belle figure d'homme, et un fort bon homme aussi, peu capable, mais plein d'honneur, de probité, d'équité, et modeste, prodige dans un président à mortier. Le cardinal de Rohan acheta sa précieuse bibliothèque, qui étoit celle du célèbre M. de Thou, qui fut pour tous les deux un meuble de fort grande montre, mais de très peu d'usage[3].

Querelles domestiques du Parlement suspendues

Les enregistrements faits par la grand chambre seule du rétablissement des quatre sous pour livre et du traité de Lorraine, causèrent une grande rumeur dans les En-

176, le singulier marché qu'il avait fait avec M. de Menars pour cette charge.

1. Jean-Jacques Charron, marquis de Menars, frère de Marie Charron, femme du grand ministre (tomes IV, p. 40, et VI, p. 363), mourut le 16 mars (*Gazette*, p. 144; *Dangeau*, p. 270).

2. Tome VI, p. 364.

3. Cette bibliothèque avait pour origine les collections formées par les frères Dupuy. Jacques Dupuy, en mourant en 1656, les légua à l'historien Jacques-Auguste de Thou (notre tome II, p. 53), qui les accrut un peu, et céda la bibliothèque entière en 1680 pour trente mille livres à M. Charron de Menars, alors intendant de Paris. Celui-ci l'augmenta de quelques beaux manuscrits et livres rares, dont il fit relier plusieurs à ses armes, et en 1706 en vendit une partie pour trente-six mille trois cents livres à l'abbé de Soubise, futur cardinal de Rohan. Mais le plus gros morceau resta entre ses mains jusqu'à sa mort, après laquelle ses deux filles vendirent tous les manuscrits au procureur général Joly de Fleury, qui s'en défit en 1754 au profit de la Bibliothèque du Roi (L. Delisle, *Le Cabinet des manuscrits*, tome I, p. 422-424; *Mercure* de juin 1703, p. 178-179, et de mai 1705, p. 70; A. Baschet, *Le Dépôt des affaires étrangères*, p. 123; ms. Franç. 22592, fol. 9-11, papiers du P. Léonard : poème de Santeul en latin intitulé *Bibliotheca Thuana nunc Menarsiana*, qui fut imprimé). Outre les collections venant de Dupuy et les manuscrits qui furent cédés à M. Joly de Fleury, cette bibliothèque comprenait beaucoup de volumes imprimés, dont quelques-uns très rares, qui semblent avoir été vendus aux enchères en Hollande; il en parut du moins en 1720 à la Haye un *Catalogue* in-8°.

quêtes et Requêtes, qui prétendent être appelées aux enregistrements et qui s'en prirent avec chaleur au premier président. Ces chambres arrêtèrent entre elles que tous les conseillers des Enquêtes et Requêtes s'abstiendroient d'aller chez lui sans des cas indispensables qui n'arrivent presque jamais. Elles s'assemblèrent plusieurs fois entre elles, et elles entrèrent en la grand chambre, où le président Lamoignon se trouva présider, firent leurs protestations, et les laissèrent par écrit sur le bureau du greffier, à qui il fut défendu après de les mettre dans les registres, tant il est commode d'être juge et partie. Après bien du vacarme domestique, des souplesses du premier président et divers manéges, de plus vastes vues imposèrent à la fin la suspension ordinaire de cette querelle, qui se renouvelle assez souvent[1]. La grand chambre les laisse crier à moins que quelque intérêt plus grand, comme il arriva alors, ne l'oblige à les ménager. La grand chambre a des prétentions; les autres chambres s'en offensent et ne prétendent pas être, moins que la grand chambre, parties intégrantes du Parlement, sans l'avis desquelles rien ne doit être censé enregistré par leur commune Compagnie à toutes, qui est le Parlement. La grand chambre répond que c'est à elle qu'il appartient de les faire, puisque c'est chez elle qu'ils se font. Celles-ci répliquent que le local ne donne à la grand chambre aucun droit privatif aux autres chambres, puisque l'adresse de tout ce [qui] s'envoie pour être enregistré

par des considérations plus vastes. [*Add. St-S. 1501*]

1. Dangeau parle fréquemment de ces querelles intestines pendant les mois de mars et d'avril 1718 (p. 273-276, 278, 284, 285, 287, 298, 299), et on trouve de curieux renseignements dans *Les Correspondants de la marquise de Balleroy,* tome I, p. 290-291, 303-306 et 308-309. Buvat mentionne seulement la protestation des Enquêtes contre l'enregistrement du traité de Lorraine (*Journal,* tome I, p. 312-313). Il n'en est pas question dans les registres du Parlement, pas plus que dans la collection de documents du greffier Delisle; mais il y a quelques indications intéressantes dans les n°s 31, 32, 35 à 37 et 42 de la *Gazette de Leyde.*

est faite à tout le Parlement; qu'elles sont du corps du Parlement tout comme en est la grand chambre, laquelle n'a sur les autres chambres que la primauté de rang; enfin que, lorsque le Roi y va seoir, elles y sont toujours mandées. Le point est que la cour, qui est plus aisément maîtresse d'un petit nombre que d'un grand, et des têtes mûres et expérimentées de la grand chambre que de la jeunesse et de la foule des autres sept chambres, favorise toujours à cet égard la prétention de la grand chambre, et que le premier président, qui connoît mieux la grand chambre, où il préside, que les autres sept chambres, où il ne va jamais et où il ne peut rien, tandis que c'est à lui à distribuer les procès aux conseillers de la grand chambre, dont quantité sont avides du sac, il[1] les manie plus aisément que tout le Parlement assemblé, et par cette raison favorise pour soi-même cette même prétention de la grand chambre contre les sept autres chambres. C'est ce qui a toujours fini cette dispute à l'avantage de la grand chambre toutes les fois qu'elle s'est élevée, ce qui prouve continuement[2] que ce n'est pas le tout d'avoir raison pour gagner son procès. Une autre querelle domestique leur fait encore bien du mal, sans que l'orgueil d'aucun des prétendants en ait rien voulu rabattre, quoique chacun en sente l'extrême inconvénient, et que tous de bonne foi en gémissent. Lorsque la ruse ou le hasard fait que tous les présidents à mortier sont absents ou se retirent, c'est sans difficulté au doyen du Parlement, ou, s'il n'y est pas, au plus ancien conseiller de la grand

1. Pronom inutile; le sujet est « le premier président », quatre lignes plus haut.

2. Le *Dictionnaire de l'Académie* de 1718 définissait cet adverbe : « Sans interruption », et ajoutait cette remarque, qui a été conservée dans les éditions postérieures : « *Continu* et *continuement* diffèrent de *continuel* et *continuellement,* en ce qu'ils se disent des choses qui ne sont pas divisées ni interrompues depuis leur commencement jusqu'à leur fin, et que *continuel* et *continuellement* se disent aussi de celles qui sont interrompues, mais qui recommencent souvent. »

chambre à présider, mais de sa place, sans en changer. Mais, lorsque ce cas arrive lorsque toutes les chambres se trouvent assemblées, triple prétention, triple querelle : le plus ancien des présidents des Enquêtes veut présider ; le premier des présidents de la première chambre des Enquêtes le lui dispute comme droit de charge et non d'âge ni d'ancienneté, et le doyen du Parlement, ou, s'il n'y est pas, le plus ancien des conseillers de la grand chambre présents, prétend les exclure l'un et l'autre, fondé sur ce que les présidents des chambres des Enquêtes et Requêtes ne sont que conseillers comme eux, quoiqu'ils aient, mais en cette qualité de conseillers, une commission pour présider en telle ou telle chambre des Enquêtes ou des Requêtes, ce qui ne change pas même à leur propre égard leur état inhérent, réel, fondamental et personnel de conseillers, beaucoup moins à l'égard des conseillers de la grand chambre, où lorsque les chambres sont assemblées, ces présidents des Enquêtes et Requêtes ne les précèdent pas, et ne sont admis avec leurs chambres qu'en qualité de conseillers, d'où il résulte qu'ils ne peuvent jamais présider au préjudice d'aucun des conseillers de la grand chambre. Ce sont ces querelles domestiques qui ont toujours affoibli le Parlement contre la cour ; par exemples fréquents, cette dernière[1]. Toutes les fois qu'on n'a pu empêcher le Parlement de s'assembler sur des affaires où la cour vouloit s'intéresser en faveur de matières de Rome, de jésuites, de choses ayant trait à la Constitution et que les présidents à mortier voyoient qu'ils n'en seroient pas les maîtres, ils sortoient tous en même temps, ou pas un ne venoit à l'assemblée des chambres. Ils livroient ainsi la séance à la division et à la querelle pour la présidence, et la forçoient à se[2] lever et s'en aller sans rien faire, faute de présidence, que pas un des prétendants n'a jamais voulu céder.

1. Cette dernière querelle.
2. Saint-Simon avait d'abord écrit *à la lever*.

Bauffremont, de concert avec ceux qui usurpoient le nom collectif de noblesse, insulte impunément les maréchaux de France, qui en essuient l'entière et publique mortification. Caractère de Bauffremont, qui se moque après, et aussi publiquement, de Monsieur le Duc, et aussi impunément. [Add. St-S. 1502]

Les maréchaux de France, qui, par leur âge et leur union, s'étoient jusqu'à ce temps-ci assez bien soutenus, sentirent à leur tour l'humiliation du désordre dans lequel le Régent se persuadoit trouver sa sûreté et sa grandeur. Les maréchaux de France qui n'étoient pas ducs s'étoient doucement unis avec ce qui avoit usurpé le nom collectif de la noblesse, celle-ci pour protection et pour se parer du contraste, ceux-là pour tâcher d'en profiter. Mais cette noblesse, devenue fière de son ralliement et de la foiblesse que le Régent lui avoit montrée, ne tarda pas à faire sentir aux maréchaux ses amis qu'elle ne vouloit rien au-dessus d'elle, tant qu'elle pourroit rapprocher le niveau. Le marquis de Bauffremont[1] se chargea de le leur apprendre. Avec de l'esprit et de la valeur, et un des premiers noms de Bourgogne[2], il seroit difficile d'être plus hardi, plus entreprenant, plus hasardeux, plus audacieux, plus fou qu'il l'a été toute sa vie[3]. Le maréchal de Villars, comme chef du conseil de guerre, écrivoit aux colonels la plupart des lettres que sous le feu Roi le secrétaire d'État de la guerre avoit accoutumé de leur écrire, et on a vu p. 581[4] sur quel énorme pied Louvois avoit su mettre à son avantage l'inégalité extrême du style qui a duré sans exception autant que la vie du feu Roi. Personne jusqu'à ce temps-ci ne s'étoit avisé de se plaindre des lettres du maréchal de Villars. Cette noblesse se mit tout à coup à s'en offenser, et Bauffremont, qui se trouva en avoir reçu une, lui fit une réponse si étrange qu'il en fut mis à la Bastille[5]. Il y

1. Louis-Bénigne, marquis de Bauffremont, que nous avons vu en 1717 présenter au Régent la requête de la noblesse contre les ducs : tome XXXI, p. 199.

2. Voyez dans le tome XVIII, p. 110, ce qui a été dit de la maison de Bauffremont.

3. Comparez le portrait déjà fait, dans le tome XXXI, p. 204.

4. Cette page du manuscrit correspond aux pages 226 à 229 de notre tome XIV.

5. *Dangeau*, p. 281. Le sujet du conflit est exposé en détail dans

coucha à peine deux ou trois nuits[1], et en sortit se moquant de plus belle des maréchaux de France qui étoient assemblés en ce moment sur cette affaire et ne savoient pas un mot de sa sortie. Ils demandèrent au moins que Bauffremont fît des excuses au maréchal de Villars de la réponse qu'il lui avoit faite, sans rien pouvoir tirer du Régent; cette poursuite dura huit jours[2]. Je ne sais sur quelque demi-mot, qu'il articula mal, je crois, pour se moquer d'eux, ils se persuadèrent que Bauffremont recevroit l'ordre qu'ils demandoient, tellement que le maréchal de Villars prêt à partir pour Villars[3], l'attendit chez lui, à Paris, toute la journée, et y coucha, ayant dû s'en aller dès le matin, sans qu'il entendît parler de Bauffremont[4], qui couroit les lieux publics, disant qu'il n'avoit nul ordre, et se répandant sans mesure en dérisions. Les maréchaux de France demeurèrent étrangement déconcertés, au point qu'ils n'osèrent plus se plaindre ni rien dire, tandis que Bauffremont les accabloit de brocards. Outre la maxime favorite du Régent,

Les Correspondants de Balleroy, tome I, p. 296-297, où l'on trouve le texte de la réponse impertinente de M. de Bauffremont. Le maréchal avait pris l'habitude de terminer ses lettres par « parfaitement à vous » ou « tout à vous », et plusieurs colonels s'en plaignirent au Régent (*ibidem*, p. 298-299). Le prince de Conti lui-même désapprouvait cette formule cavalière (A. de Bonneval, *Lettres de la duchesse de Lorraine*, p. 91).

1. L'ordre d'entrée, du 2 avril, et celui de sortie, du 4, sont dans le registre O^1 62, fol. 61.

2. *Dangeau*, p. 284-287; *Les Correspondants de Balleroy*, p. 300 et 301.

3. Saint-Simon prend ce nom à Dangeau. Il ne peut pas s'agir du bourg de Villars en Dombes, ni de celui de Provence, qui n'appartenaient pas au maréchal, mais certainement de la terre de Vaux, l'ancien domaine de Foucquet, achetée par lui en août 1705 et sur laquelle avait été érigé son duché-pairie. Les lettres d'érection disent eu effet: « Changeons et commuons par ces présentes le nom de ladite terre de Vaux en celui de Villars ». Dans l'usage courant on disait plutôt Vaux-Villars.

4. C'est Dangeau qui raconte cela, p. 286.

Divide et regna, et de tout révolter les uns contre les autres, je crus toujours qu'il y avoit du personnel de Villars, et du peu de mesure de ses propos sur les casernes et l'augmentation de la paye[1]. Quand le Régent se fut bien diverti six bonnes semaines de ce scandale public[2], il fit trouver Bauffremont au Palais-Royal un matin que le maréchal de Villars y travailloit avec lui, le fit entrer, et sans autre façon dit au maréchal que M. de Bauffremont n'avoit jamais prétendu lui manquer, qu'il en étoit caution pour lui, et qu'il falloit oublier de part et d'autre toutes ces petites tracasseries, et tout de suite renvoya Bauffremont, qui sortit riant comme un fou, sans que le maréchal ni lui eussent proféré une seule parole[3]. On peut juger du dépit du maréchal et de Messieurs ses confrères. Je crois pourtant que Bauffremont eut ordre de se taire et de ne pas pousser les choses plus loin, car il ne parla plus. Il pouvoit être content de tout ce qu'il avoit débité, et d'en sortir de cette étrange façon. Les ducs ne prirent aucune part en cette querelle. Quelques-uns en rirent. Il étoit raisonnable aussi que les maréchaux de France eussent aussi leur tour. Ce n'est pas à moi à paraphraser cette conduite de M. le duc d'Orléans à l'égard d'un office de la couronne, dont le caractère distinctif est de juger l'honneur de la noblesse, et d'officiers qui ne le peuvent devenir que par leur sang, leurs services et leur mérite, et qui ne peuvent être que des

1. Ci-dessus, p. 103-108.

2. La scène qui va être racontée se passa le 26 avril; Saint-Simon exagère le délai.

3. *Dangeau*, p. 298; *Gazette de la Régence*, par Édouard de Barthélemy, p. 249-250; *Lettres de Mme de Maintenon*, par La Beaumelle, édition 1758, tome VII, p. 121. M. de Rions ayant reçu du maréchal de Villars une lettre du même style que M. de Bauffremont, la duchesse de Berry prit fait et cause pour son amant et fit une scène sanglante au maréchal, un jour qu'il vint à sa toilette (*Les Correspondants de Balleroy*, p. 307-308 et 311); Saint-Simon va en faire le récit un peu plus loin, p. 139.

personnages dans l'État. Comme il étoit grand maître en *mezzo-termine*, et qu'il voulut toujours favoriser des gens sans mesure, dont le rameutement[1] ne tendoit qu'à le culbuter, comme il y parut bientôt, il régla que toutes les lettres désormais seroient en style de mémoire, contenant les ordres à donner, les réponses et les choses à faire, qui seroient signées Villars, et avec lui Biron pour l'infanterie. Lévis pour la cavalerie, et Coigny pour les dragons[2]. Bauffremont, victorieux des maréchaux de France, le voulut être bientôt après des princes du sang. On vit, moins de deux mois après, les preuves de ses menées en Bourgogne contre le service du Roi, et le rang, le crédit et l'autorité de Monsieur le Duc, gouverneur de cette province, qui en étoit allé tenir les États. Il en rapporta quantité de lettres que Bauffremont y avoit écrites dans cet esprit, sans aucun détour, partie surprises, partie livrées par ceux qui les avoient reçues. Monsieur le Duc ne les cacha pas à son retour, ni les plaintes qu'il en porta à M. le duc d'Orléans, mais dont il ne fut autre chose[3]. Les maréchaux de France rirent tout bas à leur tour de se trouver en si bonne compagnie.

Catastrophe de Monasterol. [*Add. S^tS. 1503*]

Il a été parlé ici plus d'une fois de Monasterol, envoyé de l'électeur de Bavière, qui a été bien des années avec toute sa confiance à Paris, qu'il quittoit fort rarement pour faire quelques courts voyages vers son maître[4]. On a

1. Nous avons déjà rencontré le verbe *rameuter* dans le tome XVIII, p. 7-8, au sens de ramener à la meute les chiens qui s'en écartent. Le substantif *rameutement*, au sens de rassemblement tumultueux, emprunté comme le verbe au vocabulaire de la vénerie, n'est pas plus que lui dans les dictionnaires.

2. *Dangeau*, p. 291-292.

3. « Monsieur le Duc a rapporté de Bourgogne plusieurs lettres que M. de Bauffremont avoit écrites à des gentilshommes de ce pays-là, et se plaint fort de lui » (*Dangeau*, p. 316, 29 mai; voyez aussi la *Gazette de Leyde*, n° 40).

4. Ferdinand-Auguste Solaro, comte de Monasterol : tomes XI, p. 88, XII, p. 159, XVIII, p. 222, 227, etc.

parlé aussi de la belle femme qu'il avoit épousée, veuve de la Chétardye, frère du curé de Saint-Sulpice si bien avec Mme de Maintenon[1], qui n'influoit pas sur la conduite de cette belle-sœur, dont le fils a longtemps fait tant de bruit en Russie, où il fut de la part du Roi par deux fois[2]. Monasterol étois un Piémontois dont la famille, assez médiocre, s'étoit transplantée en Bavière comme quelques autres italiennes[3]. C'étoit un homme fort agréable, toujours bien mis, souvent paré, d'un esprit très médiocre, mais doux, liant, poli, cherchant à plaire, fort galant, qui, en fêtes, en chère, en meubles, en équipages et en bijoux, vivoit dans le plus surprenant luxe, et jouoit le plus gros jeu du monde. Sa femme, encore plus splendide[4], augmenta encore sa dépense, et mêla un peu sa compagnie, qui auparavant n'étoit que du meilleur de la cour et de la ville. On ne pouvoit comprendre comment un homme de soi si peu avantagé de biens, et ministre d'un prince si longtemps[5] sans États, pouvoit soutenir, et tant d'années, un état si généralement magnifique. Il payoit tout avec exactitude, et passoit pour un fort honnête homme. Outre les affaires dont il étoit chargé, il l'étoit encore des pécuniaires de l'Électeur, en subsides, pensions, etc., qui alloient tous les ans à de grandes sommes, que son prince tiroit de la France. Peu à peu ses comptes languirent. Ceux que l'Électeur employa dans ses finances, depuis qu'il fut rétabli, songèrent sérieusement à en réparer les

1. Marie-Claire-Colette de Bérard de Villebreuil, veuve de Joachim Trotti de la Chétardye et belle-sœur du curé : tome XV, p. 439 et 440.

2. Joachim-Jacques Trotti, titré marquis de la Chétardye : *ibidem*, p. 440.

3. M. de Monasterol appartenait à la bonne famille piémontaise des Solaro ou Solari, dont une des nombreuses branches passa en effet en Bavière au début du XVIIe siècle.

4. En 1716, elle se promenait dans Paris dans une « chaise ou phaéton » magnifique, qui avait coûté quarante mille livres (*Journal de Buvat*, tome I, p. 160-161).

5. Ces deux mots ont été ajoutés en interligne.

ruines, et voulurent voir clair à la longue administration de celles qui avoient passé et qui continuoient à passer par Monasterol. Il tira de longue[1] tant qu'il put, aidé même de la protection et de la pleine confiance de son maître ; mais à la fin, ce prince fut si pressé par ses ministres, qu'il envoya des ordres positifs à Monasterol de venir rendre compte à Munich de toute sa gestion. Alors il n'y eut plus moyen de reculer davantage. Monasterol, d'un air serein, publia que son voyage seroit court, laissa sa femme et presque toute sa maison à Paris, et partit. Arrivé à Munich, il fallut compter : autres délais. Le soupçon qu'ils donnèrent fit[2] presser davantage. A bout et acculé[3], il se tira d'affaires un matin par un coup de pistolet qu'il se donna dans la tête dans sa chambre[4]. Il laissa des dettes sans nombre[5], rien pour les payer et des comptes en désordres, qui firent voir à quel excès il avoit abusé et trompé la confiance et la facilité de l'Électeur[6]. Ce prince, qui l'avoit toujours aimé, voulut encore étouffer la catastrophe, et fit courir le bruit que Monasterol étoit mort subitement. Sa veuve se trouva bien étonnée, prompte-

1. Tome VIII, p. 222.

2. Il y a *firent,* par mégarde, dans le manuscrit.

3. Le *Dictionnaire de l'Académie* ne donne pas d'emploi de ce mot au figuré.

4. Dangeau annonce sa mort le 28 mars; nous n'en avons pas trouvé la mention dans les gazettes de l'époque. Selon les *Mémoires de Villars,* tome II, p. 136, il se serait empoisonné; voyez aussi *Les Correspondants de Balleroy,* p. 295-296. On trouvera ci-après, aux Additions et Corrections, quelques lettres de l'envoyé de France à Munich, dans lesquelles il annonce le retour de Monasterol et sa mort, mais sans parler de suicide.

5. On disait près de deux millions.

6. Il n'y a aucun renseignement à ce sujet dans les volumes de la Correspondance politique au Dépôt des affaires étrangères. Le volume *Bavière* 67 contient seulement (fol. 157 à 163) un mémoire du comte d'Albert, qui avait été chargé par l'Électeur de retirer les papiers diplomatiques de M. de Monasterol. La veuve s'opposait à cet enlèvement, et le comte demandait l'appui du gouvernement français, en faisant ressortir la légitimité des droits de l'Électeur.

ment abandonnée, réduite au plus petit pied[1] d'une vie qu'elle a depuis menée fort obscure[2].

Mort de la Hire et de l'abbé Abeille. [*Add. StS. 1504*]

La Hire, connu par toute l'Europe pour un des plus grands astronomes qu'il y ait eu depuis longtemps, mourut à l'Observatoire à près de quatre-vingts ans, jusqu'alors dans une continuelle et parfaite santé de corps et d'esprit[3]; l'abbé Abeille[4], presque en même temps, assez âgé[5]. C'étoit un homme d'esprit et de beaucoup [de] lettres, qui l'avoient mis dans l'Académie françoise, qui avoit des mœurs, de la religion, de la probité, de la franchise, beaucoup de douceur, de liant, de modestie, et un grand désintéressement, avec une naïveté et une liberté charmante[6]. Il s'étoit attaché de bonne heure au maréchal de

1. Locution déjà rencontrée dans le tome XXII, p. 226.

2. On ignore la date de sa mort. L'Addition indiquée ci-dessus donne un peu plus de détails. Il y a un couplet sanglant sur elle dans le *Chansonnier historique du dix-huitième siècle* par É. Raunié, tome I, p. 138.

3. Philippe de la Hire, fils du peintre Laurent de la Hire, naquit à Paris le 18 mars 1640. Dès son jeune âge, il montra des dispositions étonnantes pour la géométrie et les mathématiques et fut admis à l'Académie des Sciences en 1678. En 1680, il fut chargé avec Picard de dresser une nouvelle carte de France et en 1683 il travailla avec Cassini à la détermination de la méridienne. Lorsque Louis XIV voulut amener à Versailles les eaux de l'Eure, ce fut La Hire que Louvois chargea du nivellement de la rivière. Nommé professeur de mathématiques au Collège royal le 14 décembre 1682, il était aussi attaché à l'Observatoire, et ses ouvrages sur l'astronomie et la géométrie sont très nombreux. Il mourut le 21 avril 1718 (*Gazette*, p. 204; Dangeau, p. 292-293, annonce sa mort dès le 20), et fut enterré dans l'église Saint-Jacques du Haut-Pas (Germain Brice, *Description de Paris*, édition 1752, tome III, p. 96-97).

4. Gaspard Abeille: tome XVIII, p. 250.

5. Il avait soixante-dix ans, étant né en 1648. Il mourut le 22 avril (*Gazette*, p. 204; *Dangeau*, p. 294).

6. D'Alembert a fait son éloge dans son *Histoire des membres de l'Académie française*, tome III, p. 399-414; voyez aussi Nicéron, *Mémoires pour servir à l'histoire des hommes illustres dans la république des lettres*, tome XLII, p. 348-352. L'abbé Abeille était surtout un poète; il écrivit des odes, des épîtres, une comédie *Crispin*

Luxembourg, qu'il suivit en toutes ses campagnes, qui l'avoit mis dans le grand monde et dans les meilleures compagnies, où il se fit toujours desirer, et dont il ne se laissa point gâter[1]. M. le prince de Conti l'aimoit fort; M. de Luxembourg lui avoit fait donner des bénéfices[2]. Après sa mort, il demeura avec la même confiance chez M. de Luxembourg, son fils, où il est mort regretté de beaucoup de gens considérables et de tout ce qui le connoissoit. C'étoit en effet un des meilleurs hommes du monde, pour qui j'avois pris de l'amitié, et lui pour moi, pendant la campagne de 1694, que ma séparation éclatante d'avec M. de Luxembourg, sur notre procès de préséance, n'avoit pu interrompre.

Mort de Poirier, premier médecin du

Poirier, premier médecin du Roi[3], mourut presque subitement[4]. M. le duc d'Orléans déclara aussitôt au duc du Maine et au maréchal de Villeroy qu'ils pouvoient lui

bel-esprit, et plusieurs tragédies, *Argélie, Coriolan, Soliman, la Mort de Caton,* etc., toutes sans valeur. On composa sur lui peu après sa mort cette épitaphe :

Ci-gît un auteur peu fêté
Qui crut aller tout droit à l'immortalité.
Mais sa gloire et son corps n'ont qu'une même bière,
Et, quand Abeille on nommera,
Dame Postérité dira :
Ma foi, s'il m'en souvient, il ne m'en souvient guère.

Ce dernier vers était une allusion à une anecdote que rapporte le P. Nicéron : lors de la représentation de la tragédie d'*Argélie,* par l'abbé Abeille, une actrice étant restée court à cette question :

Ma sœur, vous souvient-il du feu roi notre père ?

un plaisant du parterre répondit par ce vers de *Jodelet prince* :

Ma foi, s'il m'en souvient, il ne m'en souvient guère.

1. D'après un interrogatoire de la Rosemain en 1701 (Ravaisson, *Archives de la Bastille,* tome XI, p. 42), il se serait occupé parfois d'affaires de finances.

2. Il ne possédait qu'un certain prieuré de Notre-Dame-de-la-Merci, dont le diocèse n'est indiqué nulle part.

3. Louis Poirier; on a vu sa nomination en septembre 1715 : tome XXIX, p. 116-117.

4. Le 30 mars : *Gazette,* p. 156 ; *Dangeau,* p. 278.

Roi. Dodart mis en sa place. Prudente conduite du Régent en cette occasion. [Add. StS. 1505]

choisir un successeur, qu'il ne vouloit s'en mêler en aucune façon ; qu'il approuveroit leur choix quel qu'il fût[1] ; qu'il donnoit seulement l'exclusion à deux hommes, à Chirac pour l'un, à Boudin pour l'autre, qui avoit été premier médecin de Monseigneur, puis de Madame la Dauphine, et duquel j'ai parlé ici quelquefois[2]. J'avois fort exhorté M. le duc d'Orléans à toute cette conduite[3]. Il étoit d'une part trop inutile à ses intérêts, de l'autre trop délicat pour lui, de se mêler du choix d'un premier médecin dans la position où il étoit et à toutes les infamies qu'on avoit répandues contre lui à la mort de nos princes, et qu'on ne cessoit de renouveler de temps en temps. Cette même raison fut la cause des deux exclusions qu'il donna : à Chirac, son médecin de confiance, qu'il avoit toujours gardé auprès de lui depuis qu'il l'avoit pris en Languedoc, allant commander l'armée d'Italie ; à l'égard de Boudin, je fis souvenir M. le duc d'Orléans des propos énormes et sans mesure qu'il avoit eu l'audace de répandre partout, tête levée, lors des pertes dont la France ne se relèvera jamais, et qui lui tournèrent la tête pour son intérêt particulier, auquel il étoit sordidement attaché[4] ; et qu'il étoit de tout temps, comme il l'étoit encore, vendu à tous ceux qui lui étoient les plus opposés, et en faisoit gloire, outre que c'étoit un grand intrigant, de beaucoup d'esprit, fort gâté et très audacieux.

Caractère de Dodart et de son père. [Add. StS. 1506]

Ces exclusions firent tomber le choix sur Dodart, qui avoit été médecin des enfants de France, et qui avoit eu auparavant d'autres emplois de médecin à la cour[5]. C'étoit un fort honnête homme, de mœurs bonnes et douces, éloi-

1. Saint-Simon trouve cela dans le *Journal de Dangeau*, p. 278 et 279.

2. Tomes X, p. 291-292 ; XX, p. 228-234 ; XXII, p. 300-301, 362-363 et 368.

3. Dans l'Addition indiquée ci-contre il ne s'était pas donné ce rôle.

4. Tome XXII, p. 362-363, 368 et 376.

5. Claude-Jean-Baptiste Dodart : tome XXII, p. 402.

gné de manéges et d'intrigues, d'esprit et de capacité fort médiocre, et modeste. Il étoit fils d'un très savant et fort saint homme[1], qui avoit été médecin du prince et de la princesse de Conti Martinozzi, et qui l'étoit demeuré jusqu'à sa mort de la princesse de Conti fille du Roi[2], qui avoit toujours grande envie de le chasser de la cour pour son grand attachement à Port-Royal[3], sans avoir jamais pu trouver prise sur la sagesse de sa conduite. Mme la princesse de Conti, qui avoit en lui toute confiance indépendamment de celle de sa santé et qui ne faisoit presque que de le perdre, porta fort son fils à la place de premier médecin[4].

Caractère et infamie de Chirac. [*Add. St-S. 1507*]

Poirier n'avoit pas eu le temps, depuis la mort de Fagon, de prendre la direction du Jardin des simples[5]. Je fus surpris que Chirac vint un matin chez moi, car je ne crois pas qu'alors je lui eusse jamais parlé ni presque rencontré. Ce fut pour me prier de lui faire donner cette

1. Denis Dodart, fils d'un avocat au Parlement, naquit à Paris en 1634, et s'appliqua surtout à l'étude des plantes; il professa la pharmacie et fut d'abord médecin de la duchesse de Longueville, puis de la maison de Conti; il entra à l'Académie des sciences comme botaniste en 1673. En 1698, il était médecin à la suite de la cour, avec mille écus de pension, et Mme de Maintenon le choisit aussi pour donner ses soins à Saint-Cyr. Il mourut le 5 novembre 1707, et fut enterré à Saint-Germain l'Auxerrois. Il est parlé de lui dans l'ouvrage de J.-A. Hazon, *Notice des hommes les plus célèbres de la Faculté de médecine*, p. 135, et il y a son éloge dans le *Mercure* de février 1708, p. 50-55.

2. En décembre 1712, Mme de Maintenon, écrivant à la princesse des Ursins, parlait de M. Dodart, « plus ami que médecin de notre grande princesse de Conti » (recueil Bossange, tome II, p. 345). Saint-Simon n'a pas reproduit dans les *Mémoires* l'amusante anecdote qu'il avait racontée dans l'Addition indiquée ci-contre.

3. Il a une notice dans le *Nécrologe de Port-Royal*, tome I, p. 421-425.

4. La nomination de Dodart est du 6 avril (reg. O¹ 62, fol. 67 v°, et O¹ 275, fol. 62; *Dangeau*, p. 280); il eut en même temps la surintendance des eaux minérales du royaume, comme l'avait Poirier.

5. Ci-dessus, p. 97.

direction. Il me dit qu'avec le bien qu'il avoit, et en effet il étoit extrêmement riche, ce n'étoit pas pour augmenter son revenu, mais au contraire pour y mettre du sien. Il me peignit si bien l'extrême abandon de l'entretien de tant de plantes curieuses et rares et de tant de choses utiles à la médecine, qu'on devoit avoir soin d'y démontrer et d'y composer, qu'un premier médecin, tout occupé de la cour, ne pouvoit maintenir dans la règle, encore moins les réparer au point où tout y étoit tombé, qu'il me persuada que l'utilité publique demandoit qu'un autre en fut chargé. Il ajouta que, par devoir et par goût, il prendroit tout le soin nécessaire au rétablissement et à l'entretien et au bon ordre d'un lieu qui, tenu comme il le devoit être, honoroit la capitale, et instruisoit médecins, savants et curieux; qu'il seroit plus à portée que nul autre d'y faire venir de toutes parts et élever les plantes les plus intéressantes et les plus rares, par les ordres de M. le duc d'Orléans, tant de choses enfin, que je lui demandai seulement pourquoi, ayant la confiance de son maître, il ne s'adressoit pas directement à lui. Il me satisfit là-dessus, car il avoit beaucoup de langage, d'éloquence, de tour, d'art et de finesse. C'étoit le plus savant médecin de son temps, en théorie et en pratique, et, de l'aveu de tous ses confrères et de ceux de la première réputation, leur maître à tous, devant qui ils étoient tous en respect comme des écoliers, et lui avec eux en pleine autorité, comme un autre Esculape[1]. C'est ce que personne n'ignoroit; mais ce que je ne sus que depuis et ce que l'expérience m'apprit aussi dans la suite, c'est que l'avarice le rongeoit en nageant dans les biens; que l'honneur, la probité, peut-être la religion lui étoient inconnus[2] et que son audace étoit à l'épreuve de tout. Il

1. « Nouvel Hippocrate, à qui tout doit céder », disait Mathieu Marais en 1730 (*Mémoires*, tome IV, p. 186).

2. Il y a *inconnues* au féminin, dans le manuscrit, par accord avec *probité* et *religion*.

sentoit que son maître le connoissoit, et il vouloit s'appuyer auprès de lui de qui ne le connoissoit pas pour emporter ce qu'il desiroit et ce qu'il n'osoit espérer de soi-même. J'en parlai deux jours après à M. le duc d'Orléans, qui me l'accorda après quelque résistance[1]. Oncques depuis n'ai-je ouï parler de Chirac; mais, ce qu'il fit de pis, c'est qu'il ne[2] mit rien au Jardin des simples, n'y entretint quoi que ce soit, en tira pour soi la quintessence, le dévasta, et en mourant le laissa en friche[3], en sorte qu'il fallut le refaire et le rétablir comme en entier. J'aurai lieu ailleurs de parler encore de lui[4].

Mort de la duchesse de Vendôme. Adresses et ruses pour l'obscure garde de son

Mme de Vendôme[5] mourut à Paris l'onze avril de cette année, sans testament ni sacrements[6], de s'être blasée, surtout de liqueurs fortes[7], dont elle avoit son cabinet rempli. Elle étoit dans sa quarante et unième année. Tout ce qu'on en peut dire, c'est que ce fut une princesse du

1. La nomination de Chirac comme intendant du Jardin royal des simples est du 8 avril (reg. O[1] 62, fol. 69 v°; *Dangeau*, p. 279).

2. Le mot *ne* corrige *n'y* par surcharge, et les mots *au jardin des simples* ont été ajoutés à la fin de la ligne sur la marge du manuscrit.

3. « *En friche*, adverbial, sans culture » (*Académie*, 1718).

4. On le verra dans la suite des *Mémoires* soigner la duchesse de Berry dans sa dernière maladie, donner une consultation à la princesse des Asturies, enfin opérer le cardinal Dubois (tomes XVI de 1873, p. 281 et 284, XVIII, p. 277, et XIX, p. 135).

5. Marie-Anne de Bourbon-Condé, titrée demoiselle d'Enghien (tome I, p. 101), dont on a vu le mariage en 1710 avec le duc de Vendôme : tome XIX, p. 110-114.

6. Dans la nuit du 11 au 12 avril : *Dangeau*, p. 286; *Gazette*, p. 180; *Gazette de Leyde*, n° 32; *Les Correspondants de Balleroy*, p. 301-302; *Journal de Buvat*, tome I, p. 311; *Gazette de Rotterdam*, n° 13.

7. Le verbe *se blaser* ou *être blasé* n'était pas donné dans le *Dictionnaire de l'Académie* de 1718; l'édition de 1778 le définit : « s'user à force de boire des liqueurs fortes ». Notre auteur, qui l'a déjà employé au participe dans une Addition à Dangeau (notre tome XII, p. 503, n° 592), lui donne certainement un sens plus général, et on trouvera dans la suite des *Mémoires* (tome XVI de 1873, p. 271) : « blasé de travail et d'eau-de-vie ». Voyez le *Littré*.

corps* sur même exemple de Mlle de Condé, ce qui n'a pas été tenté depuis. [Add. St-S. 1508]

sang de moins[1]. Elle étoit fort riche, parce que M. de Vendôme lui avoit donné tous ses biens par son contrat de mariage. On a vu ici, en son lieu[2], de quelle manière il se fit, lui par orgueil, elle pour s'affranchir, M. du Maine pour relever d'autant la bâtardise. En deux ans de mariage on peut compter au plus par jours ce qu'ils ont été ensemble ; et comme il n'y eut point d'enfants et que le Grand Prieur, son beau-frère, ne pouvoit hériter de rien, toute cette grande succession tomba à Madame la Princesse, dont elle étoit la dernière fille, et à ses autres enfants[3].

Cette mort donna lieu à une continuation adroite et hardie des princes du sang de faire garder son corps[4].

1. On prétendait qu'elle s'était remariée en secret à son écuyer espagnol, appelé Soldevilla (*Les Correspondants de Balleroy*, p. 306; *Gazette de la Régence*, p. 247; Desnoiresterres, *Les Cours galantes*, tome IV, p. 87). Madame écrivait le 5 mai 1718 (*Correspondance*, recueil Brunet, tome I, p. 399-400) : « J'avoue que je ne regrette pas plus Mme de Vendôme qu'elle ne m'eût regrettée, si c'était moi qui fusse morte. J'ai d'ailleurs deux raisons pour ne pas m'affliger de sa perte : la première, c'est qu'elle était l'ennemie de mon fils et qu'elle n'aimait pas sa mère Madame la Princesse, dont elle était cependant tendrement chérie; la seconde c'est qu'elle menoit une conduite qui ne faisoit certes pas honneur à sa famille, et, quoiqu'il ne faille damner personne, nous lisons dans la sainte Écriture que l'arbre tombe du côté où il se penche. Avoir mené une vie déréglée et mourir sans penser à Dieu et sans se repentir de ses péchés, ce n'est pas rassurant, et Madame la Princesse a certes bien raison de s'inquiéter du sort de sa fille et de s'en affliger. »

2. Tome XIX, p. 110-114.

3. Voyez les détails qui sont donnés sur cette succession dans *Les Correspondants de Balleroy*, p. 302-303. Elle occasionna certaines contestations : Bibliothèque nationale, collection des Factums, Fm in-folio, n°s 3946, 4019 et 4021, et Archives nationales, R^3 98-99. Un « Journal des affaires de la succession de la duchesse de Vendôme », 1718-1736, par l'avocat Brillon, est conservé dans les manuscrits de la Bibliothèque de l'Institut, in-folio, n° 348, quatre volumes.

4. « Les dames ont continué de garder le corps de Mme de Vendôme, et M. de Dreux, grand maître des cérémonies, a fait voir à

* Après *corps*, Saint-Simon avait écrit, puis a biffé, *qui n'ont pas esté depuis tentées*.

Jamais autres que reines, dauphines et filles de France n'avoient été gardées jusqu'à Mademoiselle, fille de Gaston, frère de Louis XIII, et de sa première femme, héritière de Montpensier, comme petite-fille de France, morte en 1693, et celle en faveur de qui ce nouveau rang de petits-fils de France fut formé, comme on l'a vu p. 12[1], lequel tient plus du fils de France que du prince du sang. Mlle de Condé étant morte le 23 octobre[2] 1700, Monsieur le Prince, bien plus attentif à usurper qu'aucun autre prince du sang, même que le grand prince de Condé, son père, fit doucement en sorte que quelques dames de médiocre étage gardassent le corps de Mademoiselle sa fille, et à leur exemple, quelque peu d'autres d'un peu de meilleur nom, mais hors de tout, et de savoir ce qu'on leur faisoit faire[3]. Cette nouveauté, bien que si délicatement conduite, ne laissa pas de faire du bruit, quoique Monsieur le Prince n'eût fait inviter les dames que de sa part, n'ayant osé l'hasarder de celle du Roi, et ce bruit, qui ouvrit les yeux, causa le refus des dernières invitées. Cela fit enrayer tout court. Monsieur le Prince se hâta de faire enterrer Mlle de Condé, pour couper court à l'occasion de la garder. Il profita de l'absence de Blainville, grand maître des cérémonies, qui étoit sur la frontière des Pays-Bas, où tout se regardoit déjà sur l'extrémité du roi d'Espagne, qui mourut le 1er novembre suivant[4]. Desgranges, un des

Madame la Princesse que, à la mort de Mlle de Condé en 1700, on en avoit usé de même; ainsi ce n'est point du tout une nouveauté, comme quelques gens mal instruits l'avoient prétendu » (*Dangeau*, p. 289, 15 avril). C'est à propos de ce passage que notre auteur a fait l'Addition indiquée ci-dessus, nº 1508.

1. Notre tome I, p. 127.

2. Les mots *le 23 oct.* sont en interligne au-dessus de *en*, biffé. Dans l'édition des *Mémoires* de 1873 on a imprimé *23 novembre*, par erreur.

3. En 1700, il n'a pas parlé de cette garde, parce que Dangeau n'en disait rien.

4. Tome VII, p. 288.

premiers commis de Pontchartrain, étoit maître des cérémonies[1], et peu bastant[2] pour faire à Monsieur le Prince la plus légère résistance, qui fit glisser dans son registre ce qu'il voulut. Sur ce fondement, les princes du sang voulurent continuer l'entreprise ; mais ils craignirent Madame la Princesse, qui, toute glorieuse qu'elle fût, n'étoit pas si hardie qu'eux, ni si confiante en leurs forces et en la sottise du public. Elle savoit comme eux et mieux qu'eux, pour en avoir été témoin, que l'exemple de Mlle de Condé avoit été une tentative hardie, adroite, ténébreuse et peu heureuse ; ils se doutèrent qu'elle ne voudroit pas se commettre à une seconde. Ils s'avisèrent de la faire tonneler[3] par Dreux, duquel j'ai eu occasion de parler assez pour n'avoir rien à ajouter[4], et qui n'étoit pas homme à manquer de faire sa cour à qui il craignoit, et à ne pas courir au-devant de tout ce qui leur pouvoit plaire. Ils comprirent que la timidité de Madame la Princesse céderoit à l'autorité d'un grand maître des cérémonies, sur le témoignage duquel elle auroit toujours, en tout cas, de quoi s'excuser, ou à le faire valoir. L'expédient réussit comme ils l'avoient espéré[5]. Néanmoins ils prirent bien garde au choix de dames qui ne pussent connoître ce qu'on leur proposoit, ni qui sussent se sentir, bien plus encore de s'adresser à pas une femme titrée ou même simple maréchale de France, ou encore d'un certain air dans le monde, ni qui sussent ce qu'elles étoient par leur qualité. Contents d'une récidive aussi adroite et aussi délicate, qui confirmoit la première entreprise, au premier petit bruit qu'ils en entendirent, et qui ne tarda pas, ils imitèrent la prudence de Monsieur

1. Michel Ancel-Desgranges : tome III, p. 157.
2. Tome II, p. 158.
3. Verbe déjà rencontré plusieurs fois; voyez tome V, p. 104, et XVII, p. 147.
4. Voyez particulièrement les pages 195-196 de notre tome XXIX.
5. Voyez le passage de Dangeau cité ci-dessus (1, p. 134, note 4).

le Prince, et en firent cesser l'occasion tout court en se hâtant de faire enterrer le corps de Mme de Vendôme. Il fut porté, le 16 avril, aux Carmélites du faubourg Saint-Jacques[1], conduit par Mlle de Clermont[2], accompagnée des duchesses de Louvigny et d'Olonne[3], priées par Madame la Princesse et par Monsieur le Duc, et point du tout de la part du Roi. La cérémonie se passa comme celle de Mlle de Condé, où étoient ma mère et la duchesse de Châtillon, priées par Monsieur le Prince, comme on le voit à la page 225[4], et Dreux mit sur ses registres ce qu'il plut aux princes du sang, très peu scrupuleux d'ailleurs sur ce qu'il y écrivoit ou omettoit. Il est mort depuis bien des princesses du sang, sans qu'il ait plus été parlé de la garde de pas une. Les intéressés ont jugé apparemment qu'il n'étoit pas à propos de la tenter davantage. [*Add. St-S. 1509*]

Le Grand Prieur sert à la Cène le jeudi saint pour la dernière fois et s'absente, le lendemain, de l'adoration de la croix. [*Add. St-S. 1510*]

Continuons le récit des entreprises. Le jeudi saint de cette année, le Grand Prieur servit hardiment à la Cène comme les princes du sang[5]. Cette récidive de l'inouïe nouveauté de l'année passée[6], contre la parole expresse du Régent, fut l'effet de la même politique qui l'avoit permis la première fois. Elle piquoit, elle excitoit ce qu'il y avoit de plus grand les uns contre les autres, qui étoit son manége favori. Cette année fut pourtant la dernière que cette entreprise eut lieu, quelque respect, comme on l'a expliqué ailleurs[7], que le Régent eût pour le Grand Prieur, qui ne se présenta pas même le lendemain matin chez le Roi, à l'office pour l'adoration de la croix.

1. *Dangeau*, p. 290. L'*Épitaphier du vieux Paris* n'a relevé aucune inscription en son honneur dans la chapelle du couvent.
2. Marie-Anne de Bourbon-Condé, nièce de la défunte : tome XVII, p. 277.
3. Louise-Françoise d'Aumont d'Humières, duchesse de Louvigny, puis de Gramont (tome XIX, p. 33), et Anne-Angélique de Harlus de Vertilly, duchesse d'Olonne (tome XXXI, p. 72).
4. Tome VII, p. 234-236. — 5. *Dangeau*, p. 288.
6. Notre tome XXXI, p. 77-78. — 7. Tome XXVI, p. 284.

Cardinal de Polignac prétend présenter au Roi l'évangile à baiser de préférence au premier aumônier ; est condamné. [*Add. St-S. 1511*]

A la grandmesse de ce même jeudi saint, le cardinal de Polignac, qui eût mieux fait d'être en son archevêché d'Auch, où il n'a mis le pied de sa vie, prétendit présenter le livre des évangiles à baiser au Roi, de préférence à l'évêque de Metz, premier aumônier[1], parce que le grand aumônier cardinal n'y étoit pas. Cette dispute toute nouvelle empêcha le Roi de baiser l'évangile. Deux jours après, le Régent décida en faveur du premier aumônier, à qui les cardinaux ne l'ont plus disputé depuis[2]. Il est vrai aussi que, depuis que je suis chevalier de l'Ordre[3], je me suis trouvé à une fête de l'Ordre où il n'y eut ni grand ni premier aumônier, où les cardinaux de Polignac et de Bissy étoient en leurs places de commandeurs, et où le cardinal de Polignac présenta au Roi l'évangile à baiser, de préférence aux deux aumôniers de quartier présents en leurs places, qui ne le disputèrent pas. Ce même jeudi saint, après ténèbres, le Roi alla voir Madame la Princesse et Mesdames ses deux filles de Conti et du Maine sur la mort de Mme de Vendôme[4].

Le Roi visite Madame la Princesse et Mesdames ses deux filles sur la mort de Mme de Vendôme.

Douglas obscur, misérable, fugitif. [*Add. St-S. 1512*]

On a vu p. 1766[5] l'affreuse aventure du Prétendant, échappé à Nonancourt par le courage et la sagacité de la maîtresse de la poste, à Douglas et aux autres assassins dépêchés sous lui par Stair après ce prince, et leur impudence après leur coup manqué. Ce Douglas étoit depuis tombé dans la dernière obscurité, par l'horreur de tous les honnêtes gens ; mais il étoit souffert à Paris sous la protection de Stair, à qui le Régent ne pouvoit rien refuser. Douglas, fort misérable, avoit fait des dettes de nature à pouvoir être arrêté chez lui. On le tenta ; il se sauva par

1. Henri-Charles du Cambout, duc de Coislin.
2. *Dangeau*, p. 288 et 290.
3. Saint-Simon n'eut l'ordre du Saint-Esprit qu'à la promotion de 1728.
4. *Dangeau*, p. 288, qui mentionne en plus la duchesse de Bourbon douairière, légitimée de France et belle-sœur de la défunte.
5. Notre tome XXIX, p. 274 et suivantes.

les derrières, et Stair s'interposa en sa faveur. Mais le répit accordé fut court, et ne servit qu'à lui donner moyen de sortir de Paris et de se cacher ailleurs[1]. On n'en a plus ouï parler depuis, quoiqu'il ait traîné encore du temps en France son infâme et obscure vie, qu'il auroit dû perdre entre quatre chevaux en revenant de Nonancourt. Il avoit épousé à Metz une demoiselle qui avoit du bien et qu'il a laissée veuve sans enfants il y a bien des années, et presque à la mendicité[2].

Mme la duchesse de Berry parle fort mal à propos au maréchal de Villars, se hasarde de faire sortir Mme de Clermont de l'Opéra, etc. ; se raccommode bientôt après avec elle et avec Mme de Beauvau. [*Add. SᵗS. 1513*]

Mme la duchesse de Berry fit presque de suite deux traits qui furent très contradictoires, et qui montrèrent également l'excès de son orgueil et de son peu de jugement. Entraînée par les roués de M. le duc d'Orléans, avec qui, toute fille de France qu'elle étoit, elle soupoit souvent, et dont plusieurs étoient pour se recrépir d'avec cette prétendue noblesse à qui tout étoit bon, [elle] se hasarda de parler chez elle, publiquement et fort mal à propos, au maréchal de Villars sur ses lettres aux colonels[3], dont cette prétendue noblesse s'avisoit de se plaindre[4]. On fut surpris de la sagesse et de la modération du maréchal, qui n'étoit pas fait pour recevoir, non pas même du Régent, une réprimande publique. Cette princesse, transportée d'orgueil, qui se croyoit en droit de tout, et qui n'avoit pourtant pas celui de reprendre personne sur ce qui ne lui manquoit pas de respect, et si[5] encore avec la mesure convenable aux personnes, ne comprit pas qu'elle étoit en cela l'instrument et le jouet d'un ramas de gens de toutes les sortes, excités adroitement par M. et Mme du Maine et les plus dangereux ennemis de M. le duc d'Orléans

1. *Dangeau*, p. 294, avec l'Addition indiquée ci-contre.
2. Mlle d'Orthe, mariée en 1708, ainsi qu'il a été dit dans la note 2 de la page 275 de notre tome XXIX.
3. Ci-dessus, p. 122 et suivantes.
4. Voyez le récit de la scène dans *Les Correspondants de Balleroy*, p. 307-308; Dangeau s'est bien gardé d'en parler.
5. Et néanmoins.

pour le culbuter, et qui, en attendant que leurs conducteurs vissent le moment de les faire frapper au véritable but, se laissoient éblouir du beau dessein de mettre tout dans une égalité qui, en défigurant l'État, le rendant dissemblable à ce qu'il est depuis sa fondation, et à tous les autres États du monde, anéantissoit les avantages de la grande, ancienne et véritable noblesse, ôtoit les gradations, supprimoit les récompenses, détruisoit radicalement toute ambition, attaquoit l'autorité, le droit et la majesté du trône, réduisoit tout au même niveau, et par une suite nécessaire, dans la dernière confusion, jetoit tout dans l'oisiveté, dans la paresse, dans le néant, vuidoit la cour, désertoit[1] les armées, les ambassades, etc., et ne laissoit de distinction et d'avantages qu'aux richesses, par conséquent à la bassesse, à l'avarice, à la cupidité d'en acquérir et de les conserver par toutes sortes de moyens. En même temps, elle [ne] vit pas combien par cette folle action elle manquoit de respect, et au Roi, en usurpant, bien que sa sujette, une autorité inséparable de sa couronne, et au Régent son père, unique dépositaire, comme Régent, de l'autorité du Roi mineur, et le seul en France qui eût caractère pour l'exercer en son nom. Incontinent après s'être si étrangement montrée protectrice de cette écume de noblesse, elle se porta à insulter en public toute la véritable et la haute noblesse, qu'elle offensa toute en la personne de deux dames de cette qualité. On a vu p. 2075[2] comment et pourquoi Mmes de Beauvau et de Clermont-Gallerande avoient quitté les places qu'elles avoient auprès d'elle. Elle le leur pardonnoit d'autant moins qu'elles en étoient fort approuvées et qu'elles et leurs maris n'en avoient pas été moins bien traités depuis par Madame et par M. et Mme la duchesse d'Orléans. Étant à l'Opéra, dans sa petite loge,

1. Rendait désertes, faisait abandonner, comme dans notre tome XVI, p. 24.

2. Tome XXXII, p. 117.

elle se trouva si piquée de voir Mme de Clermont vis-à-vis d'elle dans la petite loge de M. le comte de Toulouse, qui n'y étoit pas, qu'[elle] envoya sur-le-champ [lui] défendre par Brassac, exempt de ses gardes[1], de se trouver jamais dans les lieux où elle seroit[2]. C'étoit bien en dire autant à Mme de Beauvau si elle s'y fût trouvée. Aussitôt Mme de Clermont sortit fort sagement de la loge et s'en alla avec la jeune Mme d'Estampes[3], qui s'y trouva seule avec elle. Cette action fit un grand bruit dans le monde, et fut en effet un acte de vraie souveraineté, tel qu'il n'appartient qu'au Roi, qui seul a le pouvoir d'exiler et de bannir partout de sa présence. C'étoit attenter aussi à la liberté publique, et se mettre au-dessus de toute mesure, de toute règle, de toute loi. Les propos ne se continrent pas, mais ce fut presque tout: la princesse étoit fille du Régent; on connoissoit sa violence et toute la foiblesse de son père. Madame et lui ne laissèrent pas de lui en dire leur avis. Après quelques jours de furie contre le scandale du public, elle ne put se dissimuler qu'elle n'en fût embarrassée. C'étoit dans ses embarras qu'elle s'ouvroit à Mme de Saint-Simon, qui n'étoit point à cet opéra avec elle, et toutes deux jusqu'alors ne s'étoient pas ouvert la bouche l'une à l'autre de toute cette belle aventure. Elle connoissoit la sagesse de ses conseils, quoiqu'elle les prît rarement. Elle savoit combien elle étoit aimée et honorée dans sa maison; elle n'ignoroit pas les sentiments de ces deux dames pour elle, qui, avant et depuis leur retraite, ne s'étoient pas cachées que la seule considération de Mme de Saint-

1. Guillaume-Alexandre de Galard de Béarn, marquis de Brassac : tome XV, p. 279. Sa femme, fille du maréchal de Tourville, avait justement remplacé Mme de Clermont auprès de la princesse.

2. L'incident se passa le lundi 25 avril, selon le *Journal de Dangeau*, p. 296.

3. Jeanne-Marie du Plessis-Châtillon, fille du comte de Nonant, qui avait épousé en juin 1709 Philippe-Charles d'Estampes, dit le comte d'Estampes, lequel avait succédé en 1716 à son père comme capitaine des gardes du Régent.

Simon les avoit arrêtées longtemps. Mme de Saint-Simon profita dé ce trouble de Mme la duchesse de Berry pour lui faire sentir toute sa faute, et lui persuader de finir honnêtement et convenablement des procédés qui étoient insoutenables. Enfin elle la fit consentir à voir les deux dames et les deux maris, avec des manières, des honnêtetés et des propos qui pussent réparer tout ce qui s'étoit passé. Ce ne fut pas sans peine qu'elle l'amena à ce point. La manière en fut un autre[1] : cette espèce d'avance en public pesoit trop à son orgueil. Elle voulut, pour cette première fois, éviter Luxembourg. Il fut donc convenu entre elles deux que Mme la duchesse de Berry iroit deux jours après aux Carmélites du faubourg Saint-Germain, où elle avoit un appartement[2]; que Mme de Saint-Simon avertiroit M. et Mme de Beauvau et M. et Mme de Clermont, et qu'elle-même les mèneroit aux Carmélites, où elle seroit témoin de la réception. Cela fut exécuté le 4 juin[3], six semaines après l'affaire de l'Opéra, arrivée le 25 avril. Ils entrèrent tous dans le monastère, et allèrent droit à l'appartement de Mme la duchesse de Berry, qui les y attendoit. Chacun de son côté se posséda assez pour que l'accueil fût également obligeant et bien reçu. Les deux hommes demeurèrent peu dans le couvent, parce qu'il est très rare que les hommes y entrent. Mme de Beauvau y fut retenue, et Mme la duchesse de Berry lui fit des merveilles. Mme de Clermont se trouva lors près de Fontainebleau, chez M. le comte de Toulouse, à la Rivière[4],

1. Un autre point. — 2. Depuis 1716 : tome XXIX, p. 380.

3. Veille de la Pentecôte; la princesse était allée aux Carmélites le vendredi 3 et y resta jusqu'au dimanche après les offices.

4. Le château de la Rivière, « petite maison que M. le comte de Toulouse a achetée sur le bord de l'eau », dit Dangeau en août 1712 (tome XIV, p. 198), est situé sur la rive gauche de la Seine, à six kilomètres de Fontainebleau, entre Avon et Thomery. Le prince l'affectionna beaucoup et jusqu'en 1716 il y allait coucher deux fois par semaine. Après lui, il passa aux Penthièvre (*Mémoires de Luynes*, tomes II, p. 256, 258, 269, et XIII, p. 308).

et n'en put revenir à temps. Dès qu'elle fut revenue, elle alla chez Mme la duchesse de Berry, où tout se passa très bien de part et d'autre[1] et depuis elles ont toutes deux été, et leurs maris, chez Mme la duchesse de Berry de temps en temps.

Abbé de Saint-Pierre publie un livre qui fait grand bruit et qui le fait exclure de l'Académie françoise, dont il étoit. [Add. StS. 1514]

Une fort plate chose fit alors un furieux bruit. J'ai parlé quelquefois ici des Saint-Pierre, dont l'un étoit premier écuyer de Mme la duchesse d'Orléans, l'autre, son frère, premier aumônier de Madame[2]. Celui-ci avoit de l'esprit, des lettres, et des chimères. Il étoit de l'Académie françoise depuis fort longtemps, et fort rempli de lui-même, bon homme et honnête homme pourtant, grand faiseur de livres, de projets et de réformations dans la politique et dans le gouvernement en faveur du bien public[3]. Il se

1. Dangeau raconte la première visite le 4 juin et celle de Mme de Clermont le 6 (p. 318 et 319). Il y a une simple mention dans *Les Correspondants de Balleroy*, p. 324.

2. Il a parlé à diverses reprises du comte, Louis-Hyacinthe de Castel (tomes VIII, p. 321, XII, p. 425-425, XIII, p. 449-452, etc.), mais point de l'abbé. Celui-ci Charles-Irénée de Castel, dit l'abbé de Saint-Pierre, né le 18 février 1658 au château de Saint-Pierre-Église (Manche), entra de bonne heure dans les ordres et montra un goût marqué pour toutes les questions d'économie politique; dès l'âge de vingt ans il travaillait déjà à un projet pour diminuer le nombre des procès. Venu à Paris en 1686, il s'y lia avec tous les beaux esprits du temps, et acheta à la fin de 1694 la charge de premier aumônier de Madame. Élu à l'Académie française à la même époque à la place de Bergeret, il fut reçu le 3 mars 1695, et le Roi lui donna l'abbaye de Tiron en décembre 1702. En 1712, il accompagna l'abbé de Polignac à Utrecht; mais il se brouilla avec lui l'année suivante lorsqu'il fit paraître les deux premiers volumes de son utopique *Projet de paix perpétuelle*. Exclu de l'Académie en 1718, comme Saint-Simon va le raconter, il dut aussi perdre alors sa charge chez Madame. Il ne mourut que le 28 avril 1743 dans sa quatre-vingt-sixième année. Un portrait de lui par de Troy figura à l'exposition de 1704; un autre fut gravé par Massard d'après la Tour, et il en existe un à Versailles, nº 2941.

3. L'abbé de Saint-Pierre a produit énormément; la liste de ses principaux ouvrages est donnée par tous les recueils biographiques, et la plupart d'entre eux furent réunis sous le titre d'*Ouvrages de politique et de morale* en dix-huit volumes in-12 parus à Rotter-

crut en liberté par le changement du gouvernement, et de donner l'essor à son imagination en faveur du bien public. Il fit donc un livre qu'il intitula *la Polysynodie*[1], dans lequel il peignit au naturel le pouvoir despotique et souvent tyrannique que les secrétaires d'État et le contrôleur général des finances exerçoient sous le dernier règne, qu'il appela des vizirs et leurs départements des vizirats, et s'espaça là-dessus avec plus de vérité que de prudence[2]. Dès qu'il parut, il causa un soulèvement

dam en 1738-1741; ses *Annales politiques*, relatives au règne de Louis XIV, ne parurent qu'en 1757 à Londres et ont été réimprimées en 1912 par M. Joseph Drouet. Les bibliothèques publiques possèdent de très nombreux manuscrits de l'abbé de Saint-Pierre, notamment la Bibliothèque nationale, mss. Franç. 2206 à 2216, celle de l'Arsenal, nos 2334-2335 et 2584-2585, et celle de Rouen, nos 948 à 950, les Archives nationales carton R⁴ 825, le Dépôt des affaires étrangères, vol. *France* 308 à 310 et 1254 ; un gros lot de manuscrits provenant de lui a appartenu à M. Jules Desnoyers (*Catalogue de vente*, 1889, no 341); enfin il en existe peut-être encore au château de Saint-Pierre-Église. Les œuvres et les théories gouvernementales de l'abbé ont été l'objet de bonnes études par G. de Molinari (1857), Éd. Goumy (1859) et Siégler-Pascal (1900), et d'articles nombreux par d'Alembert, Sainte-Beuve, Léonce de Lavergne, Pierre Clément, G. de Beaurepaire, etc. Réal a apprécié ses vues politiques dans le tome VIII de sa *Science du gouvernement*, p. 357-368.

1. Les cinq derniers mots ont été ajoutés en interligne. — Le titre exact de l'ouvrage est *Discours sur la Polysynodie, où l'on démontre que la pluralité des conseils est la forme de ministère la plus avantageuse pour un roi et son royaume*. Il parut à Amsterdam au début de 1718 en format in-4o, et fut réimprimé l'année suivante en format in-12. L'auteur se ralliait à la forme de gouvernement par les conseils, tels que les avait institués le Régent, mais il aurait voulu les recruter par l'élection. Il avait mis pour épigraphe sur son livre : *Ubi multa consilia salus*.

2. L'appréciation de l'ouvrage faite par Saint-Simon dans l'Addition à Dangeau indiquée ci-contre est plus défavorable; il est possible que la mort de l'abbé, arrivée en 1743, fit atténuer le premier jugement sur ses idées, qui avait peut-être été déterminé par ce passage du *Projet pour rendre les titres plus utiles au service du Roi et de l'État* : « Les généraux d'armée, tels que sont parmi nous les maréchaux, devroient être les seuls ducs de France. Ç'a été une très mau-

général de tout l'ancien gouvernement, et [de] tous ceux encore qui se flattoient d'y revenir après la Régence. Les anciens courtisans du feu Roi se piquèrent, aux dépens d'autrui, d'une reconnoissance qui ne leur coûtoit rien. Le maréchal de Villeroy se signala par un vacarme épouvantable, et de gré ou de force ameuta toute la vieille cour[1]. Hors ceux-là, personne ne se scandalisoit d'un ouvrage qui pouvoit manquer de prudence, mais qui ne manquoit en rien à la personne du feu Roi, et qui n'exposoit que des vérités, dont tout ce qui vivoit alors avoit été témoin, et dont personne ne pouvoit contester l'évidence. Les Académies, les autres gens de lettres, le reste du monde, s'indigna même, et le montra, que ces Messieurs de la vieille cour ne pussent encore souffrir la vérité et la liberté, tant ils s'étoient accoutumés à la servitude. Mais le maréchal de Villeroy fit tant de manéges, de déclamations, de tintamarre, entraîna par ses violences tant de gens à n'oser ne pas crier en écho, que M. le duc d'Orléans, qui de longue main n'aimoit pas les Saint-Pierre[2], et à qui le maréchal de Villeroy imposoit,

vaise politique de créer des ducs sans emploi, et c'est le comble de l'injustice et de la malhabileté de donner des préséances et des distinctions honorables à la cour à des personnes qui n'ont aucun mérite distingué envers la nation, et de refuser ces distinctions à des maréchaux de France illustres, tels qu'étoient il y a quatre-vingt-dix ans le maréchal de Gassion et le maréchal de Fabert, et de notre temps le maréchal de Catinat et le maréchal de Vauban, qui n'ont jamais été ducs. » On comprend sans peine, a dit M. Léonce de Lavergne, que Saint-Simon, s'il connoissoit cette thèse, ait traité l'auteur avec mépris.

1. *Dangeau*, p. 296. Déjà en juin 1717, un mémoire de l'abbé de Saint-Pierre relatif à l'établissement de la taille proportionnelle avait paru contenir des choses injurieuses à la mémoire du feu Roi, et, sur la demande du cardinal de Polignac, l'Académie française l'avait blâmé et avait prescrit à l'abbé d'aller s'excuser auprès du Régent (*Registres de l'Académie française*, tome II, p. 27-29). Le *Discours sur la Polysynodie* fut considéré comme une récidive, et c'est ce qui déchaîna l'orage.

2. Voyez tome XXVI, p. 304.

ne voulut pas pour eux résister à ce tumulte. L'abbé de [Add. SᵗS. 1515] Saint-Pierre fut donc chassé de l'Académie françoise malgré l'Académie, qui n'osa résister jusqu'au bout[1], mais de peu de maisons, dont à la vérité il en fréquentoit peu de considérables[2]. Le livre fut supprimé ; mais l'Académie, profitant du goût du Régent pour les *mezzo-termine*, obtint qu'il ne se feroit point d'élection, et que la place de l'abbé de Saint-Pierre ne seroit point remplie[3], ce qui a été exécuté, malgré les cris de ses persécuteurs, jusqu'à sa mort[4].

1. Quoi qu'en dise Saint-Simon, il ne semble pas que l'Académie ait fait quelque résistance. Dans la séance du 28 avril, le cardinal de Polignac, brouillé avec l'abbé depuis Utrecht, dénonça *la Polysynodie* à la Compagnie, qui députa aussitôt trois membres pour aller exprimer ses regrets au Régent. Le 5 mai, le chancelier, qui était l'évêque de Fréjus Fleury, fit un long discours sur l'affaire, et, après un virulent réquisitoire de Polignac, la Compagnie prononça l'exclusion de l'abbé à l'unanimité, moins une voix, celle de Fontenelle (*Registres de l'Académie française*, tome II, p. 46-53; *Dangeau*, p. 297-300, 302 et 303 ; *Gazette de la Régence*, par É. de Barthélemy, p. 251-252 et 254 ; *Lettres de Mme de Maintenon*, édition 1806, tome V, p. 253). Après son exclusion l'abbé adressa à M. de Sacy une lettre qu'on trouvera ci-après aux Additions et Corrections.

2. Quelques années après, l'abbé de Saint-Pierre fit partie du célèbre Club de l'Entresol, qui fonctionna de 1724 à 1731 dans une maison de la place Vendôme appartenant au président Hénault, et qui fut l'embryon de l'Académie des Sciences morales et politiques. Avec une fécondité inépuisable, il présenta à ces réunions de nombreux mémoires sur toutes les branches de l'administration (*Mémoires du marquis d'Argenson*, édition Jannet, tome I, p. 95 et 99-107).

3. D'après les *Registres de l'Académie* (tome II, p. 53-54), celle-ci semble plutôt avoir penché pour le remplacement de l'abbé de Saint-Pierre, et ce fut le Régent qui rappela aux députés venus le trouver le 7 mai pour prendre ses ordres l'exemple de Furetière exclu une vingtaine d'années auparavant et non remplacé. Saint-Simon avait parlé de ce précédent dans l'Addition indiquée ci-contre ; mais il ne l'a pas remémoré dans les *Mémoires*.

4. En novembre 1719, l'abbé demanda la revision de son affaire. L'Académie consulta le Régent, qui répondit sèchement qu'il n'en voulait plus entendre parler (*Registres de l'Académie*, tome II, p. 88-91).

Le feu prit, le 27 avril, au Petit-Pont[1]. Un imprudent, cherchant quelque chose avec une chandelle dans des recoins d'un bateau de foin, l'embrasa. La frayeur qu'il ne communiquât le feu à plusieurs autres, au milieu desquels il étoit, le fit pousser à vau-l'eau avec précipitation. Il vint donner contre un pilier des arches de ce Petit-Pont. La flamme, qui s'élevoit de dessus, prit à une des maisons du pont, et causa un assez grand incendie[2].

Incendie au Petit-Pont à Paris.

1. Le Petit-Pont, le plus ancien de Paris et qui faisait communiquer la cité, par-dessus le petit bras de la Seine, avec la route qui se dirigeait vers le midi par la rue Saint-Jacques, fut d'abord construit en bois. En 1185, Maurice de Sully en fit commencer un en pierre; mais ce ne fut qu'en 1394 qu'on acheva cette construction, au moyen d'amendes imposées aux juifs. En 1718, le Petit-Pont, bien des fois réparé, était en fort mauvais état et on avait dû l'étayer.

2. Le pont et les maisons qu'il portait, et un certain nombre d'autres sur les deux rives, furent complètement détruits. Le bateau enflammé était amarré au quai de la Tournelle, devant les Miramionnes; il passa sous le Pont-au-Double, qui était en pierre, mais il fut arrêté par les charpentes et les étançons qui soutenaient le Petit-Pont en mauvais état, et y mit le feu. Sur cet événement on peut voir le *Journal de Barbier*, édition Charpentier, tome I, p. 1-7, celui *de Buvat*, p. 313-315, celui *de Dangeau*, p. 298-300, la *Gazette de la Régence*, p. 251, le *Mercure* d'avril, p. 197-209, et de mai, p. 111-124, le *Journal de Verdun*, juin et juillet, et les divers historiens de Paris. Notre *Gazette* n'en parla que le 7 mai (p. 216), à propos de l'arrêt du Parlement pour le déblaiement; mais les journaux étrangers, comme la *Gazette de Leyde* (nos 36-38) et celle *de Rotterdam* (nos 19 et 20), ne manquèrent pas d'en entretenir leurs lecteurs. Une relation en fut imprimée sous le titre de *Récit véritable et remarquable du grand malheur arrivé dans Paris le 27 du mois d'avril 1718* (Bibliothèque nationale, Lk7 7520). Le volume 1324 du fonds Joly de Fleury à la Bibliothèque nationale est entièrement composé de documents relatifs à cet événement; on en trouvera aussi dans les registres du Bureau de la Ville, H 1847, fol. 373 et 375-376, et dans le recueil du greffier Delisle, reg. U 361. Le capitaine Cherrière en a parlé dans *La Lutte contre l'incendie sur la Seine, les ports et quais de Paris* (1912), p. 51 et 59-61, et Hofbauer, dans le tome I de *Paris à travers les âges*, a reproduit une gravure du temps représentant le pont au lendemain de l'incendie. — Les dégâts furent évalués à trois millions de livres, et le cardinal de Noailles prescrivit des quêtes

Le duc de Tresmes, gouverneur de Paris, les magistrats de police et beaucoup de gens y coururent. Le cardinal de Noailles y passa une partie de la nuit à faire porter chez lui quantité de malades de l'Hôtel-Dieu, dont les salles étoient en danger, et à les faire secourir chez lui en vrai pasteur et père. L'archevêché en fut tout rempli, et ses appartements ne furent point ménagés. On vit le moment que l'Hôtel-Dieu entier alloit être brûlé; mais, par le bon et prompt ordre, il n'y eut que très peu de chose de cet hôpital[1] et une trentaine de maisons brûlées ou abattues. Les capucins s'y signalèrent très utilement; les cordeliers[2] y servirent aussi fort bien[3]. Le duc de

dans toutes les paroisses par un mandement du 6 mai; les dames les plus qualifiées acceptèrent d'être quêteuses et de recueillir les aumônes (*Liste des personnes charitables*, etc. : Bibl. nat. Lk⁷ 7521), et le Parlement rendit, le 18 mai, au sujet de ces quêtes et de la répartition des aumônes, un arrêt qui fut imprimé, avec l'état nominatif, des sommes payées (reg. U 361). Des escrocs profitèrent de l'occasion pour quêter à leur profit (*Journal de Buvat*, p. 321-322.

1. L'Hôtel-Dieu fut préservé, et le feu n'y fit que des dégâts insignifiants; mais on eut de grandes craintes et les administrateurs décidèrent la construction d'un grand réservoir de cinq cents muids d'eau et l'acquisition de tout un matériel d'incendie (Brièle, *Documents pour servir à l'histoire des hôpitaux de Paris*, tome I, p. 276).

2. Les Cordeliers étaient les religieux franciscains de la primitive observance, que, dès le treizième siècle, on avait appelé ainsi en France à cause de la corde blanche ornée de trois nœuds qui leur servait de ceinture. Leur grand couvent de Paris, près Saint-Côme. n'était pas très éloigné du Petit-Pont. Quant aux Capucins, dont l'époque de l'établissement en France a été indiquée dans notre tome III, p. 78, c'était une réforme de l'ordre franciscain opérée vers 1528 par Mathieu de Baschi. Ils avaient à Paris trois couvents : rue Saint-Jacques, rue Saint-Honoré, et au Marais, rue du Perche.

3. Certaines relations racontent que plusieurs de ces moines y périrent. Jusqu'à la constitution d'un corps permanent de pompiers, c'était les moines franciscains, et particulièrement les capucins, qui avaient mission de combattre les incendies, et ils continuèrent jusqu'à la Révolution ce service charitable. Le P. Édouard d'Alençon a fait paraître en 1892 sur ce sujet une étude historique intitulée *Les Premiers pompiers de Paris ou Dévouement des Capucins dans les incendies*.

Guiche y fit venir le régiment des gardes, qui y rendit de grands devoirs, et le duc de Chaulnes fit garder les meubles et les effets par ses chevau-légers à cheval[1]. On s'y moqua un peu du maréchal de Villars, qui y fit venir du canon pour abattre des maisons, remède qui n'eût pas été moins fâcheux que le mal sur des maisons toutes de bois et si entassées[2]. Le maître des pompes n'y acquit pas d'honneur[3].

Mort et caractère de Mme de Castries. Mme d'Espinay dame d'atour de Mme la duchesse d'Orléans en sa place. [*Add. St-S. 1516*]

Mme de Castries, dame d'atour de Mme la duchesse d'Orléans[4], fut trouvée le matin dans son lit sans connoissance, qui, malgré tous les remèdes, ne revint point jusqu'à huit heures du soir, qu'elle mourut sans laisser d'enfants[5]. Elle se portoit très bien, et Mme de Saint-Simon avoit passé une partie du soir de la veille chez elle. Ce qui surprit davantage est que ce n'étoit qu'esprit et âme, sans presque de corps; le sien étoit petit, et si mince qu'un souffle l'eût renversée. Ce fut grand dommage : j'ai parlé ailleurs d'elle et de son mari[6], qui, avec raison, ne s'en est

1. Selon l'avocat Barbier, on craignit que la populace ne profitât du désordre pour faire quelque émeute, à cause du mécontentement général.

2. Dangeau racontait la précaution du maréchal, mais sans dire qu'on se fût moqué de lui.

3. Le « maître des pompes » était alors François Dumouriez du Périer, qui, sociétaire de la Comédie française après avoir été valet de Molière, organisa en 1705 le premier corps de pompiers à Paris ; mais ce ne fut que le 23 février 1716 qu'une ordonnance royale lui assigna sur le Trésor une somme annuelle de six mille livres pour l'entretien des pompes ; il mourut le 21 mai 1723. Georges Monval lui a consacré en 1887 une très intéressante étude, sous le titre *Le Valet de Molière*. Contrairement à Saint-Simon, et à Dangeau, d'autres relations disent que l'intervention de ses machines eut un bon résultat. Sur l'état du pont après l'incendie, voyez aux Additions et Corrections.

4. Marie-Élisabeth de Rochechouart-Vivonne : tome III, p. 325.

5. Elle mourut dans la nuit du 4 au 5 mai : *Dangeau*, p. 302 ; *Gazette*, p. 216. Elle avait eu un fils, dont on a vu la mort prématurée dans notre tome XXX, p. 164.

6. Tomes III, p. 328-333, XIX, p. 124-127, et XXIX, p. 344-347.

jamais consolé[1]. C'étoit une petite poupée manquée[2], foncièrement savante en tout[3], sans qu'il y parût jamais, mais pétillante d'esprit, souvent aussi de malice, avec toutes les façons, les grâces, et ce tour et cette sorte d'esprit et d'expressions charmantes et uniques, si vantés[4] et si singulièrement propres aux Mortemarts. Deux jours [Add. S^tS. 1517 et 1518] après, Mme d'Espinay[5] fut choisie pour lui succéder[6]. Un laquais de Mme de Castries, l'apprenant dans la cour du Palais-Royal : « Ha ! ma pauvre maîtresse, s'écria-t-il, dans quel étonnement seroit-elle si elle savoit qui lui succède ! » Mme la duchesse d'Orléans la voulut absolument, parce qu'elle étoit fille de M. d'O[7]. On a souvent parlé ailleurs de toute cette cordelle de bâtardise[8]. Mme la

1. Dans l'Addition indiquée ci-contre, n° 1516, il avait mentionné cependant son remariage en janvier 1722 avec la fille du duc de Lévis, à la prière de son frère l'archevêque d'Alby ; notre auteur parlera de cette seconde femme dans la suite des *Mémoires*, tome XVIII de 1873, p. 442.

2. Comparez les portraits d'elle déjà donnés dans nos tomes III, p. 332-333, et XXIX, p. 345.

3. Aussi savante sur la philosophie de Platon que sa tante l'abbesse de Fontevrault, a dit Victor Cousin dans *La Marquise de Sablé* (1854), p. 160-161. Elle fréquentait la société qui se réunissait autour de Valincour, et y faisait de petits vers faciles et bien tournés.

4. Il y a bien *vantés*, au masculin, dans le manuscrit.

5. Marie-Anne d'O, mariée en 1705 à François-Rodrigue des Hayes, marquis d'Espinay : tome XII, p. 430.

6. *Dangeau*, p. 303. Les six mille livres d'appointements que le Roi ajoutait à ceux que lui donnait la duchesse d'Orléans lui furent accordés sous forme de brevet temporaire le 14 mai : reg. O[1] 62, fol. 104.

7. On se rappelle que M. d'O avait été gouverneur du comte de Toulouse et fort aimé de ce prince et de la duchesse d'Orléans sa sœur. La duchesse de Lorraine (*Lettres à la marquise d'Aulède*, p. 87-88) donne le même motif de ce choix. Mme d'Espinay prit, quelques jours après, le logement de sa devancière au Palais-Royal (*Dangeau*, p. 309).

8. « *Cordelle*, sorte de petite corde. Ce mot n'a point d'usage au propre ; on ne l'emploie qu'au figuré et dans cette seule phrase : *Attirer quelqu'un à sa cordelle*, pour dire l'attirer dans son parti. Il

duchesse d'Orléans voulut persuader le monde que ce choix étoit de M. le duc d'Orléans, qui le nia et lui renvoya la balle, et fut le premier à se moquer du choix[1]. La pauvre femme y fit pourtant fort bien, et s'y fit aimer de tout le monde.

Mort de la reine d'Angleterre à Saint-Germain. [*Add. St S. 1519*]

La reine d'Angleterre mourut le 7 mai à Saint-Germain, après dix ou douze jours de maladie[2]. Sa vie, depuis qu'elle fut en France, à la fin de 1688, n'a été qu'une suite de malheurs, qu'elle a héroïquement portés jusqu'à la fin, dans l'oblation à Dieu, le détachement, la pénitence, la prière et les bonnes œuvres continuelles, et toutes les vertus qui consomment les saints, parmi la plus grande sensibilité naturelle, beaucoup d'esprit et de hauteur naturelle, qu'elle sut captiver étroitement et humilier constamment, avec le plus grand air du monde, le plus majestueux, le plus imposant, avec cela doux et modeste. Sa mort fut aussi sainte qu'avoit été sa vie[3]. Sur

est du style familier » (*Académie*, 1718). Saint-Simon veut dire que toute la famille d'O était très liée avec les bâtards du Roi.

1. Voyez les deux Additions placées ci-contre.

2. Elle mourut le 7 mai : *Dangeau*, p. 304 (il avait annoncé sa maladie le 3, p. 301 et 302) ; *Gazette*, p. 228 ; *Mercure* de mai, p. 198-202 ; *Gazette de Rotterdam*, n°s 24, 25 et 28 ; *Gazette de Leyde*, n° 39 ; *Gazette de la Régence*, p. 252 ; *Correspondance de Madame*, recueil Brunet, tome I, p. 401, 406 et 412 ; recueil Jæglé, tome II, p. 270-271 ; *Journal de Buvat*, p. 316. Elle avait depuis longtemps une tumeur au sein (*Dangeau*, tome XI, p. 61 ; notre tome XI, p. 92) ; on trouvera ci-après aux Additions et Corrections, une lettre d'un jésuite italien qui semble l'avoir soignée en 1702. Les ordres pour l'apposition et la levée des scellés sur ses papiers sont dans le registre O^1 62, fol. 98 et 128.

3. Comparez l'Addition indiquée ci-contre. « La reine est plus grande devant Dieu qu'elle ne le sera jamais devant les hommes », écrivait Mme de Maintenon (Lavallée, *Lettres historiques*, tome I, p. 395). Madame (recueil Brunet, tome I, p. 412) prétend que son unique défaut était de pousser la dévotion à l'extrême ; mais on peut se défier du témoignage de la luthérienne mal convertie. C'est pour elle que Mabillon avait écrit le petit traité de la Mort chrétienne (Emm. de Broglie, *Mabillon et la société de l'abbaye de Saint-Ger-*

les six cent mille livres que le Roi lui donnoit par an, elle s'épargnoit tout pour faire subsister les pauvres Anglois dont Saint-Germain étoit rempli[1]. Son corps fut porté le surlendemain aux Filles de Sainte-Marie de Chaillot, où il est demeuré en dépôt, et où elle se retiroit souvent[2].

[Add. St-S. 1520] La cour ne prit aucun soin ni part en ses obsèques; le duc de Noailles alla à Saint-Germain, comme gouverneur du lieu et comme capitaine des gardes, pour ordonner seulement que tout y fût décent. Le deuil ne fut que de trois semaines[3].

Mort, extraction et famille du duc de Giovenazzo. [Add. St-S. 1521]

Cellamare, ambassadeur d'Espagne à Paris, perdit en même temps son père à Madrid, qui s'appeloit le duc de Giovenazzo[4], duquel le grand-père étoit médecin à Gênes, où il s'enrichit par le commerce[5]. Son fils se transplanta à Naples, y fit de grandes acquisitions, continua le commerce, mais faisant l'homme de qualité, et augmenta beaucoup ses richesses[6]. Ses deux

main-des-Prés, tome II, p. 352-355). Nous avons eu déjà occasion de dire que le carton K 1302, aux Archives nationales, contient des lettres qu'elle écrivit, de 1689 à 1714, à des religieuses du monastère de la Visitation de Chaillot, et particulièrement à la mère Priolo, supérieure, et des Mémoires historiques sur sa vie de 1711 à 1713, et le carton K 1303, n°s 24-25, une relation manuscrite et imprimée sur la vie qu'elle menait lorsqu'elle séjournait dans le monastère.

1. La *Gazette de Leyde* (n° 41), prétendit néanmoins qu'elle avait laissé de grandes richesses.

2. *Dangeau*, p. 306 ; *Gazette de Leyde*, n° 40 ; il y a une relation de ses obsèques et du dépôt de son cœur, qui devait être transporté plus tard à Modène, dans le carton K 1303 ; on trouvera ces pièces ci-après, à l'appendice V, avec la lettre circulaire envoyée par le monastère à l'occasion de sa mort.

3. *Dangeau*, p. 304-306.

4. Dominique del Giudice : tome IX, p. 306 et 467 ; il mourut le 25 avril (*Gazette*, p. 233 ; *Dangeau*, p. 307).

5. Imhoff, *XX in Italia illustrium familiarum genealogiæ*, p. 63-73, donne une filiation illustre bien plus ancienne aux del Giudice, qu'il fait figurer parmi les familles nobles de Gênes dès le douzième siècle.

6. Selon le *Moréri*, le premier qui passa à Naples fut Nicolas del

fils[1] se trouvèrent avoir beaucoup d'esprit, surtout l'aîné, qui s'intrigua si bien à la cour d'Espagne, qu'il s'y poussa à tous les emplois, et que Charles II le fit grand de troisième classe, et pour trois races, c'est-à-dire son fils et son petit-fils[2]. Sa capacité très reconnue le fit mettre dans le conseil d'État, qui étoit lors le dernier comble de fortune. Philippe V le trouva ainsi revêtu[3], et eut pour lui beaucoup de considération, et il est vrai qu'il étoit fort compté à Madrid. Il mourut extrêmement vieux[4], et s'étoit toujours très bien conduit. Son frère ne s'étoit pas moins poussé à Rome. Son argent l'éleva de charge en charge, et enfin à la pourpre romaine : c'est le cardinal del Giudice, dont il est parlé ici en tant d'endroits. Il vécut aussi fort vieux[5], mais pas assez pour voir son neveu cardinal, qui prit aussi le nom de cardinal del Giudice[6]. Celui-ci étoit frère de Cellamare, et passa sa vie à Rome dans les charges de prélature, puis de la maison [*Add. St-S. 1522*]

Giudice, qui y épousa en 1550 une Montenigro ; il était l'arrière-grand-père du Giovenazzo dont il est question ici. Le fils de ce Nicolas, Marc-Antoine acquit la charge de maître des postes du royaume de Naples, et ce dut être la source de leur grosse fortune.

1. Le duc de Giovenazzo et le cardinal del Giudice étaient fils d'autre Nicolas del Giudice, né en 1587 et mort en 1672, qui fut prince de Cellamare en 1631, duc de Giovenazzo en 1651, maître des postes du royaume de Naples et conseiller d'État.

2. Il ne passa en Espagne qu'après la mort de son père et y obtint des charges importantes qu'énumèrent les généalogies ; c'est en décembre 1697 que Charles II le fit grand d'Espagne (*Gazette* de 1698, p. 52).

3. Ce fut seulement Philippe V qui le fit conseiller d'État le 18 juin 1706.

4. Il avait quatre-vingt-un ans.

5. Il mourut le 10 octobre 1725, à soixante-dix-huit ans.

6. Nicolas del Giudice, que nous avons nommé par erreur François dans notre tome XXX, p. 337, et dont la notice a été donnée dans les Additions et Corrections de notre tome XXXII, p. 393. Contrairement à ce que dit Saint-Simon, son oncle put le voir revêtu de la pourpre, puisque sa promotion est du 11 juin 1725 et que l'oncle ne mourut qu'en octobre.

du Pape, et enfin dans le cardinalat. Pour Cellamare, il donnera ample occasion de parler de lui.

Bureau de cinq commissaires du conseil de régence pour examiner les moyens de se passer de bulles.
La peur en prend à Rome, qui les accorde toutes et sans condition aussitôt.

Il y avoit longtemps que le Pape, persécuté par son nonce Bentivoglio, par les cardinaux de Rohan, surtout de Bissy, et par les plus emportés de ce parti, s'étoit rendu à eux, malgré lui, à refuser des bulles. Grand nombre d'églises étoient sans évêques, quoique nommés la plupart[1]. Il en étoit de même des abbayes, et le cardinal Fabroni tenoit le Pape de court avec ses emportements ordinaires, pour empêcher que le pied lui glissât là-dessus. Dans les commencements de cette résolution, ils n'auroient pas été fâchés d'accorder des bulles à des conditions honteuses pour la France, et pour des évêques utiles à la domination romaine, qui est le but où toutes choses tendent en cette cour : des lettres soumises des nommés au Pape, des signatures chez le nonce telles qu'il les auroit présentées, exclusion indépendante de qui ils auroient voulu. Le Régent, quelquefois ébranlé, seroit assez volontiers entré en composition sur la qualité des conditions ; mais le maréchal d'Huxelles, qui avoit quelquefois de bons intervalles sur ces matières de Rome[2], lui en remontra si bien la honte présente et les conséquences pernicieuses pour l'avenir, qu'il le raffermit contre les manéges de toutes les sortes que la cabale employoit auprès de lui. A la fin, pressé par ceux qui avoient plus de sang françois dans les veines, il prit un parti dont Rome et les siens ne le jugeoient pas capable, et qui, toutes les fois qu'on en prendra un semblable

1. Aucun des évêques nommés par le Régent depuis la mort de Louis XIV n'avait en effet reçu ses bulles, et il y avait en avril 1718, comme Saint-Simon va le dire plus loin, trois archevêchés vacants : Tours, Sens et Cambray, et une douzaine d'évêchés parmi lesquels on peut citer Rodez, Tarbes, Saintes, Clermont, Bayeux, Troyes, Lectoure, etc., tous pourvus de titulaires, dont le sacre se trouvait retardé par défaut de bulles.

2. C'est-à-dire : qui avait par intervalles de bonnes idées sur ces questions.

suivant la nature des affaires, amènera toujours cette cour à raison. Le Régent déclara au conseil de régence qu'il [Add. StS. 1523] falloit pourvoir à la dureté de la cour de Rome; que, puisqu'elle s'opiniâtroit depuis si longtemps à refuser des bulles contre la loi réciproque du concordat[1], il falloit chercher et trouver le moyen de se passer d'elle là-dessus; qu'il étoit d'avis d'établir un bureau de personnes capables de faire les recherches nécessaires à cet effet, d'en rendre compte au conseil de régence le plus tôt qu'il seroit possible, et aussitôt après se servir de la voie qui aura été reconnue la meilleure pour faire sacrer tous les évêques nommés. Le conseil applaudit d'une voix, au grand regret de Monsieur de Troyes, qui n'osa se commettre à se montrer d'avis différent, et qui se contenta de consentir d'une inclination de tête, en faisant la grimace en dessous. Tout de suite le Régent proposa le choix qu'il faisoit de cinq commissaires pour composer ce bureau, et nomma le maréchal de Villeroy, d'Antin, le maréchal d'Huxelles, Torcy, et moi pour chef de ce bureau, qui se tiendroit chez moi comme l'ancien pair de ce bureau et de tout le conseil de régence, et le choix en fut approuvé[2].

1. Le concordat de 1516, conclu entre Léon X et François Ier, qui régla jusqu'à la Révolution le mode de nomination aux bénéfices ecclésiastiques.

2. *Dangeau*, p. 302, 5 mai : « Il y a cinq commissaires nommés du conseil de régence pour examiner ce qu'on doit faire sur les bulles que le Pape ne veut pas accorder à quelques-uns de ceux qui ont été nommés évêques, et le Roi ne veut pas que ceux à qui le Pape en veut accorder les reçoivent, s'il ne les accorde généralement à tous ceux qu'il a nommés. Ces cinq commissaires sont les maréchaux de Villeroy et d'Huxelles, les ducs de Saint-Simon, d'Antin et M. de Torcy. » C'est à ce propos que Saint-Simon a fait l'Addition indiquée ci-dessus. Voyez aussi le *Journal de Buvat*, tome I, p. 319. Dans le procès-verbal du conseil de régence (séance du dimanche 1er mai, ms. Franç. 23670, fol. 59 v°), on trouve la mention suivante : « A été lu un mémoire très étendu sur ce qui se peut faire pour se passer de prendre des bulles, en cas que la cour de Rome s'obstine à en refuser, et, après la lecture dudit mémoire, comme l'affaire a paru très impor-

C'étoit à moi à donner les jours de bureaux, et pour cela à en préparer les matières; à moi encore, quand le travail y seroit achevé, de le rapporter au conseil de régence. La matière m'étoit tout à fait nouvelle, je voulus m'en instruire à fond. Je pris donc soin de m'informer de ceux qui seroient les plus capables de me bien endoctriner[1]. Je les vis au nombre de sept ou huit qui passoient pour l'être le plus en cette matière. J'eus quelques conversations et des mémoires de quelques-uns[2]. Celui de tous qui me satisfit le plus par sa profonde science, sa mémoire sur les faits, son sens et son jugement pour l'application et le raisonnement, et ce que je trouvai assez rare parmi ces doctes, par la politesse et la science du monde, fut un abbé Hennequin[3], retiré dans une maison d'une des cours

tante et mériter un examen très sérieux, il a été décidé qu'il seroit nommé une commission pour examiner la conduite que l'on pourroit tenir, qu'on n'admettroit point dans cette commission ni des évêques ni des gens du Roi, comme il avoit été proposé, mais seulement des personnes que Mgr le duc d'Orléans choisiroit, qui auroient la liberté de se faire instruire par des théologiens et des jurisconsultes. » On voit que la désignation des commissaires ne se fit point en séance, comme le dit Saint-Simon ; la mention ci-dessus de Dangeau, inscrite cinq jours plus tard, en est encore une preuve.

1. Au sens d'instruire, de donner les lumières nécessaires.

2. Le volume *Rome* (Mémoires et documents) n° 93 du Dépôt des affaires étrangères contient toutes les pièces réunies par Saint-Simon pour cette affaire. En tête il y a une liste des églises vacantes, puis les noms des personnes consultées au sujet des neuf questions qui se posaient à cette occasion. A la suite se trouvent d'assez nombreux mémoires ou consultations émanées des abbé Hennequin, Chevalier, de Longuerue, Boursier, et surtout du célèbre docteur Ellies Dupin. Saint-Simon va nommer trois des personnes auxquelles il s'adressa ; il est curieux de remarquer qu'aucun mémoire émané des deux dernières, les docteurs Petitpied et le Gros, ne se rencontre dans ce recueil. Les souvenirs de notre auteur ne lui ont-ils pas fait défaut lorsqu'il rédigea cette partie de ses Mémoires ? En tout cas, il est certain qu'il ne recourut pas alors à la liasse de ses Papiers qui contenait ces documents et qui forme le volume précité; car il n'aurait pas oublié de mentionner Dupin.

3. Claude Hennequin, fils du procureur général au Grand Conseil

de l'abbaye de Sainte-Geneviève. M. Petitpied, qui avoit été des années en Hollande, exilé après au loin, puis rapproché près de Paris, me satisfit fort aussi[1], et un

et frère de ce Hennequin de Charmont, ambassadeur à Venise, dont il a été parlé dans notre tome VIII, p. 20, fut d'abord secrétaire du clergé, puis vers 1688 fut nommé grand vicaire de Strasbourg; mais, y ayant eu divers démêlés avec les jésuites, il démissionna en 1695 et vint habiter dans le faubourg Saint-Antoine, où il s'adonna à la prédication et aux œuvres de charité. Vers 1698, il alla demeurer dans l'île Saint-Louis. Le cardinal de Noailles, qui l'aimait, lui donna en 1699 un canonicat de Notre-Dame; mais, la nomination ayant été contestée, il ne prit possession de la prébende qu'en 1701. En 1708, mécontent de n'être pas nommé sous-chantre, il résigna son canonicat, se retira près de l'abbaye de Sainte-Geneviève et ne s'occupa plus que de la direction de diverses communautés religieuses, comme celle des prêtres du Mont-Valérien, et aussi d'ouvrages de droit canon ou d'écriture sainte. Il donna en 1731 une édition de la Bible, texte de la Vulgate, avec des notes estimées, en deux volumes in-folio. Il mourut le 8 janvier 1738, à quatre-vingt-quatre ans. L'abbé Legendre (*Mémoires*, p. 249) raconte qu'on l'avait surnommé « Hennequin-Strasbourg » et dit que c'était un « homme outré, inconstant et bizarre au-delà de ce qu'on en peut dire, aujourd'hui moliniste, demain janséniste. » Les généalogies, et particulièrement le *Moréri*, l'ont confondu avec son oncle, François Hennequin, conseiller-clerc au Parlement, chanoine de Notre-Dame en 1677, résignataire en avril 1702, mort le 5 avril 1709, dans une maison qu'il possédait au cloître des Bernardins près Saint-Nicolas-du-Chardonnet. Sur l'un et sur l'autre, il faut consulter les extraits faits par Sarrasin des registres capitulaires de Notre-Dame, qui fournissent des dates précises, et aussi les notes du P. Léonard, carton M 762, fol. 139, et registre MM 825, fol. 96 v°. — Saint-Simon écrit ici *Henequin*.

1. Nicolas Petitpied, neveu d'un autre docteur du même nom, naquit à Paris le 4 août 1665, devint docteur de Sorbonne en 1692, et professa l'écriture sainte au collège de France en 1701. Exilé à Beaune en avril 1703 pour l'affaire du *Cas de conscience* (reg. O[1] 47, fol. 52, ordre du 4 avril), il quitta secrètement cette ville en 1704 et se retira en Hollande. Ayant eu permission de revenir en France, probablement en 1717, on lui assigna Asnières pour résidence, d'après ce que va dire notre auteur; mais nous n'avons trouvé aucun ordre à ce sujet. Les 2 et 9 juin 1719, des lettres de cachet l'envoyaient en exil à Issoudun, puis à Troyes, à propos des affaires de la Constitution; il obtint de revenir à Paris le 13 octobre (reg. O[1] 63, fol. 143, 145 et 288).

M. le Gros, qui demeuroit en Sorbonne[1]. Je demandai à M. le duc d'Orléans de permettre à M. Petitpied de revenir à Paris, parce que je ne pouvois pas aller souvent le chercher à Asnières[2]; il me l'accorda, et cela finit son exil[3]. Je n'eus pas le temps de me rendre bien habile ni de tenir un seul bureau. Rome en prit une telle frayeur que, sans balancer, le Pape manda le cardinal de la Trémoïlle, à qui le Régent avoit défendu de prendre les bulles de Cambray, sans que les autres nommés eussent les leurs en même temps. Le Pape, sans lui faire de plaintes du parti que le Régent prenoit, qui avoit répandu l'alarme dans Rome, lui déclara qu'il accordoit toutes les bulles, et le pria de ne pas différer de dépêcher un courrier à Paris pour y porter cette nouvelle[4]. Elle fit grand plaisir

M. de Lorraine, évêque de Bayeux, le prit alors pour son théologien, et sa protection le mit à couvert de toute nouvelle poursuite; mais, l'évêque étant mort le 9 juin 1728, l'ordre d'arrêter l'abbé Petitpied fut immédiatement signé. Prévenu à temps, il put se sauver encore en Hollande; il obtint enfin la permission de revenir en 1734. Lorsqu'il mourut, le 7 janvier 1747, dans sa quatre-vingt-deuxième année, les *Nouvelles ecclésiastiques*, organe officiel du Jansénisme, lui consacrèrent une notice (année 1747, p. 117-120). Juriste et théologien très fécond, il publia un grand nombre d'ouvrages; le *Moréri* en donne une liste complète qui comprend plus de quatre-vingts articles. Sur sa collaboration au travail de la commission des bulles, voyez le *Journal de Buvat*, tome I, p. 319.

1. Cet abbé le Gros est sans doute ce chanoine de Reims, docteur de Sorbonne et prédicateur estimé, qui fut exilé à Saint-Jean-de-Luz en juillet 1721 (*Journal de Buvat*, tome II, p. 2 et 260).

2. Asnières-sur-Seine, vis-à-vis de Clichy.

3. Dans le tome XIX de l'édition de nos Mémoires de 1873, il a été publié, d'après les originaux aujourd'hui détruits de la Bibliothèque du Louvre, deux lettres de notre auteur, des 4 et 5 mai, au cardinal de Noailles, pour lui demander son assentiment au retour de M. Petitpied, et pour l'en remercier.

4. Nouvelle annoncée dès le 16 mai par l'écuyer du cardinal de la Trémoïlle dépêché extraordinairement (*Dangeau*, p. 310 et 316). Les lettres du cardinal des 4 et 5 mai sont dans le volume *Rome* 586 du Dépôt des affaires étrangères. Au procès-verbal de la séance du conseil de régence du 16 mai (ms. Franç. 23670, fol. 68 v°). M. de la

et auroit dû servir d'une grande leçon à l'avenir pour se conduire avec Rome. Les bulles furent expédiées incontinent après, et on n'entendit plus parler à Paris que de sacres d'évêques[1]. Oncques depuis, Rome ne s'est jouée à un pareil refus, ni à faire faire aucune proposition à pas un nommé pour en obtenir. Ainsi finit ce bureau avant de s'être pu assembler, dont nous fûmes tous fort aises, et je pense que l'opinion que de longue main Bentivoglio et les principaux boute-feux avoient donnée à Rome de la plupart des commissaires, sur les matières qui regardent cette cour, et la Constitution en particulier, n'y fit guères moins d'impression que la chose même, et que cette cour comprit par là qu'on vouloit sérieusement conduire à fin. Il y avoit trois archevêchés et douze ou treize évêchés.

Mort du comté d'Albemarle;

On apprit la mort du comte d'Albemarle[2], gouverneur de Bois-le-Duc[3], et général des troupes hollandoises. Je le

Vrillière fit inscrire cette mention : « A été lu une lettre de Rome de M. le cardinal de la Trémoïlle du 4 mai, par laquelle il mande que, ayant appris par le cardinal del Giudice et ensuite par le cardinal Albane que le Pape s'étoit enfin déterminé à donner des bulles à tous les évêques de France nommés, il a été à l'audience de S. S. pour savoir sur cela ses intentions plus positivement. Elle l'a assuré qu'il pouvoit dépêcher un courrier en France pour apprendre au Roi que ce seroit pour le premier consistoire, et qu'il pouvoit faire avertir tous les banquiers expéditionnaires ; qu'il prieroit seulement S. M. d'une grâce, sans cependant que ce fût une condition, qui est que, après que les trois évêques de Troyes, Tulle et Rodez auroient reçu leurs bulles, ils lui écrivissent des lettres de remerciement et lui marquassent quelque chose de leurs sentiments sur ce qui regarde la Constitution. » Voyez aux Additions et Corrections.

1. Les bulles ne vinrent que successivement (*Dangeau*, p. 330), et la plupart des nouveaux évêques ne furent sacrés que vers la fin de l'année ou au début de la suivante.

2. Arnold-Juste de Keppel, comte d'Albemarle : tome V, p. 71. Il mourut le 30 mai, âgé seulement de quarante-huit ans (*Gazette*, p. 276 ; *Dangeau*, p. 318).

3. Il n'était gouverneur de cette ville que depuis un mois (*Gazette*, p. 227), et quitta alors le gouvernement de Tournay.

sa fortune fatale à celle de Portland.

remarque, parce [que] ce fut lui dont la faveur naissante auprès du roi Guillaume prévalut sur celle de Portland[1], pendant sa brillante ambassade ici aussitôt après la paix de Ryswyk, et que cette jalousie lui fit abréger le plus qu'il put[2]; la[3] faveur de Portland, la plus ancienne, la plus entière, la plus durable, et qui avoit eu la confiance de tous les manéges de ce prince en Hollande pour s'y rendre peu à peu le maître, comme il le devint, de toutes ses pratiques dans toutes les cours de l'Europe pour allumer et entretenir la guerre contre la France, enfin de toute l'affaire d'Angleterre, où devenu roi, il le fit comte de Portland, chevalier de la Jarretière, et lui donna des charges et des emplois[4]. Portland, jusqu'à ce qu'il fût pair d'Angleterre, portoit le nom de Bentinck, qui étoit celui de sa famille[5]. Il étoit Hollandois, et sa faveur avoit commencé dès le temps qu'il étoit page de ce même prince d'Orange, et toujours augmentée[6] depuis. Keppel, Hollandois comme lui[7], le désarçonna pendant sa courte ambassade de France, quoique sa faveur fût nouvelle; il fut fait comte d'Albemarle. Elle augmenta sans cesse, et dura jusqu'à la mort de Guillaume, auprès duquel Portland n'eut plus que la considération qu'après une si longue et si entière confiance son maître ne lui put refuser. Belle leçon pour les courtisans et les favoris! Si un

1. Jean-Guillaume Bentinck, comte de Portland : tomes II, p. 329-330, et IV, p. 228-230.

2. Tout cela a été raconté dans nos tomes V, p. 70-72, et VI, p. 214-215.

3. *La* corrige *sa*, et les mots *de Portlandt* ont été ajoutés en interligne.

4. Phrase incomplète.

5. La famille Bentinck appartenait à la province d'Over-Yssel, où elle possédait la seigneurie de Dipenham; sa noblesse n'était pas ancienne.

6. Et s'était toujours augmentée.

7. La famille de Keppel, originaire de Gueldre, possède une généalogie authentique depuis la fin du douzième siècle.

aussi grand homme que Guillaume III a été capable d'une telle légèreté, sans autre cause qu'une légèreté dont il avoit paru si incapable, lui si solide et si suivi en tout, et encore à son âge, quel fonds faire sur les autres princes? Portland pensa plusieurs fois à se retirer en Hollande ; lui et son émule Albemarle s'y retirèrent tout à fait après la mort de Guillaume[1].

Mort, caractère, faveur de Monsieur le Grand. [*Add. St-S. 1524*]

Monsieur le Grand mourut en même temps à Royaumont, abbaye depuis longtemps dans sa famille, dont son père et lui avoient fait leur maison de plaisance[2] et où il étoit allé prendre l'air, à près de soixante-dix-sept ans, à même âge et même maladie que le feu Roi[3]. Il fut un des exemples, également long et sensible, du mauvais goût de ce prince en favoris, dont il n'eut aucun qui ait joui d'une si constante et parfaite[4], jointe à la considération et à la distinction la plus haute, la plus marquée, la plus invariable. Une très noble et très belle figure[5], toute la galanterie, la danse, les exercices, les modes de son temps, une assiduité infatigable, la plus basse, la plus puante, la plus continuelle flatterie, toutes les manières et la plus splendide magnificence du plus grand seigneur, avec un air de grandeur naturelle qu'il ne déposoit jamais avec personne, le Roi seul excepté, devant lequel

1. Portland s'y était retiré avant la mort de son maître et s'y était marié : notre tome VII, p. 210.
2. Tome XI, p. 21.
3. Il mourut le 13 juin : *Gazette*, p. 288; *Dangeau*, p. 319, 322 et 324; *Mercure* du mois, p. 196-198. Son testament, déposé chez le notaire Claude le Roy quatre jours après, existe encore dans le minutier de son successeur. Voyez aussi le *Pot-pourri de Menin* dans la revue *Souvenirs et mémoires*, 1900, p. 327-328, et ci-après aux Additions et Corrections.
4. D'une si constante et parfaite faveur.
5. Il a déjà fait un court portrait du comte d'Armagnac dans le tome XXIX, p. 160; comparez la *Relation de Spanheim*, édition Bourgeois, p. 234-235, et le recueil de caractères publié dans l'*Annuaire Bulletin de la Société de l'histoire de France*, 1896, p. 240.

il savoit ramper comme par accablement de ses rayons, furent les grâces qui charmèrent ce monarque et qui acquirent, quarante ans durant, à ce favori toutes les distinctions et les privances, toutes les usurpations qu'il lui plut de tenter, toutes les grâces, pour soi et pour les siens, qu'il prit la peine de desirer[1], qui réduisirent tous les ministres, je dis les plus audacieux, les Seignelay, les Louvois et tous leurs successeurs, à se faire un mérite d'aller chez lui et au-devant de tout ce qui lui pouvoit plaire, et qu'il recevoit avec les façons de supériorité polie comme ce qui lui étoit dû. Il avoit su ployer les princes du sang même, bien plus, jusqu'aux bâtards et bâtardes du Roi, à la même considération pour lui et à une sorte d'égalité de maintien avec eux chez lui-même. La goutte, qui lui fut d'abord un prétexte, puis une nécessité de ne point sortir de chez lui, une grande et excellente table soir et matin, et le plus gros jeu du monde toute la journée, où abondoit une grande partie de la cour, lui furent d'un grand secours pour maintenir un air de supériorité si marquée. Il ne sortoit que rarement pour se faire porter chez le Roi ou pour aller à Marly jouer dans le salon. Jamais homme si court d'esprit ni si ignorant[2], autre raison d'avoir mis le Roi à son aise avec lui, instruit pourtant de ce qui intéressoit sa maison et des choses de la Ligue, dont, avec plus d'esprit, il auroit eu l'âme fort digne. L'usage continuel du plus grand monde et de la cour suppléoit à ce peu d'esprit, pour le langage, l'art et la conduite, avec la plus grande politesse, mais la plus choisie, la plus mesurée, la moins prodiguée, et l'entregent de captiver, quoique avec un mélange de bassesse et de hauteur, tout l'intérieur des principaux valets du Roi ; d'ailleurs brutal, sans contrainte avec

1. Saint-Simon a parlé souvent de ce pouvoir de Monsieur le Grand sur le Roi, notamment tome XV, p. 56-57.

2. *Mémoires de Mlle de Montpensier*, tome IV, p. 68 ; notre tome XV, p. 480.

hommes et femmes, surtout au jeu, où il étoit très fâcheux et lâchoit tout plein d'ordures, sur le rare pied que personne ne se fâchoit de ses sorties, et que les dames, je dis les princesses du sang, baissoient les yeux et les hommes rioient de ses ordures. Jamais homme encore si gourmand, qui étoit une autre occasion fréquente de tomber sur hommes et femmes sans ménagement, si le hasard leur faisoit prendre un morceau dont il eût envie, ou s'il étoit prié à manger quelque part ou que lui-même eût demandé un repas et qu'il ne se trouvât pas à sa fantaisie. C'étoit de plus, un homme tellement personnel qu'il ne se soucia jamais de pas un de sa famille, à la grandeur près, et qu'à la mort de sa femme et de ses enfants il ne garda aucune bienséance, ni sur le deuil, ni sur le jeu, ni sur le grand monde. Au fond il étoit bon homme, avoit de l'honneur, aimoit à servir et avoit en affaires d'intérêts les plus nobles et les plus grands procédés qu'il fût possible[1]. Avec tout cela il ne fut regretté de personne. J'ai rapporté en leur temps ici quelques traits de lui singuliers, en bien et en mal. Il n'avoit presque servi qu'à la suite du Roi dans les armées. Il vécut toujours au milieu du plus grand monde sans amis particuliers, et ne se mêla jamais de rien à la cour que de ce qui regardoit le rang de sa maison, dont il fut toujours très sensiblement occupé[2], sans aucun soin de ses affaires particulières, que Mme d'Armagnac savoit très bien gouverner et qu'il laissa conduire à ses gens après elle. Il ne découchoit presque jamais des lieux où le Roi étoit, et c'étoit auprès de lui un autre grand mérite.

Mort de Mme

Mme de Chalmazel mourut[3]; je le remarque par la

1. Il en a cité deux exemples en 1709 : tome XVII, p. 348-349.

2. C'est une allusion à la compétition entre Mme d'Armagnac et Mme de Saint-Simon : tome VI, p. 81 et suivantes.

3. Catherine-Angélique d'Harcourt, dont nous avons vu le mariage en 1717 : tome XXXII, p. 109 ; elle mourut en couches le 16 juin : *Dangeau*, p. 327.

de Chalmazel et de la duchesse de Montfort.

singularité d'être sœur de père du maréchal d'Harcourt et de mère de la maréchale sa femme[1].

Le comte de Grammont, de Franche-Comté, qui y commandoit, mourut à Besançon[2]. J'obtins ce commandement pour M. de Lévis[3], en conservant sa place et son emploi au conseil de guerre[4], que je me doutois déjà qui ne dureroit pas longtemps, non plus que les autres conseils. Ce fut un état assuré, et vingt mille livres d'appointements.

La duchesse de Montfort, fille unique de Dangeau de son premier mariage[5], mourut[6] au couvent de la Conception[7] où elle s'étoit retirée à la mort de son mari, malgré père et beau-père et belle-mère[8], qui la vouloient garder à l'hôtel de Luynes[9]. C'étoit une bonne et aimable femme, qui avoit de l'esprit, mais à qui des infirmités presque

1. C'est Dangeau qui fait cette remarque. Le marquis de Beuvron s'était marié en secondes noces avec Angélique Fabert, veuve d'un Brûlart de Genlis, laquelle en avait une fille que son beau-fils le futur maréchal épousa.

2. Jean-Ferdinand des Granges, comte de Grammont (Saint-Simon écrit *Grandmont*) : tome XVIII, p. 163. Il mourut le 23 juin (*Dangeau*, p. 331). Il avait le commandement de la Franche-Comté depuis 1704.

3. Charles-Eugène, marié à une fille du duc de Chevreuse : tome IV, p. 224.

4. Dangeau (p. 331) annonce cette nomination dès le 26 juin.

5. Marie-Anne-Jeanne de Courcillon (tome II, p. 130), fille de l'auteur du *Journal* et d'Anne-Françoise Morin, sa première femme.

6. Son père enregistra sa mort dans son *Journal* le 27 juin en ces termes (p. 332) : « La pauvre duchesse de Montfort, ma fille, mourut à neuf heures du soir, après une longue maladie ; elle laisse quatre enfants, qui sont le duc de Luynes, le comte de Montfort et deux filles religieuses à Montargis. » La *Gazette* (p. 312) dit le 28 ; voyez aussi *Les Correspondants de Balleroy*, p. 327 et 330.

7. Ou les Filles anglaises ; il a été parlé de ce couvent de la rue de Charenton dans le tome XXIII, p. 364.

8. Le duc et la duchesse de Chevreuse.

9. Dans la rue Saint-Dominique : tome XXII, p. 156.

continuelles avoient donné des fantaisies qui avoient un peu altéré ses biens[1].

Mariage du duc d'Albret avec une fille de Barbezieux, et du fils du prince de Guémené avec une fille du prince de Rohan.

Ces morts furent bientôt suivies de trois mariages. Il y avoit longtemps que le duc d'Albret vouloit épouser Mlle de Culant, qui étoit fort riche, fille de Barbezieux et de Mlle d'Alègre, sa seconde femme[2]. Toute la famille de M. de Louvois ne le vouloit point, et d'Alègre, grand-père, étoit d'accord avec le duc d'Albret. La fille n'avoit ni père ni mère[3]. Les procédés tournés en procès furent arrêtés par les menées de M. le prince de Conti, qui en fit son affaire pour M. d'Albret, et par l'autorité de M. le duc d'Orléans, qui n'y avoit que faire, mais qui s'y laissa peu à peu engager, dont M. de la Rochefoucauld et le duc de Villeroy, qui lui parlèrent vivement, furent fort piqués[4]. Enfin, après bien du bruit, du temps et des difficultés, le curé de Saint-Sulpice[5] publia deux bans. Dès que les

1. Son portrait en pied est dans les estampes de la collection Hennin, n° 6174 et 6195 ; on connaît la chanson que Madame la Duchesse fit sur elle : notre tome II, p. 130, note 5.

2. Voyez tome XXXI, p. 347, et ci-dessus, p. 51. — La terre de Culant, dont elle portait le nom, était une ancienne baronnie de Berry, élection de Saint-Amand, qui, après avoir appartenu longtemps à une famille qui en avait pris le nom, était passée par acquisitions successives aux Beaufort-Canillac, aux Béthune-Sully, enfin aux princes de Condé, de qui le chancelier le Tellier l'avait achetée.

3. Cette phrase a été ajoutée en interligne.

4. Ils avaient épousé les deux filles de Louvois, tantes de Mlle de Culant.

5. Jean-Baptiste-Joseph Languet, dit de Gergy, né à Dijon le 6 juin 1675, quatrième fils du procureur général au parlement de cette ville, docteur de Sorbonne en 1703, entra dans la communauté de Saint-Sulpice et fut pris comme vicaire par le curé de la paroisse, M. de la Chétardye, auquel il succéda en juillet 1714. En 1719, il fit reprendre la construction de l'église actuelle de Saint-Sulpice; il fonda ensuite dans la rue de Sèvres la maison de l'Enfant-Jésus pour des orphelines nobles et de pauvres femmes. Louis XV lui donna en mai 1745 l'abbaye de Notre-Dame de la Couture, à Bernay. Ayant eu une attaque d'apoplexie en mai 1747 (A. de Boislisle, *Lettres de M. de Marville*, tome III, p. 240-241), il résigna sa cure l'année suivante, et mourut à

Louvois le surent ils s'y opposèrent, et se plaignirent amèrement du curé, qui les étonna fort en leur montrant un ordre du Régent. Le troisième ban suivit, et la nuit même la célébration du mariage à Saint-Sulpice. L'abbé de Louvois y accourut avec une opposition en forme. On s'en doutoit : M. le prince de Conti s'y trouva exprès, alla au-devant de lui, et l'arrêta par un ordre qu'il lui fit voir de M. le duc d'Orléans[1]. Peu de gens approuvèrent la chose et la manière[2].

Origine des fiançailles dans le cabinet

Le fils aîné du prince de Guémené épousa la troisième fille du prince de Rohan avec de grandes substitutions[3].

Bernay le 11 octobre 1750. Il avait eu la joie d'assister le 30 juin 1745 à la consécration de son église. On peut voir son éloge dans les *Mémoires du duc de Luynes*, tomes XI, p. 280, et XVI, p. 91. Les lettres qu'il reçut de Mme de Maintenon ont été publiées par Foisset, dans le *Correspondant* de décembre 1859.

1. Le mariage fut célébré le 4 juillet à Saint-Sulpice, après de nombreuses péripéties amenées par l'opposition formelle des le Tellier (*Journal de Dangeau*, tome XVII, p. 116, 124, 125, 130, 134, 153, 215, 243-245, 334 et 335 ; *Les Correspondants de Balleroy*, tome I, p. 160, 171 et 174 ; *Correspondance de Madame*, recueil Brunet, tome I, p. 424-425). Le contrat, du 1er juillet, fut inséré dans les Publications du Châtelet, reg. Y 48, fol. 37 v° ; on en trouvera le texte ci-après, appendice VI.

2. L'affaire eut des suites dont ne parlera pas notre auteur. A peine le mariage célébré, la famille le Tellier en demanda la cassation pour cause de nullité, et une nouvelle instance s'engagea. Le duc d'Albret fit évoquer l'affaire au conseil des parties, qui désigna des commissaires, et qui, le 3 avril 1719, rendit un arrêt déboutant les opposants, mais déclarant le mariage non valablement fait. Dans la nuit qui suivit, l'évêque de Vannes renouvela donc aux deux époux la bénédiction nuptiale ; mais la jeune femme mourut en couches le 7 juillet suivant (*Journal de Dangeau*, tomes XVII, p. 341, 359 et 478, et XVIII, p. 14, 18, 24, 27 et 73-76 ; *Journal de Buvat*, tome I, p. 372 ; *Les Correspondants de Balleroy*, tome II, p. 46 et 64).

3. Ces deux mariés, Hercule-Mériadec de Rohan, titré prince de Montbazon, et Louise-Gabrielle-Julie de Rohan-Soubise, ont été mentionnés par avance dans le tome XXIII, p. 114. Le mariage fut célébré le 3 août (*Dangeau*, p. 352 et 353 ; continuation de l'ouvrage de Dom Morice, dans le registre MM 759, p. 1043, aux Archives nationales).

Le mariage se fit dans l'église de Jouarre[1], dont une fille du prince de Rohan étoit abbesse[2], et où ils allèrent tous pour éviter des fiançailles publiques. Mme la duchesse de Berry s'étoit fort choquée d'en voir faire dans le cabinet du Roi pour les maisons de Lorraine, Rohan et Bouillon quand le marié et la mariée sont du même rang, ce que la faveur de l'un des deux a étendu quelquefois, comme aux fiançailles de Mme de Tallard[3], et de cette similitude avec celles des princes et des princesses du sang. Elle s'en étoit laissée entendre, et les prudents Rohans évitèrent de s'y commettre. Ces fiançailles et même les mariages en présence du roi et de la reine étoient communs à tous les grands seigneurs, même aux gens de faveur. La restriction peu à peu aux princes étrangers fut un des fruits de la Ligue, auquel MM. de Bouillon d'aujourd'hui et de Rohan ont participé, quand l'intérêt du cardinal Mazarin pour les premiers, et la beauté de Mme de Soubise pour les seconds, les a faits princes.

du Roi de ceux qui ont rang de princes étrangers. [Add. StS. 1525]

Le comte d'Agenois, fils du marquis de Richelieu[4], épousa Mlle de Florensac[5], presque aussi belle que sa mère, qui étoit Saint-Nectaire[6]. Son père étoit frère du duc d'Uzès gendre du duc de Montausier[7]; elle n'avoit

Mariage du comte d'Agenois et de Mlle de Florensac.

1. Tome XIV, p. 193.

2. L'abbesse de Jouarre en 1718 était Anne-Marguerite de Rohan, sœur et non pas fille du prince de Rohan, qui, née en 1664 et pourvue de l'abbaye en décembre 1691, mourut le 21 juin 1721. Elle fut remplacée comme abbesse par sa nièce, fille du prince de Rohan, d'où l'erreur de Saint-Simon. Celle-ci, Charlotte-Armande, née le 19 janvier 1696, religieuse à Jouarre, puis abbesse en juin 1721, démissionna en novembre 1729, pour se retirer au couvent de la Roquette, près Paris, où elle mourut en mars 1733.

3. Marie-Isabelle-Gabrielle de Rohan : tome XXIII, p. 315-316.

4. Armand-Louis du Plessis de Richelieu, fils de Louis-Armand-Jean : tome XIII, p. 49.

5. Anne-Charlotte de Crussol-Florensac : *ibidem*. Le mariage se fit le 21 août (*Dangeau*, p. 355, 357 et 361-362).

6. Marie-Thérèse-Louise de Senneterre de Lestrange ; notre auteur a vanté sa beauté à l'occasion de sa mort : tome XIII, p. 47-49.

7. Louis de Crussol, marquis de Florensac (tome XIII, p. 49), mort

plus ni l'un ni l'autre. Ces mariés ont fait depuis du bruit dans le monde : lui par ses charmes, dont les intrigues de Mme la princesse de Conti, sœur de Monsieur le Duc, ont récompensé les longs services, et très publics, de l'usurpation juridique de la dignité de duc et pair d'Aiguillon, sans cour ni service de guerre[1] ; elle par l'art de gagner force procès, de faire une riche maison et dominer avec empire sur les savants et les ouvrages d'esprit, qu'elle a accoutumés à ne pouvoir se passer de son attache, et les compagnies les plus recherchées à l'admirer, quoique assez souvent sans la comprendre[2].

Prince et princesse de Carignan à Paris, où ils se fixent incognito. [*Add. St S. 1526*]

Le prince de Carignan arriva ici[3]. Il étoit fils unique de ce fameux muet[4], qui l'étoit du prince Thomas et de la dernière princesse du sang de la branche de Soissons[5]. Ce prince de Carignan n'avoit rien entre les enfants de M. de Savoie et lui, qui étoit lors roi de Sicile, et il en étoit regardé comme l'héritier très possible. Ce prince en prit soin comme d'un de ses fils, et ne s'opposa point à l'amour qu'il conçut pour la bâtarde qu'il avoit de Mme de Verue, qui le conduisit à l'épouser[6]. Le roi de Sicile, qui aimoit tendrement cette fille, en fut ravi, et redoubla pour eux

en 1716, frère d'Emmanuel, duc d'Uzès, lequel avait épousé Julie-Françoise de Sainte-Maure-Montausier : tome II, p. 281.

1. M. d'Agenois fut créé duc et pair d'Aiguillon le 16 mai 1731, ainsi qu'il a été dit dans notre tome XII, p. 349, note 1, et Saint-Simon a consacré à cette érection l'Addition n° 596, placée dans le même volume, p. 504-506.

2. Sur cette duchesse d'Aiguillon et son influence littéraire, on peut voir l'ouvrage de MM. Paul d'Estrée et A. Callet, *Une grande dame de la cour de Louis XV, la duchesse d'Aiguillon* (1912).

3. Victor-Amédée de Savoie : tome VII, p. 228. Dangeau annonce son arrivée le 6 juillet (p. 335).

4. Emmanuel-Philibert-Amédée de Savoie : tomes VII, p. 228, et XVII, p. 368-370.

5. Thomas-François de Savoie et Marie de Bourbon-Soissons : tomes II, p. 124, et X, p. 257-258.

6. Victoire-Françoise de Savoie, Mlle de Suse, dont on a vu le mariage se faire en novembre 1714 : tome XXIV, p. 120.

de soins et de grâces. Les mœurs, la conduite et les folles dépenses du prince de Carignan y répondirent si mal, qu'il se brouilla avec le roi de Sicile, de la cour et des États duquel il s'échappa. Il n'osa, par cette raison, être ici qu'incognito sous le nom de comte del Bosco. On l'y laissa, pour que cette contrainte l'engageât à s'en retourner, comme le roi de Sicile le vouloit. Au lieu de cela, Mme de Carignan se sauva de Turin, ou en fit le semblant, pour venir trouver son mari[1]. Celui-ci est demeuré toute sa vie[2], c'est-à-dire plus de vingt ans; Mme de Carignan y est encore[3]. Mme de Verue sut la dresser, et trouva au delà de ses espérances. Les personnages qu'ils y ont joués, les millions qu'ils y ont pris à toutes mains, ne se peuvent ni expliquer ni nombrer[4]. Tout le monde l'a vu et senti; on n'y a que trop reconnu les louveteaux du cardinal d'Ossat[5], même les plus grands et les plus affamés. L'incognito a toujours duré, et a masqué les prétentions.

Le dérangement éclatant de l'évêque de Beauvais[6] fit — Triste éclat

1. C'est seulement le 10 mai 1720 que Dangeau écrivit dans son *Journal* (tome XVIII, p. 284): « Le roi de Sardaigne a permis à la princesse de Carignan de venir trouver le prince son mari ici. » Elle arriva au début de juillet, et porta, comme son mari, le nom de marquise de Bosque (del Bosco); le roi de Sardaigne avait confisqué leurs biens (*ibidem*, p. 315).

2. Il sous-entend *à Paris*.

3. Il mourut le 4 avril 1741, et sa femme le survécut jusqu'en 1766.

4. Le mari avait, peu de mois après son arrivée, vendu le jardin de l'hôtel de Soissons pour six cent cinquante mille livres (*Dangeau*, tome XVII, p. 423); puis il afferma le privilège de l'Opéra. Voyez sur l'un et l'autre ce qui a été dit dans notre tome XVII, p. 371-372.

5. « Ces petits louveteaux de Savoie, qui ne vous promettent d'être de rien meilleurs que leur père, et qui s'entremangeront un jour si nous les laissons en leurs montagnes et tanières, sans nous donner aucun travail sinon autant que nous leur en donnerons de moyen » (*Lettres du cardinal d'Ossat*, édition 1732, tome II, p. 407, lettre XCIX, à Villeroy). Déjà dit dans notre tome XV, p. 63.

6. François-Honorat-Antoine de Beauvillier de Saint-Aignan : tome XIV, p. 123. On a vu en 1713 sa nomination précoce à l'évêché

de l'évêque de Beauvais. [*Add. SᵗS. 1527*]

un étrange bruit, et ne put être arrêté ni étouffé par tous les soins de la duchesse de Beauvillier ni toute la charité du cardinal de Noailles[1], qui y firent tous deux des prodiges dont je fus témoin de bien près[2]. Ce scandale, qui ne dura que trop longtemps, se termina enfin par la démission de son évêché, qui fut donné à un fils du duc de Tresmes[3], et le démis fut mis en retraite avec une

de Beauvais malgré l'opposition du duc de Beauvillier son frère aîné (tome XXIII, p. 373-376).

1. Le jeune évêque, qui s'était d'abord conduit très correctement, se laissa séduire par une jeune pénitente, que certains documents de police appellent Suzanne de la Croix ou Lacroix, et qu'on disait fille d'un exempt des gardes du corps qui s'était suicidé à la suite de dettes de jeu, et nièce du subdélégué de l'élection de Beauvais, où elle habitait. Sa famille et le cardinal de Noailles s'en inquiétèrent et en parlèrent au Régent. L'évêque de son côté vint à Paris pour se plaindre à celui-ci de sa famille. A la suite d'une audience sans résultat, il repartit pour son diocèse et reçut peu après une lettre fort sévère du duc d'Orléans, dont on trouvera le texte à la fin de notre appendice VII. Comme il n'obtempéra pas à ces injonctions, et sur de nouvelles interventions de ses parents et du chapitre de sa cathédrale, le Régent signa une lettre de cachet (que nous n'avons pas), pour faire enfermer la demoiselle dans un couvent, les Madelonnettes ou Sainte-Pélagie (les contemporains varient sur ce point : *Journal de Dangeau*, p. 340 et 344, 9 et 19 juillet; *Les Correspondants de Balleroy*, tome I, p. 338 ; *Correspondance de Madame*, recueil Brunet, tome I, p. 433-435, et recueil Jæglé, tome II, p. 277-278, où il est dit que la demoiselle s'appelait Mme de Rickart et fut mise à Sainte-Pélagie ; *Mémoires de Maurepas*, tome I, p. 289-290). C'est aussi ce dernier couvent qu'indique une histoire manuscrite de l'évêque conservée aux Archives nationales, MM 788, n° 1, dont nous donnons divers extraits dans notre appendice VII ; ce document, très partial pour l'évêque, semble bien renseigné au point de vue des faits ; mais on peut y constater des erreurs de date.

2. Il est en effet parlé de Saint-Simon dans l'histoire manuscrite indiquée ci-dessus.

3. Étienne-René Potier de Gesvres, fils du duc Bernard-François, né le 2 janvier 1697, abbé d'Ourscamp en 1720, fut nommé évêque de Beauvais le 18 février 1728, devint cardinal en avril 1756 sous le nom de cardinal de Gesvres, fut commandeur du Saint-Esprit en 1758, se démit de son évêché au commencement de 1772 et reçut alors l'abbaye de Liessies ; il mourut le 24 juillet 1774.

grosse abbaye[1], et des gens sûrs auprès de lui pour en prendre soin[2]. Mme de Beauvillier, qui l'avoit toujours aimé, et dont la surprise fut aussi grande que celle de tout le monde, en pensa mourir de douleur[3].

J'aurois dû placer à la suite de la promotion militaire dont j'ai parlé il n'y a pas longtemps[4], une grâce que

Yolet, ayant quitté le

1. Celle de Saint-Victor de Marseille, qui, fondée dès le cinquième siècle pour des moines de l'ordre de Saint-Benoît, appartenait alors à celui de Prémontré, et rapportait de trente à quarante mille livres de rente; voyez la *Gazette* de 1728, p. 96.

2. Après le scandale de 1718, l'évêque résida presque continuellement à Paris, et y mena une vie fort peu régulière; il se mêla même d'assez louches affaires de finances. En avril 1726, il alla jusqu'à faire fabriquer une fausse lettre de cachet pour enlever la jeune femme, alors internée à la Salpêtrière, et qu'il voulait conduire en Angleterre. L'affaire fut découverte, et l'évêque reçut un ordre pour venir résider au Noviciat des Jésuites rue du Pot-de-fer (reg. O[1] 70, fol. 186 v°, ordre du 17 avril). Sa conduite ne s'étant pas amendée, le cardinal de Fleury exigea la démission de son évêché et lui donna en échange l'abbaye de Saint-Victor de Marseille (18 février 1728); puis en 1730 sa famille obtint qu'il fût enfermé à l'abbaye de Cîteaux (reg. O[1] 74, fol. 443, ordre du 15 novembre). En juillet 1731, il trouva moyen de s'évader, déguisé en bénédictin; on le rattrapa et il fut alors resserré plus étroitement. Mais l'abbé de Cîteaux, ennuyé de ce pensionnaire, réussit à le faire transférer à Prémontré, chef de l'ordre auquel appartenait son abbaye de Saint-Victor de Marseille; ce fut là où il mourut le 19 août 1751. Voyez les *Archives de la Bastille*, tome XIII, p. 447-460; le *Journal de Barbier*, édition Charpentier, tome I, p. 426; Funck-Brentano, *Les Lettres de cachet et les prisonniers de la Bastille*, n°s 2946 à 2948, 3158, 3164 et 3166; *Mémoires de Mathieu Marais*, tome IV, p. 183; ceux *du duc de Luynes*, tome XI, p. 210-212; ceux *de Maurepas*, tome II, p. 104-108; la *Nouvelle revue rétrospective*, 1er semestre de 1886, p. 214; le ms. Arsenal 3137, fol. 248-250. L'histoire manuscrite dont il sera donné des extraits dans notre appendice VII présente les faits sous un jour beaucoup plus favorable.

3. Voyez notre tome XXV, p. 66. Pendant qu'il était à Cîteaux, l'évêque écrivit un office en l'honneur de saint Augustin; le texte en existe encore aux Archives nationales, carton L 9, n° 14; à Prémontré, il entreprit un long travail sur l'Écriture sainte, dont il fit imprimer à ses frais une quinzaine de volumes (*Archives de la Bastille*, tome XIII. p. 463-464; *Mémoires de Luynes*, tome XI, p. 211).

4. Ci-dessus, p. 102.

service depuis treize ou quatorze ans, étant mestre-de-camp, fait maréchal de camp. [Add. StS. 1528]

j'obtins de M. le duc d'Orléans, qui fit du bruit, mais qui me fit un plaisir très sensible. Yolet[1], mestre-de-camp du régiment de Berry, connu en Auvergne pour être de très bonne et ancienne noblesse[2], et dans les troupes pour avoir toujours servi avec valeur et application, avoit quitté le service il y avoit treize ou quatorze ans, piqué de n'avoir pas été fait brigadier, en ancienneté de l'être, dans la promotion où le lieutenant-colonel du régiment dont il étoit mestre-de-camp l'avoit été[3]. Il vendit ce régiment au marquis de Sandricourt, c'est-à-dire à moi pour lui, qui en faisois comme de mon fils, et le marché se fit d'une façon si noble et si aisée de sa part que j'en fus singulièrement content, à propos des hoquets[4] qu'il fallut essuyer du père de Sandricourt[5]. Je suppliai le Régent avec instance de remettre Yolet dans le service, en lui rendant son ancienneté, et de le faire maréchal de camp. Je l'obtins avec une joie extrême[6]. Yolet étoit venu faire un tour à Paris pour ses affaires, bien éloigné de plus penser à rien sur le service, depuis qu'il avoit quitté. Je le sus à Paris, parce qu'il passa chez moi sans me trouver, depuis son affaire faite, comme j'allois lui écrire. Je le fis chercher; je lui dis qu'il étoit maréchal de camp; je le présentai à M. le duc d'Orléans. Je ne vis jamais homme si surpris ni si aise. On cria fort de cet avancement, parce

1. François de Malras, baron d'Yolet : tome XXIX, p. 186.

2. La famille de Malras, originaire du Languedoc, vint s'établir en Auvergne à la fin du quinzième siècle. Le premier connu était garde-scel du bailliage d'Aurillac en 1515 ; ses petits-fils embrassèrent la carrière des armes et se firent huguenots (J.-B. Bouillet, *Nobiliaire d'Auvergne*, tome IV, p. 26-28).

3. C'est Dangeau qui dit (tome XVII, p. 343) que M. d'Yolet avait quitté de dépit d'avoir vu Streiff, son lieutenant-colonel (notre tome X, p. 56), fait brigadier. Saint-Simon n'avait pas parlé de ce motif dans l'Addition indiquée ci-contre, ni dans le tome XXIX.

4. Difficultés, chicanes, comme dans le tome XII, p. 137.

5. Tout cela a été raconté en 1715 dans le tome XXIX, p. 186-187.

6. *Dangeau*, p. 343-344.

qu'il faut toujours crier de tout ; mais tant d'autres qui avoient quitté sont rentrés avec conservation de leur ancienneté, Fervacques par exemple[1], et le beau cordon bleu dont cette grâce a été depuis le prétexte[2], que je ne troublai pas ma joie de l'envie des jaloux. Le pauvre Yolet n'en eut que le plaisir : j'avois parole qu'il serviroit quand il y auroit guerre ; je le lui avois dit ; il en petilloit, et sûrement il s'y seroit fort avancé ; il mourut avant d'avoir vu la première campagne[3].

Bruit des mestres-de-camp de cavalerie sur le style des lettres que le comte d'Évreux leur écrivoit, qui finit par un mezzo-termine. [*Add. St-S. 1529*]

Le comte d'Évreux, qui n'avoit de commun avec son grand-oncle, M. de Turenne, que d'être l'homme du monde le moins simple en affectant de le paroître le plus, et qui, avec un esprit au-dessous du médiocre, avoit le plus d'art, de manége sous terre et d'application vers ses buts ; comme M. de Turenne aussi, le plus attentif au rang qu'ils avoient conquis, et le plus touché d'usurper de plus en plus, étoit ravi de voir l'étrange fermentation contre les dignités du royaume et les officiers de la couronne, de ce qui s'appeloit si faussement la noblesse par le dépit de n'être pas ce qu'ils pouvoient devenir comme ceux qui y étoient parvenus, tandis que cet aveuglement ne leur permettoit pas de s'indisposer contre des nouveautés infiniment offensantes, puisque le rang de prince étranger ne porte que sur la différence de la naissance, et que ces Messieurs ne trouvoient point mauvais parce qu'ils n'étoient pas nés de maisons souveraines, et ce qui est encore plus rare, parce qu'ils ne pouvoient espérer les mêmes conjonctures qui avoient fait princes étrangers des gentilshommes comme eux, tels que, depuis

1. Anne-Jacques de Bullion, marquis de Fervacques : tome XV, p. 438 et 616. Nous l'avons vu quitter le service à la fin de 1710 (tome XX, p. 224) ; il fut remis à la tête de son ancien régiment, celui de Piémont, en janvier 1717 (*ibidem*, p. 225, note 1).

2. Il fut compris dans la promotion de 1724 de chevaliers de l'ordre du Saint-Esprit.

3. Nous n'avons pu découvrir la date exacte de sa mort ; d'après ce que dit notre auteur, elle dut être antérieure à la guerre d'Espagne de 1719.

si peu d'années, les Bouillons et les Rohans. Le comte d'Évreux, sans cesse appliqué à accroître ses avantages, essaya de profiter de la conjoncture ; il exerçoit quelque partie de sa charge de colonel général de la cavalerie, et avoit par là occasion d'écrire aux mestres-de-camp. Il hasarda un style qui leur déplut, et qui lui attira des réponses toutes pareilles, avec des propos publics qui firent grand bruit[1]. Il ne fut pas à se repentir de sa tentative ; il couvrit le prétendu prince du colonel général et prétendit que la supériorité de sa charge lui donnoit droit de la conserver dans sa manière d'écrire aux mestres-de-camp. M. le duc d'Orléans, qui craignoit bien moins[2] ce qui n'avoit point de fondement, et ce qui se pouvoit détruire comme ces rangs de princes étrangers, encore moins ceux qui n'en avoient que le rang sans en avoir la naissance, comme les Bouillons et les Rohans, que les dignités de l'État et les offices de la couronne, dont les racines sortent de celles de la monarchie même et qui sont de sa même antiquité, eut recours à ses chers *mezzo-termine*, où il trouva moyen que le comte d'Évreux ne perdit[3] pas tout ce qu'il auroit dû laisser du sien dans cette belle entreprise[4].

1. Il terminait ses lettres ainsi : « Je suis tout à vous et vous honore parfaitement » ; le « tout à vous » les blessait, dit *Dangeau* (p. 360), le « Je vous honore », si l'on en croit *Les Correspondants de Balleroy*, tome I, p. 347. Il échangea à ce propos avec le marquis de Villequier, le comte du Luc, le comte de la Motte-Houdancourt et le marquis de Gesvres des lettres assez impertinentes des deux parts (*Dangeau*, p. 373), qui ont été publiées dans *le Cabinet historique*, tome XIII, 1867, première partie, p. 168-174, d'après les manuscrits Clairambault 720, p. 299, et 1137, fol. 180-182, et le tome XLII du recueil Cangé à la Bibliothèque nationale. Voyez aussi Stéphen Leroy, *Notice sur la maison de Bouillon-la-Tour*, p. 188-190, et Albert Babeau, *La Vie militaire sous l'ancien régime*, tome II, p. 140-142.

2. Il semble qu'il faudrait *plus*, et non *moins*, ici et trois lignes plus bas.

3. Ce verbe est bien à l'indicatif.

4. L'affaire dut s'assoupir ; Dangeau n'en parle plus. On peut la

Le Régent accorda à la duchesse de Portsmouth[1] huit mille livres d'augmentation de pension à douze mille livres qu'elle en avoit déjà[2] : elle étoit fort vieille[3], très convertie et pénitente, très mal dans ses affaires, réduite à vivre dans sa campagne[4]. Il étoit juste et de bon exemple de se souvenir des services importants et continuels qu'elle avoit rendus de très bonne grâce à la France, du temps qu'elle étoit en Angleterre maîtresse très puissante de Charles II[5].

Augmentation de pension à la duchesse de Portsmouth.

M. le duc d'Orléans fit une autre grâce, et fort grande, à M. le prince de Conti, qui n'eut pas les mêmes raisons. Il augmenta ses pensions de trente mille livres pour qu'il en eût une de cent mille livres[6] comme Monsieur le Duc, et peu de jours après au même prince de Conti, quarante-cinq mille livres d'augmentation d'appointements du gouvernement de Poitou, qui lui en valoit trente-six mille, qui firent en tout quatre-vingt-un mille livres[7], et cent quatre-vingt-un mille avec la pension, en sorte que

Grandes grâces pécuniaires à M. le prince de Conti. Origine de ce débordement de finances du Roi aux princes et aux princesses du sang. [*Add. St-S.* *1530* et *1531*]

comparer avec celle que le maréchal de Villars venait d'avoir avec d'autres colonels, à propos de formules analogues (ci-dessus, p. 122).

1. Louise-Renée de Penancoët de Keroualle : tome V, p. 56.

2. *Dangeau*, p. 329, 20 juin. Le brevet de cette augmentation n'est pas dans le registre du Secrétariat de la maison du Roi.

3. Elle avait près de soixante-dix ans et ne mourut qu'en novembre 1734.

4. La terre d'Aubigny-sur-Nère, sur laquelle était assis son duché. Très dépensière, elle avait gaspillé sa fortune et en était réduite à implorer les secours des contrôleurs généraux. Depuis bien longtemps, on lui renouvelait chaque année ses lettres d'état pour empêcher ses créanciers de la poursuivre à fond (voyez notamment aux Archives nationales les arrêts du Conseil des 10 octobre 1702 et 2 mai 1712, registres E 1920 et E 1964, fol. 88). En 1721, on transforma sa pension, qui était alors de vingt-quatre mille livres, en une somme de six cent mille livres qui fut placée en rente viagère (Bibliothèque nationale, Pièces originales, vol. 2229, dossier 50417, fol. 2).

5. Déjà dit plusieurs fois, et en dernier lieu tome XXX, p. 15.

6. *Dangeau*, p. 329; brevet du 20 juin, dans le registre O[1] 62, fol. 129.

7. C'est Dangeau qui annonce cela le 7 juillet (p. 339-340).

ce fut en quinze jours un présent de soixante-quinze mille livres de rente. Ces débordements furent encore un fruit des bâtards. Le premier prince du sang, comme tel, n'a jamais eu plus de soixante mille livres de pension[1]. Celles des autres princes et princesses du sang, quand ils en ont eu, n'en ont jamais approché. Les bâtards et bâtardes, gorgés de tout, laissèrent longtemps les princes du sang à sec[2]. Monsieur le Prince, avec Madame la Princesse, avoit dix-huit cent mille [livres] de rente, en comptant son gouvernement de Bourgogne et sa charge de grand maître de France[3]. Monsieur son fils avoit eu les deux survivances en épousant Madame la Duchesse, et des pensions, lui et elle, en bâtards, dont elle lui communiqua la profusion, et à leurs enfants peu à peu. Il n'y avoit que M. le prince de Conti[4] de prince du sang, qui n'eût que sa naissance, son mérite, sa réputation, l'amour, l'estime, et la plainte de tout le monde. Quelque dépit que le Roi en eût, qui ne lui avoit jamais pardonné le voyage d'Hongrie, et peut-être moins sa réputation et l'attachement public, par jalousie pour le duc du Maine, qui n'eut jamais rien moins, ce contraste à la fin ne put se soutenir, et il fallut lui donner des pensions et à son fils[5]: de là, titre envers le Régent, qui leur laissa tout aller, et qui n'eut pas la force de défendre les finances de leurs infatigables assauts.

D'Antin obtient pour

D'Antin, qui avoit perdu son fils aîné[6], comme on l'a

1. Saint-Simon fait erreur : on a vu dans le tome VIII, p. 361 et note 2, que la pension de premier prince du sang était réglée à cinquante mille écus, soit cent cinquante mille livres.

2. Locution déjà rencontrée, tome XXXI, p. 240.

3. Déjà dit dans le tome XVII, p. 275.

4. François-Louis, mort en 1709.

5. Voyez nos tomes VII, p. 187, et note 6, XII, p. 306, et XVII, p. 140.

6. Louis de Pardaillan, marquis de Gondrin, mort en 1712 : tome XXII, p. 263-264.

vu, dans le temps de la mort de Monsieur[1] et de Madame la Dauphine, qui avoit laissé deux fils[2], obtint enfin pour l'aîné la survivance de son gouvernement d'Orléanois, etc., et pour le second celle de sa lieutenance générale d'Alsace[3]. Il avoit déjà depuis quelque temps celle des Bâtiments pour Bellegarde, son second fils, qui l'exerçoit sous lui[4]. Silly[5], dont j'aurai lieu de parler dans la suite plus à propos qu'ici[6], obtint d'être mis dans le conseil des affaires du dedans du royaume[7].

ses deux petits-fils la survivance de ses gouvernements, et Silly une place dans le conseil du dedans du royaume.

Grande sédition à Bruxelles.

Le marquis de Prié, commandant général des Pays-Bas[8], excita une grande sédition à Bruxelles, qui dura plusieurs mois et à violentes reprises. La cour de Vienne avoit fait mettre un impôt extraordinaire sur les corps des métiers par le conseil de finances de Bruxelles. Cet impôt fut refusé avec grande rumeur. On persista à Vienne à ne vouloir point écouter les représentations qui y furent envoyées par les taxés. Ils continuèrent, ce nonobstant, à refuser de payer. Prié leur parla fort hautement, puis les menaça, et s'attira par sa hauteur des réponses qui l'engagèrent à des procédés militaires, qui excitèrent la sédition. Elle ne fut enfin apaisée que parce que Prié n'auroit pu venir à bout d'eux que par des

1. Monsieur le Dauphin, le duc de Bourgogne. — Avant *Mr* il a biffé *nos princes*.

2. Louis, titré marquis puis duc d'Antin, et Antoine-François, marquis de Gondrin : tome XXII, p. 263. Tous deux étaient morts au moment où Saint-Simon écrit.

3. Dangeau annonce ces deux grâces ensemble le 16 août (p. 359). Seules les lettres de survivance du gouvernement d'Orléanais, datées du 19 août, sont dans le registre du Secrétariat de la Maison du Roi (O[1] 62, fol. 173), l'Alsace ressortissant à un autre département de secrétaire d'État.

4. Depuis 1716 : tome XXX, p. 315.

5. Jacques-Joseph Vipart, marquis de Silly : tome XII, p. 190.

6. A propos de son éclat contre le ministre le Blanc en 1720 : suite des *Mémoires*, tome XVII de 1873, p. 119-121.

7. *Dangeau*, p. 347, 22 juillet.

8. Tome XXX, p. 123, 129 et 331.

remèdes pires que le mal, et que la cour de Vienne, toute impérieuse et inflexible qu'elle soit, n'osa les pousser à bout. La taxe fut abandonnée, et personne ne fut châtié[1]. C'étoit le même Prié qu'on a vu ici[2] en son temps ambassadeur de l'Empereur à Rome, lorsque le maréchal de Tessé y étoit de la part du Roi, et qu'il en fit partir peu décemment, parce qu'il força le Pape, par les exécutions militaires des troupes impériales dans l'État ecclésiastique, de reconnoître l'Archiduc comme roi d'Espagne[3].

Affaires étrangères.

Il est temps de passer aux affaires étrangères, et de remonter pour cela au commencement de cette année; mais il est à propos d'avertir, avant cette transition, que beaucoup de petites choses, qui viennent d'être racontées, sont un peu postérieures à d'autres plus importantes, dont la nature et la chaîne demandent de n'être pas séparées des événements qui les ont suivies. C'est ce qui les a fait laisser en arrière pour les exposer sans interruption des moindres choses qui viennent d'être narrées, et qui les fait remettre après le récit de ce qui s'est passé sur les affaires étrangères dans les premiers six mois de cette année.

État de la négociation

La paix[4] à faire entre l'Empereur et le roi d'Espagne

1. Sur ces séditions dans les Pays-Bas espagnols, causées par diverses raisons : taxes nouvelles, formule du serment de fidélité, modifications de privilèges, et qui durèrent de juin à septembre et s'étendirent aux villes de Bruxelles, Malines, Gand, Anvers, Louvain, etc., il faut voir la *Gazette*, p. 204, 252, 275, 287, 349, la *Gazette de Leyde*, nos 51, 58-62, 65 et 66, celle *de Rotterdam*, nos 53, 55, 56, 58, 61 et 62 ; Dangeau en parle sommairement en juin et en juillet (p. 319 et 347).

2. Ce mot, ajouté en interligne, signifie dans ces Mémoires.

3. En 1709 : tome XVII, p. 35-38.

4. Saint-Simon reprend l'exposé des affaires étrangères d'après les Mémoires manuscrits de Torcy (voyez nos tomes XXIX, p. 257 et 294, XXX, p. 18, note 1, XXXI, p. 87, et XXXII, p. 1) et il entame le troisième volume de l'exemplaire de la Bibliothèque nationale, ms. Franç. 10672, dont il se contente d'abrèger et de modifier la rédaction.

à Londres pour traiter la paix entre l'Empereur et le roi d'Espagne.

étoit toujours sur le tapis et l'objet de l'attention de toute l'Europe[1]. Pentenrieder pour l'Empereur, et l'abbé Dubois pour la France, la négocioient à Londres avec les ministres du roi d'Angleterre. La Hollande paroissoit s'en rapporter à ce monarque, sans charger de rien à cet égard le ministre que la République tenoit à Londres[2]. Le Pensionnaire, dévoué en toute dépendance à ce prince, apprenoit de lui-même ses volontés, lorsqu'il vouloit faire entrer cette république dans les engagements qu'il vouloit prendre de concert avec elle. Monteleon, ambassadeur d'Espagne à Londres, très habile et fort expérimenté, auroit été plus capable que personne de servir utilement son maître, si ce prince eût voulu traiter sur le plan qui lui étoit proposé. Monteleon croyoit que la paix convenoit à l'Espagne ; mais il craignoit de dire franchement son avis, persuadé qu'Alberoni ne pensoit pas comme lui, et que ce seroit se perdre inutilement que de combattre son sentiment et peut-être son intérêt. Il se contenta donc pendant quelque temps de combattre l'espérance que ce tout-puissant ministre avoit prise de voir bientôt des troubles en Angleterre, en lui démontrant que la désunion du roi d'Angleterre et du prince de Galles ne causeroit aucun mouvement dans le royaume, qu'il n'y avoit aucun fondement à faire sur les mesures et l'impuissance des mécontents du gouvernement, et que le roi d'Angleterre trouveroit dans la suite des séances de son parlement la même soumission à ses volontés qu'il avoit éprouvée à leur ouverture. Cet ambassadeur ne se rebuta point d'assurer le roi d'Espagne que les intentions du Régent à son égard étoient bonnes, que l'abbé Dubois lui avoit répété plusieurs fois que les

1. Voyez notre précédent volume, p. 332-333, auquel ceci fait suite.

2. Duyvenwoorden avait été remplacé par M. Van Borseele (*Gazette*, 1716, p. 275). Torcy disait : « Il n'y avoit en Angleterre aucun ministre des Provinces-Unies chargé particulièrement de cette négociation ; leur envoyé ordinaire en étoit à peine instruit. »

instructions qu'il attendoit formeroient une union et une intelligence parfaite entre Sa Majesté Catholique et Son Altesse Royale ; et il représenta, sous le nom de cet abbé, que, si le roi d'Espagne différoit à s'expliquer, le ministre de l'Empereur gagneroit du terrain à Londres ; et il étoit vrai que les ministres les plus confidents du roi d'Angleterre étoient tous à l'Empereur, et traitoient de prétentions injustes les propositions que le Régent faisoit et appuyoit en faveur de l'Espagne.

Deux difficultés principales.

Les[1] principales difficultés roulèrent sur deux points, tous deux essentiels, que le Régent demandoit : le premier, une renonciation absolue et perpétuelle de la part de l'Empereur à tous les États de la monarchie d'Espagne actuellement possédés par Philippe V ; le second, que les maisons de Médicis et Farnèse venant à s'éteindre, la succession aux États de Toscane et de Parme fût assurée au fils aîné de la reine d'Espagne, et successivement à ses enfants mâles, cette princesse étant héritière légitime des deux maisons. Les Impériaux se plaignirent de ce que le Régent étoit plus attentif à procurer les avantages du roi d'Espagne que ce prince n'étoit à les demander. Ils dirent qu'il étoit injuste d'exiger une renonciation absolue de l'Empereur à ses droits sur la monarchie d'Espagne, pendant qu'on ne lui en offroit pas une pareille du roi d'Espagne aux États d'Italie et des Pays-Bas possédés par Sa Majesté Impériale, regardant comme une sorte de violence de faire subsister les droits d'une partie pendant qu'on éteignoit avec tant de soin ceux de l'autre partie. Ils s'écrièrent encore plus sur les successions de Toscane et de Parme, comme s'il s'agissoit de porter la guerre en Italie, et de la faire perdre à l'Empereur, par la facilité de débarquer les troupes d'Espagne à Livourne, d'entrer sans peine en Lombardie, tandis que les Impériaux arrêtés par les Apennins ne pourroient pénétrer en Toscane,

1. Mémoires de Torcy, p. 3 et suivantes. Voyez l'ouvrage de Wiesener, *Le Régent, l'abbé Dubois et les Anglais*, tome II, p. 121-122.

pour empêcher les Espagnols de s'y fortifier et de s'y faciliter les secours d'Espagne. Ils cédèrent néanmoins sur l'article de Parme et de Plaisance, parce que ces États éloignés de la mer ne pourroient recevoir de secours étrangers, et dépendroient toujours de l'Empereur, enclavés comme ils sont dans les terres, si le prince qui les posséderoit tentoit de s'agrandir. Mais la Toscane, surtout Livourne, entre les mains d'un prince de la maison de France, leur paroissoit d'un péril continuel et inévitable à chasser l'Empereur d'Italie toutes les fois que la France et l'Espagne le voudroient.

Stahrenberg le plus opposé à la cession future de la Toscane.

Le comte de Stahrenberg, qui avoit acquis la plus grande confiance de l'Empereur, pour avoir été son conseil et le général sous lui en Espagne[1], étoit le plus touché de cette crainte de tous les ministres de la cour de Vienne. Il dit qu'il se croyoit en droit plus que personne d'insister fortement au refus de l'article de la Toscane, parce qu'il avoit appuyé plus fortement que personne le projet de prendre de justes mesures pour assurer le repos de l'Europe, et qu'il s'étoit souvent exposé à déplaire à l'Empereur en combattant les visions dont on entretenoit sa passion de recouvrer la monarchie d'Espagne; que cet article de Toscane, au lieu d'établir une paix solide, entretiendroit une cause de guerre[2] perpé-

1. C'est dans nos tomes XV, p. 436, XVI, p. 167-168, etc., qu'il a été question de Guidobaldo, comte de Stahrenberg, général impérial en Espagne sous l'Archiduc; mais ce n'est pas de lui qu'il s'agit; car il se retira de la vie publique en 1714, et Torcy d'ailleurs ne faisait pas d'allusion à cette confraternité d'armes; elle est le fait de Saint-Simon. Le ministre impérial était Gondoacre-Thomas, comte de Stahrenberg, cousin du précédent, qui fut vice-président de la chambre des finances d'Autriche, conseiller d'État en 1700, président du conseil des finances en 1703, maréchal héréditaire d'Autriche en 1707, ministre de conférence et chevalier de la Toison d'Or, qui mourut à Vienne le 8 juillet 1745, à quatre-vingt-deux ans.

2. Les mots *cause de*, qui sont bien dans le texte de Torcy, ont été ajoutés en interligne par Saint-Simon sur son manuscrit.

tuelle, et feroit perdre l'Italie à l'Empereur; qu'il lui conseilleroit, plutôt que d'y consentir, de faire la paix avec les Turcs aux dépens même de toutes ses conquêtes sur eux, et de regarder comme sa plus capitale affaire d'empêcher l'établisssement en Italie d'une branche de la maison de France, et qu'elle y prît des racines assez solides pour donner la loi à la maison d'Autriche, et il n'estimoit pas que l'acquisition de la Sicile pût balancer la crainte d'un pareil établissement. Il convenoit aussi que l'Europe auroit raison de s'alarmer si l'Empereur prétendoit s'emparer quelque jour de ces successions; qu'aussi son intention étoit d'en assurer l'expectative au duc de Lorraine (que Vienne vouloit faire regarder comme un prince neutre, quoique de tout temps, et lors plus que jamais, seule et même chose avec elle[1]) et dont l'agrandissement ne devoit donner d'ombrage à aucune puissance. L'Empereur vouloit bien qu'il achetât ce bel établissement par la cession du Barrois mouvant[2] à la France. Néanmoins les ministres de l'Empereur, n'espérant pas qu'on pût se relâcher sur la Toscane en faveur d'un fils de la reine d'Espagne, imaginèrent de la partager avec lui en faisant céder l'État de Pise au duc de Lorraine[3]. Leur grand objet étoit que le prince d'Espagne n'eût point de ports de mer, et ils prétendoient y intéresser les Anglois par la jalousie du commerce du Levant. Ils renouvelèrent aussi les instances qu'ils avoient inutilement faites aux traités de Rastadt et de Baden, pour la restitution des privilèges de l'Aragon et de la Catalogne, et celle des biens confisqués sur les Espagnols qui avoient

Propositions des Impériaux pleines de jalousie et de haine.

1. Cette parenthèse est de Saint-Simon, qui a souvent noté la partialité du duc de Lorraine pour l'Empire, et en dernier lieu ci-dessus, p. 65.

2. On appelait Barrois mouvant ou Barrois royal la partie du duché de Bar, qui était sur la rive gauche de la Meuse et qui relevait de la couronne de France : voyez notre tome VI, p. 27.

3. Wiesener, p. 122, d'après Weber, *Die Quadrupel Allianz.*

suivi le parti de l'Empereur. Outre l'honneur de ce prince, ils étoient persuadés que la suppression des priviléges de ces deux provinces augmentoit de quatre ou cinq millions le revenu du roi d'Espagne, à qui ils les vouloient faire perdre par ce rétablissement. A l'égard des biens confisqués, l'Empereur s'ennuyoit de payer libéralement ces rebelles sur ses revenus d'Italie[1]. Ses ministres, qui les haïssoient, se plaignoient aigrement sur cet article des instances trop opiniâtres, disoient-ils, du Régent pour les avantages du roi d'Espagne.

Plaintes artificieuses des Impériaux du Régent.

La cour de Vienne, accoutumée à reprocher à ceux avec qui elle traite le peu de bonne foi dont elle-même ne sait que trop s'aider, la reprochoit à ce prince dans cette négociation de Londres. Elle prétendoit que Bonnac avoit tâché par ses démarches et ses discours d'engager les principaux officiers ottomans de continuer la guerre contre l'Empereur ; que le Régent avoit envoyé Ragotzi[2] en Turquie ; que Son Altesse Royale n'avoit rien oublié pour engager le roi de Prusse à faire un traité avec la France, et en conséquence, la guerre à l'Empereur, quoi[que] ce traité fût très innocent[3]. Ils accusoient le Régent d'avoir communiqué à l'Espagne le plan du traité dressé avec le roi d'Angleterre à Hanovre, et d'être, sinon le promoteur, au moins la cause indirecte de l'entreprise de Sardaigne. Ces mêmes ministres de l'Empereur lui faisoient un crime de fortifier de garnisons les places du royaume frontières de l'Empire, tandis qu'en amusant Königsegg de belles paroles il s'étoit fait l'agent du roi d'Espagne, mais bien plus habile que lui, pour en soutenir les intérêts. Leur conclusion étoit que l'acquisition de la Sicile ne les mettoit pas suffisamment en sûreté, qu'ils n'en pouvoient avoir qu'en maintenant un assez gros corps de

1. Torcy disait (p. 8) que tous les revenus des États impériaux d'Italie étaient employés à ces secours.

2. On a vu son départ en 1717 : tome XXXII, p. 113.

3. *Ibidem*, p. 189-190.

troupes en Italie, pour empêcher la maison de France d'y mettre jamais le pied, encore moins de s'y établir en aucune de ses parties maritimes.

Point de la tranquillité de l'Italie pendant la négociation.

Comme un des points principaux de la négociation étoit d'assurer, au moins pendant sa durée, le repos de l'Italie, le roi d'Espagne avoit demandé que l'Empereur promît de n'y point commettre d'hostilité, de n'y lever aucunes contributions, et de n'y point faire passer de troupes pendant le cours de la négociation. L'Empereur parut assez disposé aux deux premières demandes; pour la troisième, il prétendit que ce seroit abandonner l'Italie à un ennemi qui l'avoit attaqué tandis qu'il étoit occupé contre les Turcs en Hongrie, qui lui avoit enlevé la Sardaigne; qu'il en demandoit la restitution si l'Espagne vouloit un engagement formel de sa part de n'envoyer point de troupes en Italie. Ses ministres, persuadés que le Régent traitoit secrètement, et ne songeoit qu'à s'unir avec l'Espagne, déclarèrent que leur maître feroit la paix avec le Turc à quelques conditions que ce pût être.

Partialité ouverte des Anglois pour l'Empereur; leurs hauteurs et leurs menaces au Régent.

La cour[1] de Londres pressoit la négociation. Elle représentoit au Régent qu'elle étoit dans sa crise[2]; qu'il ne tenoit qu'à lui de la finir par une bonne résolution qui le mettroit pour toujours en sûreté, et le délivreroit de la tutelle insupportable d'une cabale espagnole très puissante en France, et totalement occupée à sa ruine. Les ministres hanovriens soutenoient comme excellent le projet de donner l'État de Pise avec Livourne et Portolongone[3] au duc de Lorraine, en cédant par lui à la France le Barrois mouvant. Ils ne se rebutèrent point du refus. Voyant enfin qu'ils ne réussiroient pas, ils firent un

1. Mémoires de Torcy, p. 12 et suivantes.

2. « On dit figurément qu'*une affaire est dans sa crise* pour dire qu'elle est sur le point d'être décidée de manière ou d'autre » (*Académie*, 1718).

3. Cette ville de l'île d'Elbe, sur la mer de Toscane, avait été prise en 1646 par le maréchal de la Meilleraye, puis rendue aux Espagnols.

dernier effort sans espérance, mais pour se justifier auprès de l'Empereur et le persuader qu'il n'avoit pas tenu à leurs soins d'emporter un point qui lui étoit si capital, qui étoit le moins, ajoutèrent-ils, qu'ils pussent faire pour Sa Majesté Impériale. Avec une telle partialité on ne devoit pas se flatter que l'Angleterre acceptât la proposition que le Régent lui fit alors de s'unir à lui et à l'Espagne pour forcer les oppositions de l'Empereur, et d'accepter enfin le projet du traité tel qu'il étoit proposé. Aussi les ministres hanovriens dirent-ils nettement que, si la proposition étoit sérieuse, il ne restoit que de rompre toute négociation, et, se défiant toujours des intentions secrètes du Régent, ils déclarèrent que le roi leur maître faisoit dresser un plan du traité tel qu'il prétendoit qu'il fût signé ; que l'article de la renonciation de l'Empereur et celui de la succession de la Toscane y seroient compris de la manière que Son Altesse Royale le desiroit ; qu'on y comprendroit aussi les engagements qu'elle devoit prendre pour assurer la Sicile à l'Empereur ; qu'on la prieroit de signer ce plan ; qu'il seroit ensuite envoyé à Vienne pour le faire signer à l'Empereur ; qu'enfin, si le Régent refusoit sa signature, le roi d'Angleterre sauroit à quoi s'en tenir, et prendroit d'autres mesures. Ces menaces furent faites à l'abbé Dubois à Londres, en même temps que Stair eut ordre d'expliquer à Paris, en même sens, les intentions du roi d'Angleterre.

Le roi d'Angleterre inquiet sur le Nord, s'assure du Czar, méprise le roi de Prusse. La Czarine veut s'assurer de la Suède pour la transmission de la succession

Ce prince avoit eu de grandes inquiétudes des négociations du Czar avec la Suède, de ses attentions pour le roi de Prusse, de ses préparatifs par mer et par terre qu'on croyoit destinés contre les Turcs, et il craignit que, très mal satisfait de lui depuis longtemps, il ne méditât quelque vengeance. Il fut enfin rassuré par la promesse qu'il en tira de fermer tout accès auprès de lui aux Anglois rebelles, et d'interdire l'entrée de Pétersbourg au duc d'Ormond, s'il s'y vouloit réfugier. Georges crut savoir avec certitude que les négociations avec la Suède

de Russie à son fils. Agitations et reproches du Czar sur cette affaire.

n'étoient fondées que sur les instances de la Czarine[1] pour engager le Czar d'écouter le baron de Gœrtz, par sa passion dominante d'assurer la succession au trône de Russie à son fils[2], au préjudice de son frère aîné du premier mariage. Elle avoit pris des mesures auprès du roi de Suède, et engagé le Czar à lui restituer une partie de ses conquêtes, moyennant quoi le roi de Suède devoit garantir ce nouvel ordre de succession. Le Czar, naturellement opposé à restituer, parut sentir les remords du renversement de l'ordre naturel et légal de la succession, surtout quand il vit la joie de ses peuples au retour d'Italie du czaréwitz, qui lui fit craindre même une révolution s'il poussoit ce projet en faveur de son jeune fils. Il étoit tombé dans un chagrin extrême. Il reprochoit à la Czarine les embarras où le jetoit son ambition pour son fils, et les peines que lui coûtoit cette malheureuse affaire. Il se plaignoit de ses sollicitations de faire sa paix particulière avec la Suède; il craignoit la puissance et la vengeance de ses alliés dans cette guerre s'il les abandonnoit. Il traitoit de scélérat Mentchikoff[3],

1. Catherine Ire : tome XXII, p. 134.

2. Le fils de la czarine était le prince Pierre, né le 8 novembre 1715, après quatre filles; il fut déclaré héritier du trône après la dégradation du czaréwitz Alexis (février 1718); mais il mourut de maladie le 6 mai 1719; voyez tome XXXII, p. 52.

3. Alexandre Danilowitch, prince Mentchikoff (Saint-Simon écrit *Menzicoff*), né à Moscou le 6 novembre 1672, était fils d'un pâtissier. D'abord camarade de jeu de Pierre-le-Grand, puis son favori, il l'accompagna dans ses voyages en Hollande et en Angleterre. A partir de 1702, il prit une part active à la guerre contre les Suédois, qu'il défit à Kalisch (1706) et à Poltava (1709). Pierre-le-Grand lui donna après Kalisch le titre de prince, et celui de feld-maréchal en 1709. Il continua ses succès les années suivantes. Nommé gouverneur de Pétersbourg, il y commit de telles malversations que le czar le fit traduire en justice et qu'il fut condamné en 1719 (*Gazette*, p. 100); mais la czarine Catherine lui évita le châtiment. Elle n'oublia jamais que c'était Mentchikoff qui l'avait fait connaître au czar et avait été l'artisan de sa fortune. A la mort de Pierre, il contribua grandement à l'élévation de

jusqu'alors son favori, avec qui la Czarine était fort liée. Il en disoit autant de Gœrtz, qui avoit traité avec lui de la part de la Suède [1], et le tenoit capable de tromper et lui et son propre maître.

Le roi d'Angleterre [2], informé de ces agitations du Czar, ne le croyoit pas en état de prendre des liaisons avec la Suède au préjudice de la ligue du Nord, à laquelle l'impuissance plus que la volonté l'obligeroit de demeurer fidèle. La bonne foi du roi de Prusse lui étoit également suspecte; mais ses ministres le regardoient comme un zéro (c'étoit leur expression), capable de rien sans l'appui du Czar, ni d'oser déplaire à l'Empereur sans des sûretés bien réelles. Ils espéroient tout de la témérité du roi [de] Suède, à la veille de périr dans chacune de ses entreprises. Son entrée en Norvège, à la fin de janvier, leur parut aussi folle qu'elle l'avoit semblé à ses ministres et à ses généraux, qui s'y étoient tous inutilement opposés [3], et Gœrtz plus qu'aucun, dans la vue d'intérêt particulier qu'il avoit de porter le roi de Suède vers le Holstein, pour rétablir son neveu [4] dans cet État usurpé par le roi de Danemark.

Le Régent pressé par l'Angleterre.

Le ministère anglois, uni à celui d'Hanovre, se fondoit sur ces dispositions des affaires du Nord, pour montrer au Régent qu'il se flatteroit en vain d'y former une ligue capable de tenir tête à l'Empereur; qu'il n'y avoit d'alliance assurée pour Son Altesse Royale que celle dont il s'agissoit actuellement; qu'elle devoit donc en aplanir les diffi-

la czarine et devint tout-puissant pendant son règne. L'avènement de Pierre II (mai 1727) fut le signal de sa disgrâce : il fut exilé en Sibérie et y mourut le 22 octobre 1729.

1. Il est parlé de ces négociations dans la correspondance de Hambourg du 25 janvier insérée dans le nº 9 de la *Gazette de Leyde*.

2. Mémoires de Torcy, p. 17 et suivantes.

3. Sur ce projet d'expédition de Charles XII en plein hiver en Norwège, qu'il ne mit pas à exécution, on peut voir notre *Gazette*, p. 63, 76, 89 et 101, et la *Gazette de Leyde*, nº 9.

4. Charles-Frédéric, duc de Holstein-Gottorp, fils de sa sœur : tome XVII, p. 17-18.

cultés; et que l'article de la Toscane n'en étoit pas une assez importante pour retarder une conclusion si essentielle à la France, et si nécessaire à l'Europe.

L'Espagne ne pense qu'à se préparer à la guerre, déclare à l'Angleterre qu'elle regardera comme infraction tout envoi d'escadre angloise dans la Méditerranée.

Le roi d'Espagne, loin de souscrire au projet dont il s'agissoit pour la paix, ne songeoit qu'à se préparer à la guerre. Il déclaroit qu'il vouloit conserver la bonne intelligence avec l'Angleterre : mais il lui fit en même temps déclarer par son ambassadeur que, si elle envoyoit quelque escadre dans la Méditerranée, il regarderoit cette expédition comme faite contre ses intérêts, et non pour se venger du Pape d'avoir fait arrêter le comte de Peterborough[1], Enfin, Sa Majesté Catholique exigeoit du roi d'Angleterre une déclaration générale à l'égard de toute escadre angloise qui pourroit être employée dans la Méditerranée. Il sembloit qu'Alberoni, en faisant demander toutes ces sûretés, cherchoit un prétexte de déclarer la guerre. Il faisoit, avec empressement, tous les préparatifs nécessaires pour la commencer, cherchoit chez l'étranger ce que l'Espagne ne lui pouvoit fournir pour se défendre et pour attaquer, et regardoit tout autre soin comme inutile. Néanmoins, malgré les assurances de Beretti, il ne put tirer aucuns vaisseaux des Hollandois. Il menaçoit en même temps les Anglois et les Hollandois de la ruine de leur commerce, s'ils donnoient le moindre sujet de plainte à l'Espagne par leurs liaisons avec l'Empereur. Il étoit si persuadé de l'effet de ces menaces qu'il regardoit la négociation de Londres comme un vain amusement et que, lorsqu'il apprit l'envoi de Nancré[2], il dit qu'il y seroit le bienvenu, mais qu'il s'ennuieroit bientôt à Madrid, et souhaiteroit retourner promptement à Paris, comme il étoit arrivé à Monti[3]. A l'égard du public, à qui il falloit un leurre. il fondoit l'éloignement du roi

Alberoni ennemi de la paix; ses efforts, ses manèges, sa politique. Il veut gagner le Régent et le roi de Sicile.

1. Voyez le précédent volume, p. 125 et 276.
2. Ci-après, p. 192.
3. Antoine-Félix, marquis Monti : tomes XXX, p. 257, et XXXI, p. 313-314.

d'Espagne pour la négociation commencée sur la connoissance qu'il avoit des mauvais desseins et de la mauvaise foi des Allemands par la conduite tyrannique qu'ils avoient en Italie, qu'il détailloit, et parce qu'ils bloquoient actuellement les États de Parme et de Plaisance. En même temps, il exhortoit le duc de Parme de souffrir ces vexations, de ne point augmenter la garnison de Parme, quoique l'Espagne en voulût bien faire la dépense; qu'il ne convenoit point à un petit prince d'irriter l'Empereur, mais d'attendre que l'oppression de tous les princes d'Italie les obligeât d'implorer unanimement le secours du roi d'Espagne pour les affranchir de la tyrannie de l'Empereur. Alberoni, sans nommer personne, espéroit gagner incessamment le roi de Sicile. Il fit dire au Régent que, s'il vouloit s'unir au roi d'Espagne, le roi de Sicile entreroit sur-le-champ dans la même union; qu'elle suffiroit pour forcer les Allemands à sortir d'Italie; que les Hollandois verroient cet événement avec plaisir et tranquillité, mais qu'ils auroient souhaité, à ce qu'il prétendoit savoir, qu'immédiatement après la conquête de la Sardaigne, le roi d'Espagne eût fait marcher ses troupes à celle du royaume de Naples.

Forte conversation d'Alberoni avec le ministre d'Angleterre.

Ce cardinal n'oublia rien pour piquer les médiateurs du point d'honneur. Il leur disoit que la conduite de l'Empereur étoit pour eux le dernier mépris, puisque leur seule considération y avoit suspendu le progrès des armes d'Espagne, qui sans cela auroient été en état de s'opposer avec plus de vigueur à son ambition; que la reconnoissance qu'il en témoignoit à la France et à l'Angleterre étoit la continuation des mêmes violences, sans nul égard aux offices et à l'honneur de ces deux couronnes; qu'il étoit étonné que, malgré ce peu d'égards de l'Empereur, le ministre d'Angleterre à Madrid[1] lui avoit fait des propositions, encore nouvellement, en faveur de l'Empereur,

1. Le colonel Stanhope.

et lui avoit dit depuis deux jours que, si la médiation du roi son maître étoit acceptée, il feroit en sorte d'engager l'Empereur à renoncer à l'Espagne, aussi bien qu'à la succession de Toscane; sur quoi il avoit répondu qu'un médiateur seroit inutile lorsqu'il ne s'agiroit que de telles conditions ; que le roi d'Espagne ne craignoit point d'être attaqué dans le continent de son royaume; que, quant à la succession de Toscane, il la regardoit comme un futur contingent, persuadé que, suivant les conjonctures, toute garantie pouvoit devenir inutile, dont il citoit pour exemple l'effet des garanties promises pour la Catalogne et pour Majorque[1]. L'Anglois défendit son maître par ses engagements pris avec l'Empereur. Le cardinal répondit qu'il étoit malheureux qu'il se souvînt si bien de ses engagements avec l'Empereur, et qu'il eût si tôt et si aisément oublié tant de services essentiels et de preuves d'amitié qu'il avoit reçus du roi d'Espagne, dont il avoit promis une reconnoissance éternelle. Il ajouta que la nation angloise trouveroit peut-être quelque peine à soutenir des engagements pris contre un prince dont elle recevoit continuellement tant d'avantages considérables pour son commerce, et pris en faveur d'un autre dont elle ne pouvoit que recevoir beaucoup de préjudice. Alors le ministre anglois, oubliant un peu ses ordres et son caractère, répondit, suivant le génie de sa nation, que tout bon Anglois connoissoit assez la force des engagements pris avec l'Empereur, qui au fond étoient considérés comme s'ils n'existoient pas. Son but néanmoins fut toujours de persuader que rien n'étoit plus capable d'assurer le repos public que de traiter suivant le plan proposé, et de conclure une paix dont l'exécution seroit garantie par les principales puissances de l'Europe[2]. Alberoni protestoit des desirs sincères du roi d'Espagne pour une solide paix; qu'il

1. Lors des traités d'Utrecht.
2. Tout ceci est copié textuellement dans Torcy, p. 25-26.

ne faisoit point la guerre pour agrandir ses États, mais pour se venger des insultes des Allemands, et pour affranchir le monde, particulièrement l'Italie, de leurs violences[1]; que d'en chasser les Allemands, et de rendre leurs usurpations à la couronne d'Espagne, auroit à la vérité été le moyen d'assurer le repos de l'Italie et l'équilibre de l'Europe; mais que Sa Majesté Catholique, occupée seulement du bien public, étoit prête d'acquiescer à tout autre expédient qu'on trouveroit utile et conduisant également au but qu'elle se proposoit.

Plaintes et chimères d'Alberoni; il écrit au Régent avec hardiesse.

Alberoni s'élevoit souvent contre la léthargie des puissances de l'Europe. Il condamnoit l'ignorance crasse, disoit-il, de ceux qui croyoient une guerre universelle nécessaire pour mettre l'Empereur à la raison. Il formoit un projet facile selon lui pour parvenir[2] à ce but. Il demandoit seulement que la France fournît quarante mille hommes, et s'unît aux rois d'Espagne et de Sicile pour s'opposer de concert aux entreprises des Allemands. Il assuroit que, cette union faite, aucune autre puissance n'aideroit l'Empereur; que les Hollandois demeureroient spectateurs; que les Anglois, retenus par l'intérêt du commerce, n'oseroient, pour complaire à leur roi, fournir à l'Empereur les secours qu'il lui avoit promis. Dans cette confiance, il protestoit que rien ne l'empêcheroit de suivre son chemin. Il avouoit qu'il se flatteroit d'un succès certain si la France entroit dans les projets qu'il méditoit. Il écrivoit au Régent qu'il ne pouvoit trouver d'intérêt et de bonheur solide que dans une union avec le roi d'Espagne, la seule que l'honneur et la probité lui indiquoient; que tout autre engagement seroit au contraire accompagné de déshonneur et d'opprobre. Il soutenoit que l'un et l'autre se trouvoient dans ce qui se proposoit à Londres; que les garanties des successions de Parme et de

1. Il y a *leurs* au pluriel, et *violence* au singulier dans le manuscrit.
2. Avant *parvenir*, Saint-Simon a biffé *mettre l'Em*, qui se trouve à la ligne précédente.

Toscane, dont les souverains et un successeur de chacun étoit plein de vie, étoient des sûretés imaginaires ; qu'il seroit nécessaire, avant d'entrer en négociation, de proposer des moyens plus solides d'empêcher ces États de tomber entre les mains de l'Empereur, lorsque ces successions viendroient à s'ouvrir[1].

Inquiétude sur Nancré*. Alberoni espère du Régent, pressé par Cellamare et Provane, d'augmenter l'infanterie et d'envoyer un ministre à Vienne, qui élude enfin leurs demandes.

Le bruit du prochain envoi de Nancré à Madrid[2] s'y étant répandu, les ministres étrangers qui y résidoient en prirent de l'inquiétude, et interrogèrent Alberoni sur les dispositions qu'ils crurent voir à quelque nouveau traité. Il répondit qu'il étoit vrai que Cellamare l'avoit averti du voyage que Nancré se disposoit à faire, mais que le motif en étoit inconnu à l'ambassadeur et à lui-même, que le temps l'éclairciroit, qu'il protestoit cependant, non comme ministre, mais comme homme d'honneur, qu'il n'en avoit pas la moindre connoissance. L'empressement des dispositions qu'il faisoit pour la guerre, et qui coûtoient beaucoup, répondoit[3] à son éloignement de la paix. On y remarqua néanmoins un ralentissement, qui fut attribué aux scrupules du roi d'Espagne et aux représentations de son confesseur. Mais Aubenton, dont Alberoni étoit bien sûr, n'auroit osé proposer au roi d'Espagne d'autres points de conscience que ceux qui convenoient aux intérêts du cardinal. Lui-même attendoit peut-être quelques changements aux projets dont il étoit question. Cellamare et le comte de Provane, envoyé du roi de Sicile à Paris[4], ne cessoient de détourner le Régent des mesures qu'il vouloit prendre avec l'Empereur et l'Angleterre, et de le presser d'en prendre d'autres, qu'ils représentoient comme plus

1. Résumé des pages 27 à 29 des Mémoires de Torcy.

2. Ci-dessus, p. 111. Louis Wiesener a raconté cette mission dans *Le Régent, l'abbé Dubois et les Anglais*, tome II, p. 150 et suivantes ; voyez ci-après, p. 286.

3. Il y a *repondoient*, au pluriel par mégarde dans le manuscrit.

4. Tome XXXII, p. 292.

* Les trois premiers mots de la manchette ont été ajoutés après coup.

honorables et plus sûres pour s'opposer aux desseins de l'Empereur. Ils prétendirent que le Régent, acquiesçant à leurs raisons, leur avoit promis deux choses : l'une d'augmenter incessamment l'infanterie françoise, l'autre d'envoyer à Vienne de la part du Roi ; mais ils n'eurent pas longtemps cette espérance, qui les avoit fort flattés du peu d'effet qu'auroit la négociation d'Angleterre : il ne fut pas question de l'augmentation de l'infanterie. Cellamare crut avoir pénétré que les ministres des finances et même le maréchal de Villars avoient représenté la facilité de la faire du jour au lendemain, dès que cela seroit nécessaire, et l'inconvénient de charger de ce surcroît les finances si chargées de dettes, avant la nécessité. Sur ce fondement, il fut répondu à Cellamare que les forces impériales qui étoient en Italie n'étoient pas à craindre, et qu'elles ne passoient pas vingt mille hommes, suivant les traités. Sur l'envoi à Vienne, on lui dit qu'il s'y étoit trouvé deux difficultés : la répugnance invincible de Biron, qui avoit été choisi, dont l'ambassadeur fut bien aise parce que Biron étoit beau-père de Bonneval[1], et qu'on supposoit que les ministres du Roi ne jugeoient pas convenable d'envoyer à Vienne sans charger celui qui y iroit de propositions préliminaires pour procurer un accommodement raisonnable entre l'Empereur et l'Espagne.

Reproches de Cellamare à la France ; sort peu content d'une audience du Régent.

Cellamare se plaignoit[2], comme d'un reproche injuste, [de] celui que la France faisoit à l'Espagne de renouveler les hostilités et les troubles de l'Europe. Il reprochoit lui-même aux François de se laisser tellement frapper de la crainte de la puissance des Allemands, qu'il sembloit que ceux qui avoient part aux affaires eussent toujours devant les yeux le fantôme formidable de la dernière ligue, qui rendoit inutiles les meilleures raisons, en sorte que la

1. Nous avons vu ce mariage se faire en 1716 : tome XXX, p. 316-318. Bonneval était alors assez en faveur à la cour de Vienne.
2. Mémoires de Torcy, p. 33 et suivantes.

terreur des forces ennemies persuadoit bien plus que l'intérêt de l'État. Il disoit que le Régent, seul capable de calmer ces frayeurs, étoit poussé par une force secrète, dont la source étoit dans son intérêt particulier, différent de celui de l'État. Persuadé que le moyen de l'en détourner étoit de l'engager à l'exécution des deux points dont on vient de parler, il en obtint, le 13 janvier, une audience particulière[1], dans laquelle il insista sur ces deux points qu'il prétendit qu'on lui avoit promis, et au plus tôt. Sur le premier, le Régent répondit qu'il donneroit toute son attention à choisir un sujet capable de se bien acquitter de l'emploi de Vienne ; que cependant, avant de le nommer, il vouloit avoir encore des réponses de l'abbé Dubois, et savoir les intentions du roi d'Angleterre plus précisément qu'il n'en étoit instruit. Sur le second, il dit à Cellamare, mais comme en confidence intime, que, suivant l'avis de ceux qu'il avoit chargés des affaires de la guerre, même de plusieurs officiers généraux, il avoit abandonné sa première idée d'augmenter de dix hommes chaque compagnie d'infanterie ; que, prenant un expédient plus conforme à l'épuisement des finances, son dessein étoit de former un corps de soldats de milices de soixante mille hommes, commandé par les officiers réformés que le Roi entretenoit, avec quoi il comptoit pouvoir mettre aisément en campagne les cent quatre-vingts bataillons que le Roi avoit à sa solde. Cellamare combattit ce projet ; puis, voyant ses objections inutiles, il représenta qu'il ne suffiroit pas de prendre des précautions pour la sûreté de l'Italie, si Son Altesse Royale ne les faisoit savoir au roi de Sicile à temps, parce que, se croyant abandonné, il étoit vraisemblable qu'il feroit quelque démarche où on ne pourroit plus remédier, quand une fois l'engagement seroit pris. L'ambassadeur obtint du Régent promesse d'en parler à Provane ; mais, peu content de son audience, il voulut

1. Dangeau ne l'a pas mentionnée.

Cellamare, pour vouloir trop pénétrer et approfondir, se trompe grossièrement sur les causes de la conduite du Régent.

remonter à la source du changement qu'il trouvoit. Il crut avoir pénétré que le maréchal de Villars et Broglio avoient proposé l'expédient des milices dans la vue d'empêcher une nouvelle guerre, la France n'ayant rien à craindre du trouble que l'Empereur pouvoit apporter au repos de l'Italie, ni de ses entreprises contre le roi de Sicile. Cette opinion, frondée par Cellamare, étoit, disoit-il, celle d'un petit nombre de gens peu éclairés, et mal instruits des véritables intérêts de l'Europe, dont le maréchal d'Huxelles et la partie la plus judicieuse du ministère raisonnoient selon lui avec plus de justesse, et trouvoient que le Roi avoit grand intérêt de s'opposer aux ambitieux desseins des Allemands, quoiqu'il ne dût recourir à la force qu'après avoir tenté tous les moyens possibles de parvenir à un accommodement raisonnable.

Je me suis toujours étonné[1] qu'un homme d'autant[2] d'esprit, de perspicacité, d'application que Cellamare, et qui n'étoit pas nouvellement arrivé, assez mêlé de plus dans la bonne compagnie, et qui savoit en profiter, se trompât si lourdement dans ses conjectures et dans ce qu'il croyoit avoir pénétré. Le mystère toutefois n'étoit pas difficile. L'intérêt particulier ne dominoit point le Régent, qui vouloit et alloit sincèrement au bien de l'État ; mais il l'étoit[3] par l'abbé Dubois, qui l'avoit infatué de bonne heure de l'Angleterre, aidé du duc de Noailles et de Canillac dans les commencements, qui tous trois avoient stylé Stair à lui parler d'un ton à lui imposer, lequel en avoit su si bien profiter qu'il en abusa sans cesse, et réduisit en assez peu de temps le Régent à le craindre, et à n'oser, pour ainsi dire, branler devant lui, appuyé de plus en plus et conduit par l'abbé Dubois à

1. Ce qui va suivre n'est plus pris aux Mémoires de Torcy ; ce sont des réflexions propres à Saint-Simon.

2. *Autant*, qui termine la page 2162 du manuscrit, est répété au commencement de la page suivante.

3. Il était dominé.

mesure qu'il croissoit lui-même. Dubois, qui ne se soucioit ni de l'État ni de son maître que pour sa fortune, et qui de grand matin, comme on l'a vu[1], ne l'avoit espérée que par l'Angleterre, la voyoit par là en grand train, et nulle espérance par ailleurs. Il avoit ainsi repris son ancien ascendant sur M. le duc d'Orléans. Cet ascendant se fortifioit sans cesse par le commerce d'affaires, qu'il tiroit tout à soi, mais qu'il ne pouvoit embler que relativement à celles d'Angleterre. L'esprit, les raisons, le bon sens emportoient quelquefois le Régent d'un autre côté, mais pour des moments. Un propos de Stair, qui se faisoit jour chez lui avec audace et qui étoit informé à point de l'intérieur par les valets affidés à Dubois, une dépêche de cet abbé, renversoient à l'instant les idées que le Régent avoit prises, et l'attachoient de nouveau à l'Angleterre. C'étoit l'unique cause du changement que Cellamare cherchoit à démêler. Le maréchal de Villars ne fut jamais Anglois, mais toujours Espagnol. D'ailleurs, c'étoit l'homme du monde que le Régent consultoit le moins, et qui, pour en dire le vrai, méritoit moins de l'être par son incapacité en affaires et la légèreté de son sens. Broglio n'étoit plus de rien depuis ses deux projets dont j'ai parlé[2], et dont M. le duc d'Orléans se repentit toujours. Broglio, retombé au bas étage des roués, fut encore trop heureux d'y être souffert, et n'en remonta plus. Cette remarque suffit pour éclaircir bien des choses sur les affaires étrangères, dont il faut reprendre le cours.

Sage avis de Cellamare au roi d'Espagne; est inquiet du prétendu mariage du prince

Stair et Provane dirent tous deux à Cellamare[3] que l'Empereur offroit de s'engager à ne point inquiéter les princes d'Italie, de se contenter des domaines qu'il y possédoit, de ne pas s'opposer aux droits de la reine d'Espagne sur les États de Parme et de Plaisance, de s'accorder avec les médiateurs pour régler la succession

1. Tome XXIX, p. 263-264. — 2. Ci-dessus. p. 103-108.

3. Saint-Simon reprend l'adaptation des Mémoires de Torcy, p. 37 et suivantes.

de la Toscane en faveur d'un prince qui ne fût ni de la maison d'Autriche ni de la maison de France, parce que Naples et Milan seroient trop exposés si un des fils de la reine d'Espagne avoit la Toscane avec Parme et Plaisance. Quoique ces dispositions ne fussent pas telles qu'il étoit nécessaire pour conclure, et que Cellamare fût persuadé que l'Empereur ne cherchoit qu'à suspendre les entreprises du roi d'Espagne, gagner temps et faire sa paix avec le Turc, amuser et cependant se mettre en état d'envahir les princes d'Italie, montrer en attendant que les difficultés ne venoient pas de sa part, et que, si les médiateurs devoient tourner leurs armes contre celui qui rejetteroit les propositions d'un accommodement raisonnable, ce n'étoit pas contre lui qu'elles se devoient employer, cet ambassadeur conseilloit au roi son maître de se comporter comme s'il écoutoit les propositions de la cour de Vienne, de peur que, en les rejetant, il lui laissât l'avantage de persuader le monde que les Impériaux étoient véritablement dociles, et que les refus et l'opiniâtreté venoit des Espagnols. Cette maxime, bien suivie, lui paroissoit une base solide pour établir sur elle à l'avenir des prétentions et des demandes plus essentielles. Il ajoutoit que cette conduite ne pouvoit engager le roi d'Espagne au delà de ce qu'il voudroit, parce qu'il seroit toujours le maître d'éloigner la conclusion tant qu'il voudroit, en demandant des sûretés que vraisemblablement ses ennemis ne lui accorderoient pas; que par ce refus il feroit retomber sur eux la haine de voir échouer une négociation regardée comme nécessaire pour assurer la tranquillité générale ; que si, contre son opinion, ses ennemis consentoient aux sûretés qu'il leur demanderoit, il profiteroit par là des avantages qui lui seroient accordés.

de Piémont avec une fille du Régent, dont le Régent et le roi de Sicile sont aussi éloignés l'un que l'autre.

Cellamare, inquiet des bruits du mariage du prince de Piémont avec une fille du Régent[1], en parla à Provane, qui lui dit franchement n'en avoir pas fait la moindre

1. Tome XXXII, p. 202 et suivantes.

insinuation, que les intérêts d'État, non les liens du sang, formoient les chemins qui unissent les princes, et que les mariages se faisoient à la fin, non au commencement, des comédies et des poèmes. On a vu en son lieu qui avoit le premier imaginé ce mariage, comment il fut traité quelque temps entre Pléneuf, retiré à Turin, et moi; combien peu le Régent y prit, et je crois aussi peu le roi de Sicile[1]; combien aussi je fus pressé de prier le Régent que j'en remisse la négociation à l'abbé Dubois, à son premier retour d'Angleterre, et qu'il n'en fut plus question depuis[2]. Tout ce qui pouvoit éloigner le Régent des vues de l'Angleterre étoit odieux à l'abbé Dubois. L'Empereur étoit buté[3] à ravoir la Sicile, qui étoit la chose que le roi de Sicile craignoit le plus. Le roi d'Angleterre, servilement attaché à l'Empereur, par rapport à ses États d'Allemagne et à l'affermissement de son usurpation des duchés de Bremen et de Verden, auroit été au désespoir de trouver la France trop opposée à ce desir de l'Empereur, qu'il favorisoit de tout son pouvoir, par conséquent d'un mariage qui, dans son commencement surtout, eût lié le Régent au roi de Sicile par intérêt et par honneur, et qui le pouvoit jeter dans une alliance avec l'Espagne et les princes d'Italie, qui auroit renversé toute la négociation qui se faisoit à Londres. L'abbé Dubois y étoit un des principaux acteurs; il la regardoit comme la base de sa plus haute fortune; il n'avoit donc garde de la laisser troubler par le mariage du prince de Piémont avec une fille de M. le duc d'Orléans.

Erreur aveugle de Beretti.

Cellamare et Provane, de concert[4], ne cessoient de presser le Régent de se préparer à la guerre pour arrêter les violences des Impériaux et leurs desseins en Italie. L'ambassadeur d'Espagne en Hollande protestoit que, si

1. *Sicile* est en interligne au-dessus de *Sardaigne*, biffé.
2. Voyez notre précédent volume, p. 202 et suivantes.
3. Dans le sens d'avoir pour but, comme dans le tome XIII, p. 243.
4. Mémoires de Torcy, p. 40.

les Anglois vouloient agir en faveur de l'Empereur, ils n'auroient pour eux ni la France ni la Hollande, et que la nation angloise, trop intéressée pour son commerce, résisteroit, en ce cas, à Georges et à ses ministres. Saint-Saphorin[1], que le roi d'Angleterre faisoit négocier à Vienne, étoit totalement impérial. Il exagéroit les difficultés sur la Toscane comme insurmontables; il y étoit fortement appuyé par les ministres hanovriens. Ceux-ci firent ordonner à Stair de presser le Régent sur cet article. Il lui proposa même de convenir que la république de Pise seroit rétablie, que Livourne lui appartiendroit, et que le fils de la reine d'Espagne se contenteroit de Florence et de la partie de la Toscane qui avoit autrefois été de la dépendance de cette ville. Ces ministres hanovriens trouvèrent l'abbé Dubois trop aheurté[2] sur cet article. Ils n'oublièrent rien pour persuader le Régent, tantôt par les espérances, tantôt par les alarmes des troupes que l'Empereur enverroit incessamment en Italie, et d'une négociation secrète entre ce prince et le roi de Sicile. Le ministre piémontois à Londres[3] se défioit de l'abbé Dubois, qui ne lui communiquoit rien de la négociation, quoique son maître lui eût positivement écrit que le Régent vouloit qu'il en fût instruit. Monteleon, qui se loua quelque peu de temps de la conduite de l'abbé Dubois avec lui, de ses assurances de la parfaite intelligence qui alloit régner entre le roi d'Espagne et le Régent, de ses desseins et de ses promesses de procurer dans la négociation toutes sortes d'avantages à Sa Majesté Catholique, ne trouva bientôt plus que réserve et mystère en ses discours. Il ne recevoit aucune instruction d'Espagne; ses ordres se bornoient depuis longtemps à faire connoître à la cour d'Angleterre que le roi son maître regarderoit comme une infraction tout envoi d'une escadre angloise dans la Méditerranée.

Proposition des Anglois sur la Toscane; inquiétudes mutuelles.

1. Tome XXXII, p. 131.
2. Torcy ajoute : « disoient-ils ».
3. C'était le comte de la Pérouse.

Stanhope l'assuroit toujours qu'ils[1] ne donneroient jamais aucune occasion de plainte ni de soupçon à l'Espagne, mais aussi que le roi et la nation angloise seroient obligés pour leur honneur de tirer satisfaction de l'enlèvement du comte de Peterborough, si le Pape ne la leur donnoit lui-même de cet affront qu'il leur avoit fait. C'étoit le voile dont ils couvroient l'armement destiné pour la Méditerranée. Ce voile étoit bien clair; il y avoit longtemps que Peterborough avoit été relâché après une détention fort courte, et que le Pape épouvanté avoit fait toutes les excuses possibles[2].

Division dans la famille du roi d'Angleterre, qui retranche 40 000[#] sterling de rente au prince de Galles, et fait payer 130 000[#]

Pendant que le roi d'Angleterre se préparoit à des guerres étrangères, la division continuoit à régner dans sa famille. Nulle négociation n'avoit pu lui réconcilier le prince de Galles[3]; il crut donc devoir employer d'autres moyens pour le soumettre. Il lui fit déclarer par Cowper, chancelier d'Angleterre[4], le duc de Kingston[5] et le comte de Stanhope, que, sur les cent mille livres sterling qui lui

1. C'est-à-dire, les Anglais.

2. Voyez le précédent volume, p. 276 et 305.

3. Voyez tome XXXII, p. 303-304.

4. William Cowper (Saint-Simon écrit *Coupper*), fils d'un membre whig de la Chambre des communes, se rallia dès 1688 à Guillaume d'Orange, et représenta Hertford aux Communes. Nommé conseiller du roi en 1698, puis membre du conseil privé en 1705, il fut créé baron par la reine Anne l'année suivante et entra à la Chambre des lords; nommé un des régents à la mort de la reine, il reçut du roi Georges dès 1714 la charge de grand chancelier d'Angleterre; il mourut le 10 octobre 1723.

5. Evelyn Pierrepont, cadet du comte de Kingston, entra à la Chambre des communes en 1690, mais hérita en 1690 du titre de son père, et fut créé marquis de Dorchester en 1706. Membre du conseil privé en 1708, chef de la justice des forêts royales en 1714, il fut créé duc de Kingston en août 1715, devint garde du sceau privé en décembre 1716, mais fut remplacé en février 1718. Georges Ier le nomma président du conseil privé en février 1719 et lui donna l'ordre de la Jarretière au mois de mai suivant; il se démit de ses fonctions en 1720 et mourut le 5 mars 1726.

étoient assignées pour la dépense de sa maison, il lui en retranchoit quarante, sous prétexte de la dépense que le roi s'obligeoit de faire pour la subsistance des enfants du prince[1]. En même temps Georges fit passer en Parlement qu'on payeroit à l'Empereur cent trente mille livres sterling pour reste des subsides de la dernière guerre, moyennant une quittance générale de toutes ses prétentions[2]. Ainsi la cour de Vienne profitoit de tout. Elle étoit sûre des ministres confidents de Georges, hanovriens et anglois, et recherchée par le roi de Sicile qui ne songeoit qu'à apaiser sa colère et ne croyoit d'alliance solide qu'avec elle. Il agissoit en même temps à Paris et à Londres comme ne voulant se conduire que par les médiateurs. Il se plaignoit de temps en temps du mystère qu'ils lui faisoient de l'état de la négociation. Provane s'en plaignoit encore davantage, et protestoit que son maître n'écouteroit jamais aucune proposition d'échange du royaume de Sicile. Il voulut se figurer que le Régent ne seroit jamais favorable à son maître, parce que Son Altesse Royale avoit lieu de croire que, le cas arrivant, le roi de Sicile aideroit le roi d'Espagne à monter sur le trône de France, espérant lui-même monter sur celui d'Espagne, et prétendit avoir appris par la comtesse de Verue que le Régent traitoit le mariage de Monsieur son fils avec l'infante de Portugal[3], où on s'alarmoit des préparatifs de l'Espagne, et où l'envoyé d'Angleterre ne parloit que de guerre et offroit des secours, si l'Espagne l'attaquoit. Alberoni calma bientôt cette inquiétude par les assurances

sterling à l'Empereur, qui est fort recherché. Visions d'Alberoni.

1. Voyez dans la *Gazette*, p. 58, la correspondance de Londres du 27 janvier, et aussi p. 83.

2. Les nouvelles données par les gazettes ne parlent pas de ce vote ; cette question ne fut soumise au Parlement que bien plus tard (*Gazette*, p. 119).

3. Marie-Françoise-Xavière, sœur du roi Jean V, née le 30 janvier 1699, morte sans alliance le 15 juillet 1736. Jean V avait bien une fille née en décembre 1711 ; mais ce n'était pas d'elle dont il s'agissait : voyez ci-après, p. 222.

positives qu'il y donna, et qu'il en reçut, du desir réciproque de demeurer en bonne intelligence. Il retira même les troupes des frontières de Portugal, dont l'ambassadeur à Madrid offrit, de la part de son maître, de réduire à trois cent mille écus les six cent mille écus qu'il demandoit depuis longtemps à l'Espagne, si on vouloit terminer les différends entre les deux cours. Alberoni jugea à propos de faire connoître les sentiments pacifiques de ces deux cours l'une pour l'autre en France, en Angleterre, en Hollande, en prit occasion d'y faire connoître les intentions du roi d'Espagne, et de publier la chimère qu'on a déjà vue[1] de ses raisonnements sur l'union de la France et de l'Espagne pour abaisser l'Empereur, la tranquille joie qu'en auroit la Hollande, et l'inutilité des secours que Georges, démenti par l'intérêt de commerce de la nation angloise, voudroit donner aux Allemands, flatté de plus que ceux[2] du roi de Sicile, si directement opposés à l'envahissement de l'Italie, le mettroient de son côté.

Préliminaires demandés par l'Espagne à l'Empereur.

Persuadé[3] que l'Empereur étoit résolu de sacrifier tout à la paix avec le Turc, pour avoir la liberté de pousser ses projets en Italie, il ordonna à Monteleon de déclarer aux Anglois que les conditions que le roi d'Espagne demandoit comme préliminaires, avant d'examiner celles de la paix, étoient un engagement formel de la part de l'Empereur sur les articles suivants : 1° qu'il n'enverroit plus de troupes en Italie ; 2° qu'il n'exigeroit aucune contribution, sous quelque prétexte que ce pût être ; 3° qu'il promettroit de concourir de bonne foi aux mesures qu'on jugeroit nécessaires pour assurer l'équilibre de l'Italie et le repos général de l'Europe. A ces conditions, le roi d'Espagne permit à Monteleon d'écouter les propositions qui lui seroient faites, se réservant à lui donner de nou-

1. Ci-dessus, p. 189.
2. Les intérêts ; plus loin il y a par mégarde *mettroit* au singulier.
3. Mémoires de Torcy, p. 51 et suivantes.

veaux ordres, si par quelques changements nouveaux Sa Majesté Catholique se croyoit obligée de changer aussi de maximes. Le cardinal ne le croyoit pas. Son plan étoit fait ; il le vouloit suivre, persuadé qu'il étoit impossible de préserver l'Italie de sa perte totale, tant que les Allemands y conserveroient un pouce de terre, que la conjoncture étoit la plus favorable, et de ses chimères[1] déjà expliquées sur la France, la Hollande, la nation angloise et le roi de Sardaigne. Il affectoit une grande fermeté à suivre son projet sans s'écarter de son point de vue, disant que le pis qu'il en pût arriver à l'Espagne seroit d'avoir à défendre son continent, qui avoit des forces suffisantes pour le défendre, et que tout l'enfer ne pouvoit attaquer. Dans cette complaisance d'avoir mis l'Espagne en si bon état, qu'il regardoit comme son ouvrage[2], il traitoit de visions les conditions offertes par les médiateurs, et s'espaçoit en dérisions de toute leur négociation. Il redoubla de chaleur pour les préparatifs, et, s'apercevant enfin du peu [de] volonté des Hollandois de l'accommoder de vaisseaux, il ordonna à Beretti de déclarer aux États-Généraux que, s'ils y formoient quelque opposition, le roi d'Espagne la regarderoit comme une offense publique faite à sa personne, et qu'il pourroit même en venir aux dernières extrémités. Castañeta[3], chef d'escadre envoyé en Hollande avec tout l'argent comptant nécessaire pour faire ces achats, reçut ordre en même temps de revenir diligemment à Madrid, la chose faite ou manquée, son retour étant un point essentiel d'où dépendoient toutes les autres négociations.

Folle conduite d'Alberoni. Il fait faire une déclaration menaçante aux Hollandois pour en acheter des vaisseaux.

Ripperda continuoit de flatter le cardinal sur les bonnes

Ripperda rappelé ; résolu

1. Et persuadé de ses chimères.

2. Ces trois mots ont remplacé en interligne *avec complaisance*, biffé lorsque l'auteur s'est aperçu de la répétition.

3. Saint-Simon écrit ici *Castagneta*. C'est le même personnage que nous avons déjà rencontré dans le tome XXXII, p. 280, lors de son envoi en Hollande.

depuis longtemps de revenir s'établir en Espagne.

dispositions de ses maîtres en tout ce qui regardoit l'Espagne ; mais il vouloit le flatter. Les États venoient de rappeler cet ambassadeur[1]. Il avoit pris depuis longtemps la résolution de retourner s'établir en Espagne, après qu'il auroit rendu compte aux États de son ambassade. Il y avoit même acquis déjà quelques terres, et une maison appartenante autrefois à l'amirante de Castille et depuis tombée dans la confiscation de ses biens[2]. Quoique le public doutât encore à la fin de janvier si l'Espagne, sans la France et sans aucun allié, oseroit et pourroit seule entreprendre la guerre, le dessein d'Alberoni étoit d'entrer de bonne heure en campagne. Le duc de Parme l'en pressoit sans cesse comme de chose nécessaire pour le salut de l'Italie. Mais une raison secrète jetoit l'incertitude dans ses résolutions, et le retardement à l'exécution de ses projets. Le roi d'Espagne, bien plus malade d'esprit que de corps, se croyoit sur le point de mourir à chaque instant, et, persuadé que ses forces l'abandonnoient, il mangeoit pour les réparer avec tant d'excès que tout en étoit à craindre. Il se confessoit tous les soirs après son souper, et il retenoit son confesseur auprès de son lit jusqu'à ce qu'il fût endormi[3]. Il n'étoit pas permis à la reine de le quitter un seul instant. Ce prince étant donc hors d'état d'entendre parler d'aucune affaire, le pouvoir d'Alberoni étoit plus souverain que jamais. Il régloit tout et disposoit de tout au nom du roi ; qui que ce soit n'osoit le contredire, et il avoit déclaré plusieurs fois aux secrétaires d'État que si quelqu'un d'eux manquoit à son devoir pour l'exécution de ses ordres, il leur

Mauvais état de la personne du roi d'Espagne ; pouvoir sans bornes d'Alberoni.

1. Le 5 janvier, la *Gazette de Leyde* (n° 2) annonçait, sans parler de rappel, que M. de Ripperda allait bientôt « venir faire un tour » à la Haye.

2. Sur le palais de l'Amirante à Madrid, voyez notre tome VIII, p. 206.

3. Ces renseignements viennent des Mémoires de Torcy, p, 55-56. Les correspondances de Madrid du mois de janvier disent au contraire que Philippe V jouit d'une parfaite santé (*Gazette*, p. 30, 41, 66 et 77).

en coûteroit la vie. On répandoit néanmoins dans le public que la santé du roi étoit parfaitement rétablie[1]. Le P. Daubenton disoit à ses amis que ce prince avoit trop de scrupules. Tout occupé qu'il étoit auprès de lui, il ne laissoit pas d'apporter tous ses soins à trouver en Espagne des défenseurs à la Constitution. Il y servoit d'agent non-seulement au Pape, mais au cardinal de Bissy. Il avoit eu soin de faire tenir ses lettres au patriarche de Lisbonne[2], aussi bien que de solliciter les évêques et les chapitres d'Espagne d'écrire en faveur de la Constitution. Il auroit voulu modérer leur zèle sur l'infaillibilité du Pape, et sur la supériorité qu'ils lui attribuoient sur les conciles. Mais, cette maxime étant le principe et le fondement de leur soumission sans réserve à la bulle, le jésuite, qui l'avoit faite avec Fabroni, comme on l'a vu en son lieu[3], auroit en vain essayé de les empêcher, comme il disoit, de fourrer dans leurs écrits des maximes très déplaisantes à la France. Le nonce Aldrovandi pressoit de son côté les évêques d'Espagne de faire au plus tôt une acceptation universelle, publique et positive de la Constitution. Quoique, par les raisons de domination suprême qu'on a vues ci-devant[4], Rome n'eût pas approuvé les premières instances qu'il avoit faites pour la procurer, il crut qu'il devoit les continuer, même les redoubler. Elles lui parurent absolument nécessaires pour remédier au mal qui se répandoit dans l'Espagne. Le frein du saint-office retenoit encore les malintentionnés, et les obligeoit à se cacher; mais on avertissoit le nonce qu'il n'en falloit pas moins prendre garde aux progrès qu'ils pourroient faire[5]. Aldrovandi, continuellement occupé de sa fortune, n'étoit

Aubenton et Aldrovandi excitent l'Espagne en faveur de la Constitution

1. C'est bien en effet ce que disent les gazettes : voyez aussi la *Gazette de Leyde*, nº 8 et 12.

2. C'était depuis décembre 1716 Thomas de Almeida, qui avait été auparavant évêque de Lamego en avril 1707 et était passé sur le siège d'Oporto en novembre 1709 ; voyez notre tome XXIV, p. 53.

3. Tome XXIII, p. 396. — 4. Tome XXXII, p. 287-288.

5. Comparez *ibidem*, p. 315.

pas fâché de faire voir à la cour de Rome que c'étoit injustement qu'elle lui avoit reproché la démarche qu'il avoit faite pour exciter le zèle des évêques d'Espagne, et que cette cour n'avoit pas lieu d'être aussi sûre qu'elle le croiyoit des sentiments de la nation espagnole. Je n'insère ce mot sur la Constitution que parce qu'il est nécessaire par rapport à ce nonce sur les autres affaires. Il avoit à se justifier sur d'autres articles plus considérables, dont ses ennemis se servoient plus utilement pour le détruire dans l'esprit du Pape.

Fortes démarches et menaces terribles de l'Empereur au Pape.

Les Allemands faisoient un crime à Sa Sainteté de l'intelligence que, par le moyen de son nonce, ils lui supposoient avec le roi d'Espagne pour l'entreprise de Sardaigne. Comme leurs reproches étoient ordinairement suivis des effets, le Pape les sentoit tous par avance, et gémissoit de cette horrible calomnie, qui le présentoit à l'Empereur comme complice du funeste manquement de parole du roi d'Espagne envers Sa Sainteté comme envers toute la chrétienneté[1]. Toute frivole et dénuée de tout fondement que le Pape la disoit, elle venoit de lui attirer des réponses de Vienne dont Rome étoit consternée. L'Empereur premièrement avoit refusé de recevoir le bref que le Pape lui avoit écrit. Il avoit dit que, le roi d'Espagne ayant refusé celui que le Pape lui avoit écrit sur l'entreprise de Sardaigne[2], il vouloit tenir la même conduite. Le nonce à Vienne[3] avoit inutilement représenté que le bref avoit été remis au roi d'Espagne. Les ministres impériaux pour le démentir montrèrent une lettre de l'abbé del Maro[4], portant en termes formels que, par la collusion[5] d'Aldrovandi avec Alberoni, jamais

1. Saint-Simon orthographie toujours ainsi.
2. Voyez au tome XXXII, p. 182 et 314.
3. Georges Spinola : *ibidem,* p. 289.
4. Ministre du roi de Sicile à Madrid.
5. « *Collusion* se dit de toute intelligence secrète dans les affaires pour tromper un tiers » (*Académie,* 1718).

le bref n'avoit été présenté au roi d'Espagne ; que le contenu lui en avoit été rapporté seulement, preuve, dirent-ils, de l'intelligence du Pape avec le roi d'Espagne, et cause, par conséquent, du mauvais état où l'Empereur avoit laissé la Sardaigne. Ils ajoutèrent des protestations de la plus terrible vengeance[1]. Ils déclarèrent qu'ils feroient la paix avec les Turcs à quelque prix que ce fût ; que la France leur laissoit la liberté de faire tout ce qu'ils voudroient, déclarant qu'elle n'y prendroit pas le moindre intérêt. Ainsi l'Empereur, ne craignant plus d'obstacle à ses desseins, fit dire au Pape qu'il avoit donné ordre à ses ministres en Angleterre de cesser toute négociation de paix avec l'Espagne. Il prétendoit avoir déjà fait une ligue avec le roi de Sicile, et laissoit entendre que l'Italie en étoit l'objet. Enfin l'Empereur, affectant une défiance, qu'il traitoit de juste, des intentions du Pape, lui demanda pour sûreté de ses protestations et de sa conduite, la ville de Ferrare pour en faire sa place d'armes. Il demanda de plus le logement dans l'État ecclésiastique pour douze mille hommes. Il y joignit plusieurs autres circonstances exigées toutes comme des satisfactions, dont la cour de Rome eut horreur. Tout commerce avec la cour fut en même temps interdit au nonce ; les ministres impériaux lui signifièrent qu'il étoit libre de se retirer de Vienne ou d'y demeurer, mais que, s'il prenoit ce dernier parti, son séjour et sa présence seroient totalement inutiles. L'Empereur déclara en même temps que c'étoit de son pur mouvement, et sans consulter aucun de ses ministres, qu'il avoit fait chasser le nonce de Naples[2] ; que cet ordre avoit été envoyé au comte de Gallasch, son ambassadeur à Rome, pour le faire exécuter si le Pape refusoit de lui accorder les satisfactions qu'il lui avoit demandées.

1. Telle que « depuis saint Pierre les souverains pontifes n'en auroient pas vu de semblable » (Torcy, p. 60).

2. Tome XXXII, p. 320-321.

Consternation de Rome; ses soumises et basses résolutions.

Ces nouvelles causèrent une étrange consternation dans le palais. Le Pape tremblant ne connoissoit d'autres voies, pour apaiser la colère de l'Empereur, que la soumission, même la bassesse, et de lui accorder toutes les satisfactions qu'il imposoit. Ses neveux, encore plus consternés, étoient aussi plus empressés que leur oncle, parce qu'il s'agissoit pour eux de perdre les revenus dont l'Empereur les faisoit jouir dans le royaume de Naples, qui étoit le plus bel article de leurs finances. On ne doutoit donc pas des conseils qu'ils donneroient au Pape, et qu'il ne les suivît, et que, voyant les Impériaux à ses portes, maîtres d'entrer dans l'État ecclésiastique toutes les fois qu'ils le voudroient, et nulles forces d'Espagne encore en Italie, jugeant que la France, dans la crainte de s'engager dans une guerre étrangère, refuseroit de se joindre à l'Espagne, tant de raisons pressantes ne l'entraînassent à céder à son penchant naturel de timidité et de foiblesse, indépendamment même de l'intérêt de ses neveux. On ne laissoit pas de lui rendre justice sur le prétexte odieux et supposé que les Allemands prenoient de lui faire querelle. Il n'y avoit personne qui pût croire que Sa Sainteté eût eu connoissance de l'entreprise sur la Sardaigne, ni que ce secret eût été conservé si la confidence lui en eût été faite.

Politique et ruse odieuse de la cour de Vienne.

Comme le Pape n'osoit se plaindre à Vienne de la conduite des Allemands, il[1] porta ses plaintes à Madrid; et, comme il croyoit cette cour plus foible que l'autre, il y joignit les menaces, et fit entendre qu'il seroit obligé de recourir aux remèdes extrêmes pour effacer de l'esprit des hommes les soupçons indignes et les calomnies répandues contre le vicaire de Jésus-Christ. Il en représenta les effets pernicieux, l'interdiction du nonce à Vienne, celui de Naples chassé, et l'autorité apostolique totalement abolie dans ce royaume; enfin, les autres menaces

1. Saint-Simon a mis *elle* dans son manuscrit, parce que Torcy avait dit « Sa Sainteté, » et non « le Pape ».

Le Pape, dans sa frayeur de l'Empereur, tombe pour l'apaiser sur l'Espagne et sur Aldrovandi.

encore plus fâcheuses, si par des faits il ne démentoit promptement l'imposture. De là il passoit aux supplications, et demandoit instamment à la piété du roi d'Espagne de restituer la Sardaigne à l'Empereur, comme le seul moyen de persuader ce prince qu'il n'avoit jamais concouru à cette invasion. Il demandoit pressamment la réponse au bref du 25 août, se plaignoit amèrement qu'au lieu de cette réponse, attendue depuis si longtemps, on ne songeoit en Espagne qu'à se préparer à la guerre. Aldrovandi reçut en même temps beaucoup de reproches de sa conduite. Le Pape l'accusoit d'être la cause indirecte de tous ces malheurs, fruits des calomnies répandues contre Sa Sainteté, pour n'avoir pas présenté au roi d'Espagne son bref du 25 août. Il étoit également tancé d'avoir délivré les brefs pour la levée des subsides ecclésiastiques, et de ce qu'ils avoient eu leur exécution. Pour y remédier, le Pape voulut que son nonce pressât le roi d'Espagne de répondre à ce bref du 25 août, parce que son silence le privoit d'un moyen très nécessaire et très puissant pour confondre ses calomniateurs. Il lui ordonna de plus très expressément de retirer les brefs contenant les concessions qu'il avoit faites au roi d'Espagne, et disoit qu'il ne comprenoit pas la difficulté à les rendre, puisqu'ils ne pouvoient avoir d'exécution, et n'en devenoient pas plus efficaces pour demeurer entre les mains des ministres de Sa Majesté Catholique. Il déclara en même temps que, si le roi d'Espagne prétendoit en faire quelque usage, il ne pourroit s'empêcher de les révoquer expressément pour satisfaire à sa conscience. Il reprocha vivement à Aldrovandi d'avoir négligé de l'informer de l'usage que le P. Daubenton avoit fait du pouvoir qu'il lui avoit conféré d'absoudre le roi d'Espagne de ce qu'il avoit fait contre l'autorité du saint-siège pendant les différends entre les deux cours, et se plaignit de plus d'être si mal instruit par son nonce qu'il étoit obligé de recourir aux lettres particulières, même aux gazettes, pour apprendre ce qu'il se passoit en Espagne ; en un mot, il vouloit, à quelque prix que ce fût, trouver des sujets de se plaindre, soit de son nonce, soit de l'Espagne. Il croyoit que c'étoit la seule voie d'apaiser les Allemands et de les désabuser de l'opinion qu'ils avoient prise ; mais les simples paroles n'y suffisoient pas, et le Pape n'avoit point d'autre ressource. Plus le péril lui paroissoit grand, plus il cherchoit les moyens de s'en tirer. J'ajouterai[1] qu'ils étoient d'autant plus difficiles que la colère étoit factice, politique, utile aux Impériaux de paroître persuadés de ce dont ils ne l'étoient point, pour avoir prétexte de tirer du Pape tout ce qu'ils pourroient en places et en subsistances de troupes, et pour l'appesantir sur l'Espagne, au point de causer à cette couronne tous les embarras possibles au dedans et au dehors. Revenons.

Le Pape[2] tint devant lui une congrégation formée à dessein de délibérer sur les partis à prendre. On y examina premièrement si le Pape devoit recevoir Gallasch à son audience. Toutes les voix furent pour l'y admettre toutes les fois qu'il la demanderoit ; mais, loin qu'il en fit instance, pressé quelques jours auparavant de voir le Pape par le cardinal Albane, cet ambassadeur déclara avec hauteur qu'il n'iroit plus au palais. 2° On agita si le Pape devoit excommunier les ministres impériaux qui avoient mis les mains sur les revenus ecclésiastiques séquestrés par ordre de l'Empereur dans le royaume de Naples, et unanimement résolu[3] de temporiser : maxime favorite de tout ce pontificat, surtout quand il s'agissoit des Allemands. 3° On délibéra sur les démarches qu'il convenoit de faire pour apaiser l'Empereur. Il fut conclu qu'il falloit envoyer à Vienne un cardinal, avec des

1. Ce qui suit, jusqu'à la fin du paragraphe, est une réflexion de Saint-Simon.
2. Mémoires de Torcy, p. 67 et suivantes.
3. Il fut unanimement résolu.

facultés très amples d'accorder à ce prince toutes les grâces qu'il demanderoit, et que le chef de l'Église avoit pouvoir de lui accorder. Quant à celles qui ne dépendoient pas de Sa Sainteté, le soin du légat devoit être de faire connoître à l'Empereur que, si elle ne les accordoit pas, c'étoit uniquement parce qu'elles étoient hors de son pouvoir. Il fut après question du choix. Le cardinal Piazza[1] fut proposé ; mais l'opinion publique fut qu'il ne l'accepteroit pas. Le Pape desiroit son neveu le cardinal Albane ; mais il ne vouloit pas le témoigner ; il vouloit paroître forcé à le nommer sur le refus d'un autre. On délibéra ensuite sur la conduite à tenir avec le roi d'Espagne. Il fut résolu que le Pape lui écriroit un bref plus doux que celui du 25 août, que ce prince avoit refusé de recevoir, et qu'il seroit ordonné au nonce Aldrovandi de prendre si bien ses mesures que ce bref parvînt entre les mains de Sa Majesté Catholique.

Brefs ne sont point reçus par l'Empereur ni par les rois de France et d'Espagne sans que leurs copies n'aient été vues par leurs ministres, qui les admettent ou les rejettent. Opinion

Alberoni, bien averti de toutes ces délibérations, étoit maître d'empêcher Aldrovandi de présenter aucun bref sans en avoir auparavant communiqué la copie, ainsi qu'on en usoit en France et à Vienne. Le ministre d'Espagne pouvoit rejeter le bref, ou bien y faire une réponse peu satisfaisante pour Sa Sainteté ; mais ce dernier parti n'auroit pas été le plus désagréable pour le Pape, parce que, recevant une réponse dure, il en auroit fait usage pour se justifier auprès de l'Empereur de la partialité qu'il lui reprochoit ; et véritablement les Allemands n'étoient pas les seuls qui, raisonnant sur le véritable

1. Jules Piazza, né le 13 mars 1663, avait débuté en 1691 par la fonction d'internonce à Bruxelles, fut fait en 1696 clerc de la chambre apostolique et envoyé au début de 1697 comme nonce près les cantons suisses, puis à Cologne, d'où il passa à Varsovie en 1706. Nommé secrétaire des mémoriaux en 1707, nonce à Vienne en 1709, il reçut l'évêché de Faenza en mai 1710. Rappelé de Vienne et créé cardinal en mai 1712, il fut envoyé en juillet 1712 comme légat à Ferrare, fut membre des congrégations des évêques et réguliers, de l'immunité et de la Propagande, et mourut à Faenza le 24 avril 1726.

générale prise du Pape à l'égard de l'Espagne. [*Add. StS. 1532*]

intérêt du saint-siège et de l'État ecclésiastique, croyoient que le Pape regarderoit intérieurement comme son salut d'être aidé par l'Espagne ; qu'il avoit voulu seulement que le public trompé pût croire que les secours qu'il recevroit lui seroient donnés contre sa volonté, et que la source de ce ménagement étoit la crainte que, les Espagnols ne réussissant pas, toute la fureur allemande ne retombât sur lui.

Les Impériaux veulent qu'Aldrovandi soit rappelé et châtié. Foibles manèges du Pape à cet égard. Jugement qu'ils en font porter.

Ils demandoient pressamment qu'Aldrovandi fût châtié, le regardant comme le promoteur et le confident de l'intelligence secrète qu'ils supposoient entre le Pape et le roi d'Espagne. Sa Sainteté, toujours occupée de ménager les deux partis autant que la crainte du plus fort le lui pouvoit permettre, vouloit par cette raison complaire aux Impériaux par quelque mortification légère à son nonce, sans toutefois le rappeler, par considération pour la cour d'Espagne, comme le vouloit celle de Vienne. Le Pape crut avoir trouvé ce tempérament en changeant la disposition qu'il avoit faite du neveu d'Aldrovandi tout nouvellement arrivé de Madrid à Rome, d'y retourner sur-le-champ porter à Alberoni la barrette[1]. Il ordonna donc à ce neveu de partir dans l'instant non pour Madrid, mais pour Bologne sa patrie, et d'y demeurer, malgré toutes les instances du cardinal Acquaviva. Ce neveu fut même accusé d'avoir reçu du roi d'Espagne une pension sur l'évêché de Malaga[2]. Pendant que le cardinal Paulucci étoit chargé de porter ces refus à Acquaviva, le Pape, par des voies souterraines, faisoit passer à ce dernier ses gémissements et ses larmes sur l'état et la conduite d'Aldrovandi, et, par ce double manége, autorisoit les discours de ceux qui ne se contraignoient pas de publier que tout n'étoit que fiction dans Sa Sainteté,

1. Il est fait mention de cette mission donnée à l'abbé Aldrovandi dans des lettres de Rome des 4 et 18 janvier (*Gazette;* p. 44 et 69).

2. On a vu dans le tome XXXII, p. 286, qu'Alberoni avait été pourvu en 1717 de ce riche évêché, mais qu'il l'avait bien vite abandonné pour le siège de Séville.

excepté la frayeur des Impériaux et le desir extrême de les apaiser. De là on prévoyoit qu'il ne s'accommoderoit ni avec la France ni avec le roi de Sicile, parce que cela déplairoit à la cour de Vienne, et l'obligeroit à changer de langage. Le Pape en effet éludoit de répondre sur les affaires de Sicile. Pressé par le cardinal de la Trémoïlle de déclarer ses intentions, il prit pour prétexte de se taire qu'il n'avoit point encore de réponse du roi de Sicile ; qu'il desiroit savoir si la Trémoïlle pourroit engager ce prince à s'expliquer, et qu'il verroit ensuite s'il feroit quelque proposition qui se pût accepter.

Negroni, odieux à la France, nommé vice-légat d'Avignon sans participation de la France, contre la coutume établie.

Une affaire de peu de conséquence[1] donna lieu à augmenter les brouilleries que la Constitution causoit depuis trop longtemps entre Rome et la France. La vice-légation d'Avignon vaquoit. Avant d'y nommer, les papes faisoient toujours donner au ministre du Roi à Rome les noms de ceux entre lesquels il vouloit choisir, pour n'y pas envoyer un sujet désagréable, prévenir le Roi sur le nouveau vice-légat, et lui concilier une protection dont il avoit besoin dans un État aussi peu étendu, enclavé de toutes parts dans ceux du Roi. Malgré cet usage, le Pape crut devoir profiter d'un temps de foiblesse et de minorité, plus encore d'un temps où on se croyoit tout permis à Rome contre la France, pour secouer ce qu'il voulut trouver être servitude. Ainsi il nomma le prélat Negroni[2] sans en avoir rien fait dire au cardinal de la Trémoïlle[3]. Tout le mérite du nouveau vice-légat étoit d'être neveu

1. Saint-Simon passe ici dans les Mémoires de Torcy quatre pages relatives à la constitution Unigenitus et reprend à la page 76.

2. Nicolas Negroni, clerc de la chambre apostolique, fut ensuite président des grâces, puis trésorier général en 1728 ; les cardinaux le révoquèrent avant le conclave qui suivit la mort de Benoît XIII en 1730, et il semble qu'il resta ensuite dans l'obscurité.

3. La *Gazette* annonce cette nomination le 12 février (p. 69) ; mais elle ne fut pas suivie d'effet par l'opposition du gouvernement français, et la vice-légation continua à être gérée par l'archevêque d'Avignon, qui en avait été chargé en 1717 à la retraite du légat Salviati.

du cardinal Negroni[1], si noté par l'extravagance de ses emportements contre la France[2]. Apparemment que le Pape crut aussi que plus ce vice-légat seroit reconnu partial contre la France, plus le public seroit persuadé qu'elle n'avoit point de part à sa nomination. Quelque attention qu'eût le cardinal de la Trémoïlle à plaire à Rome et à prévenir les moindres sujets de plaintes, il ne laissa pas de s'apercevoir de l'impossibilité de dissimuler cette innovation. Quelque peu disposé qu'il fût à se plaindre du Pape, il osa néanmoins le faire. On se plaignit aussi à Rome de cette prétention, quoique si bien fondée, et si établie par l'usage. On ajouta que depuis quelques années les vice-légats d'Avignon étoient au moins soupçonnés en France de favoriser les fabrications de fausse monnoie dans le royaume, et de leur donner asile dans le Comtat[3]; que Negroni étoit rigide, attentif, prudent, fort instruit des matières criminelles, et très propre à écarter les faux-monnoyeurs. On comptoit à Rome pouvoir impunément entreprendre tout contre la France; ceux même qui devoient être le plus attachés à la couronne par les bienfaits qu'ils en avoient reçus cherchoient des protections étrangères.

1. Jean-François Negroni, génois, né le 3 octobre 1629, parvint à la prélature sous Alexandre VII, fut vice-légat en Romagne, puis clerc de la chambre du trésor en 1669, inspecteur des vivres en 1679, et en 1681 trésorier de la chambre apostolique. Créé cardinal par Innocent XI en septembre 1686, il fut envoyé comme légat à Bologne et reçut l'évêché de Faenza dont il se démit en 1698. Il passa ses dernières années dans la retraite et mourut le 1er janvier 1713. Il avait été considéré comme papable lors du conclave de 1700. Il y a des notices sur ce cardinal dans le manuscrit Ital. 368 de la Bibliothèque nationale, fol. 101-104, et dans le ms. Clairambault 303, p. 237-248.

2. Il était très connu pour son caractère rude et entier.

3. Sur le faux-monnayage qui se pratiquait dans le Comtat et sur l'opposition plus ou moins déguisée que les vice-légats mettaient à la recherche des coupables, on peut voir les documents indiqués dans la *Correspondance des contrôleurs généraux*, tome III, n° 1286.

Ottobon veut lier avec Alberoni.

Le cardinal Ottobon, qui en étoit si comblé, écrivit au cardinal Alberoni, sous prétexte de zèle pour le bien de l'Italie, pour lui proposer d'établir et d'entretenir un commerce de lettres avec lui. D'ailleurs aucun des cardinaux regardés comme François ne s'employoit à pacifier les troubles que les véritables ennemis de la France cherchoient à susciter dans le royaume, sous ombre de maintenir la bonne doctrine en soutenant la Constitution.

Nouvelles scélératesses de Bentivoglio.

Bentivoglio, le plus enragé de tous, ne se contentoit pas d'interpréter faussement, à son escient même, les intentions du Régent sur les affaires de Rome[1]. Fâché d'avoir eu ordre de le remercier de ses offices en Angleterre sur le ressentiment et les menaces de vengeance de la détention de Peterborough[2], il prétendit que ce prince n'avoit agi que parce qu'il savoit parfaitement que le roi d'Angleterre ne songeoit nullement à se venger du Pape ; que si les bruits d'un armement de mer étoient évanouis, on ne le devoit attribuer qu'aux menaces de Monteleon, et à la juste crainte des Anglois de voir leur commerce interrompu. Ce nonce ajoutoit qu'il falloit faire connoître le juste prix des services que le Régent rendoit au Pape ; et, sur cette supposition, il se croyoit en droit, même obligé, de donner de fausses couleurs à toutes les démarches de Son Altesse Royale dont le Pape auroit dû lui savoir le plus de gré. Bentivoglio ramassoit tous les discours que le public mal instruit tenoit sur les affaires d'Angleterre, et les donnoit comme des vérités[3]. Il avançoit hardiment que, sous prétexte de concilier et de terminer les différends entre l'Empereur et le roi d'Espagne, le Régent songeoit uniquement à s'unir et à faire des ligues avec les puissances principales de l'Europe, pour être secouru d'elles en cas d'ouverture à la succession à

1. Mémoires de Torcy, p. 87.
2. Tome XXXII, p. 125 et 276, et ci-dessus, p. 188.
3. Tout ceci et ce qui va suivre vient évidemment de lettres de Bentivoglio copiées à la poste.

la couronne ; qu'il vouloit sur toutes choses prévenir une alliance entre l'Empereur, le roi d'Espagne et le roi de Sicile, empêcher que ces princes ne convinssent entre eux, pour leurs intérêts communs, de faire monter le roi d'Espagne sur le trône de France, et celui de Sicile sur le trône d'Espagne, suivant la disposition des traités d'Utrecht. On ne démêloit point encore la vérité de celui qui se négocioit à Londres; toutefois on en savoit assez pour donner au nonce lieu de dire qu'on offroit à l'Empereur la Sicile, avec promesse de le laisser agir en Italie comme il le jugeroit à propos pour ses intérêts sans y former le moindre obstacle; qu'on promettoit au roi de Sicile des récompenses dans le Milanois avec le titre de roi de Lombardie ; et qu'on espéroit endormir le roi d'Espagne, en le flattant d'établir en faveur de ses enfants du second lit des apanages considérables en Italie, tels que les États de Toscane, de Parme et de Plaisance. Bentivoglio, ajoutant ses réflexions à ce qu'il croyoit savoir du traité d'alliance, concluoit que, si des projets si légèrement formés, si difficiles à exécuter, étoient cependant accomplis, la France en seroit la victime, parce qu'elle auroit elle-même contribué à rendre ses ennemis trop puissants; qu'en cet état ils feroient ce qu'ils croiroient le plus avantageux pour eux, non ce qu'ils auroient promis et ce qu'ils se seroient engagés de faire en vertu de l'alliance. Ces affaires, étrangères à celles de la Constitution, étoient comme des épisodes que le nonce employoit pour animer la cour de Rome contre la conduite du Régent, et pour faire comprendre au Pape que le nombre de ses partisans augmentoit en France à mesure que celui des ennemis de Son Altesse Royale grossissoit par les négociations qu'elle faisoit avec les étrangers. Sur ce fondement, il ne cessoit d'empoisonner tout ce qui se passoit en France, et de porter le Pape à tout ce qu'il pouvoit de plus violent sur les affaires de la Constitution.

Le[1] Pape, continuant de penser qu'il ne pouvoit apaiser l'Empereur qu'en se montrant irrité contre l'Espagne, voulut le paroître extrêmement contre les ministres du roi d'Espagne, qui se portoient, disoit-il, contre l'autorité ecclésiastique et contre celle du saint-siége. Le roi d'Espagne ayant nommé le cardinal Alberoni à l'archevêché de Séville, Sa Sainteté se porta à un plus grand éclat. Elle lui en refusa les bulles[2], et lui fit dire qu'elle les lui auroit accordées, si, dans le temps qu'elle étoit sur le point de les proposer au consistoire, elle n'eût appris que l'évêque de Vich[3] et un autre[4] avoient été chassés violemment de leurs diocèses par ordre du roi d'Espagne[5]. Ce frivole prétexte ne trompa personne ; tout le monde pénétra aisément le vrai motif du refus. Il n'y eut que les Impériaux qui ne voulurent pas en convenir ; mais les plaintes du Pape firent peu d'effet à Madrid. Alberoni insista sur les raisons que le roi d'Espagne avoit eues de ne pas répondre au bref du 25 août, parce qu'il n'auroit pu la faire[6] qu'en termes amers, et à peu près dans le sens que le public s'étoit expliqué sur cette pièce quand il l'avoit vue dans les gazettes. Ce cardinal prétendoit même avoir rendu un grand service au Pape d'avoir gardé ce bref entre ses mains, parce qu'il ne pouvoit produire qu'un effet pernicieux. Il s'applaudissoit par avance de l'obligation que Rome lui avoit de ne s'être pas laissé

Le Pape refuse au cardinal Alberoni les bulles de l'archevêché de Séville. Audace, plan, propos d'Alberoni, uni d'attachement et de sentiment au duc de Parme.

1. Saint-Simon saute ici une vingtaine de pages du manuscrit de Torcy relatives à la Constitution et reprend à la page 112.

2. Déjà dit tome XXXII, p. 323.

3. Manuel Senjust y de Pages, nommé évêque de Vich en avril 1710, mort le 18 janvier 1720. Vich est un évêché de Catalogne, suffragant de Tarragone.

4. L'autre évêque était celui de Tarragone ; il en sera parlé dans le prochain volume. On avait aussi expulsé deux évêques de Sardaigne (*Gazette*, p. 103).

5. Il est question dans la *Gazette* (p. 33, 79, 91, 103, 114-115, etc.) des difficultés que la cour de Rome faisait à la nomination d'Alberoni à l'archevêché de Séville.

6. Faire de réponse.

endormir par les piéges des Impériaux, et de ce que le roi d'Espagne seroit incessamment maître de l'Italie ; mais il exhortoit en vain le Pape et les princes d'Italie à profiter, par l'union, la force et le courage, des desseins trop déclarés de l'Empereur par ses dernières réponses au nonce de Vienne.

Le duc de Parme, le plus foible et le plus menacé de tous, et qui s'étoit attiré la colère de l'Empereur par le mariage de la reine d'Espagne et par les offices qu'il avoit rendus pour la promotion d'Alberoni à Rome, desiroit d'être secouru d'argent, pour mettre au moins Plaisance hors d'insulte. Son ministre étoit maître absolu en Espagne ; il lui devoit les commencements de cette fortune, et beaucoup encore sur son cardinalat. Il paroissoit avoir en vue les intérêts de son premier maître ; il suivoit ses maximes, et pensoit comme lui qu'il étoit impossible que l'Italie fût tranquille tant que les Allemands y conserveroient une seule place. Sur ce fondement, il traitoit de verbiages et d'illusoire le plan proposé à Londres. Il disoit qu'il n'étoit pas étonné de voir le roi d'Angleterre agir sous main en faveur de l'Empereur, parce que depuis longtemps les engagements publics et secrets de l'électeur d'Hanovre avec la maison d'Autriche étoient parfaitement connus ; mais qu'il étoit difficile de comprendre que le Régent, sensible à l'honneur, aimant la gloire et connoissant ses véritables intérêts, prît des partis si opposés à des considérations si puissantes, qu'il choisît des routes si dangereuses pour lui, et que, se laissant aller à des conseils de gens qui ne songeoient qu'à leurs propres intérêts, il fermât les yeux à ses propres lumières pour se laisser conduire dans le précipice. Le cardinal assuroit que, loin de réussir par de telles routes, le Régent verroit la guerre civile allumée dans le sein de la France. Ce présage alors ne paroissoit fondé que sur le génie des François, portés à se faire la guerre entre eux quand ils ne sont pas occupés par des guerres étrangères ; et, comme la crainte d'engager le royaume dans une guerre nouvelle avec les étrangers étoit l'unique motif qui avoit obligé Son Altesse Royale à travailler aux moyens de ménager la paix entre l'Empereur et l'Espagne, Alberoni, loin d'approuver cette crainte juste mais peu conforme à ses idées, la traitoit de terreur panique, et s'épuisoit en raisonnements. Il croyoit intimider le roi d'Angleterre par la fermentation qui régnoit chez lui, et se savoit gré d'avoir menacé Bubb, à Madrid, de donner de puissants secours au Prétendant[1]. Il vouloit engager le Régent à parler sur le même ton à Georges. Il disoit que, s'unissant au roi d'Espagne, il lui feroit dépenser[2] bien des millions en Italie, qu'il garderoit certainement pour des occasions plus éloignées[3], si Son Altesse Royale s'amusoit encore à des négociations frivoles, comme il paroissoit par le départ prochain de Nancré pour se rendre à Madrid. En même temps, il tâchoit de faire répandre que, sur l'article des négociations pour la paix, il n'étoit pas maître de l'esprit du roi d'Espagne ; que non-seulement là-dessus, mais en beaucoup de choses qui ne regardoient que des affaires particulières, il avoit fort à le ménager et à compter avec lui.

Ces discours modestes d'Alberoni ne firent nulle impression à Paris ni à Londres ; on étoit très persuadé, parce que lui-même l'avoit dit plusieurs fois, qu'en grandes comme en petites choses il disposoit absolument

1. Saint-Simon résume en quelques mots la curieuse phrase suivante des Mémoires de Torcy, p. 120-121 : « Alberoni se savoit bon gré d'avoir dit au ministre d'Angleterre à Madrid que le roi d'Espagne comptoit sur une bonne correspondance et sur une juste reconnoissance du roi Georges, mais que, si jamais l'expérience lui faisoit voir le contraire, S. M. Cath. connoissoit à Rome un certain gentilhomme qui lui demandoit à tout moment du secours, qu'elle auroit pour lui vingt bons vaisseaux, avec cinq ou six mille Irlandois qui ne demandoient que le moment de revoir leur pays. »

2. Au roi d'Espagne.

3. Pour le cas de vacance de la couronne de France.

de la volonté du roi d'Espagne. L'opinion en étoit confirmée par les ordres que recevoient les ministres d'Espagne et par la manière dont ils expliquoient les intentions du roi leur maître. Cellamare ne parloit que de tirer la France de sa léthargie. Il employoit auprès du Régent Monti[1], nouvellement arrivé d'Espagne, qu'on croyoit fort avant dans la confidence d'Alberoni. Il ne s'agissoit point de négocier sur aucun plan de paix, de changer ou de modérer les conditions d'un traité. Les vues, et tous les discours de Cellamare au Régent n'alloient qu'à le convaincre de la nécessité d'une union inaltérable entre la France et l'Espagne, et de ne pas compter que les insinuations ni les offices des médiateurs détournassent les Allemands des projets qu'ils pourroient faire pour troubler le repos de l'Italie. Le Régent convenoit de tous les avantages de l'union des deux branches de la maison royale ; il ajoutoit même que, si les offices étoient inutiles, la France emploieroit ses forces pour empêcher un mal que la persuasion n'auroit pu détourner. Cellamare ne se reposoit pas sur de pareilles assurances. Il les trouvoit contredites par la conduite de l'abbé Dubois, qui agissoit seul à Londres, sans aucun concert avec Monteleon, en sorte que le roi d'Espagne ne recevoit ni de Paris ni de Londres aucune communication de ce qui se passoit à Londres par rapport à ses intérêts. Cellamare faisoit les mêmes plaintes[2] pour lui-même, et jugeoit de ce silence que les réponses que l'Empereur avoit faites ne pouvoient être acceptées en Espagne, et que le voyage de Nancré, qu'on pressoit de partir pour Madrid, seroit inutile. Le Régent l'assura cependant qu'il ordonneroit à l'abbé Dubois de confier à Monteleon le plan et l'état de la négociation. Mais Son Altesse Royale ne voulut point s'ouvrir sur les nouvelles qu'elle venoit de recevoir

Manèges réciproques entre le Régent et Cellamare, qui le veut entraîner dans la guerre avec l'Espagne contre l'Empereur.

1. Le marquis Antoine Monti : tome XXX, p. 257.
2. Saint-Simon a passé une phrase de Torcy disant que le roi d'Espagne se plaignait de cette façon d'agir.

de Vienne par le secrétaire de Stanhope, qui tenoient Cellamare dans une grande curiosité[1]. Il en reçut encore une assurance positive que Nancré ne partiroit pas de Paris sans porter avec lui un plan de paix dont le roi d'Espagne eût lieu d'être satisfait. L'ambassadeur prétendit que Nancré lui avoit dit de plus qu'on obligeroit la cour de Vienne de recevoir ce plan de gré ou de force; mais il demeuroit persuadé que le Régent auroit grand'-peine à s'y résoudre, qu'il seroit mal secondé par la cour de Londres, dont il étoit souvent obligé de combattre les idées et les propositions. Le Régent lui fit même valoir la fermeté de l'abbé Dubois, et dit que c'étoit pour s'en plaindre que Stanhope avoit envoyé son secrétaire, espérant le trouver plus facile que son ministre. Cellamare ne le croyoit pas. Fortifié de Monti, ses représentations ne tendoient point à modifier les conditions du traité, mais à faire voir la nécessité de prendre les armes et de prévenir la conclusion de la paix entre l'Empereur et les Turcs. Elle étoit encore éloignée. Paris, plein de raisonnements politiques[2], croyoit avec Cellamare qu'elle étoit aisée à détourner, en employant le crédit et les talents de Ragotzi et la force de ses partisans en Hongrie, et de leur animosité contre la maison d'Autriche. Cellamare disoit que c'étoit par des motifs de passion particulière que des Alleurs[3], nouvellement revenu de Constantinople, décrioit le prince Ragotzi, et que le maréchal de Tessé étoit au contraire le seul qui jugeât sainement de l'utilité d'une diversion qu'on pourroit exciter en Hongrie par le moyen des Mécontents. Il flattoit ainsi les idées d'Albe-

1. C'est sans doute à cet envoi que fait allusion la lettre de Paris du 25 février insérée dans le n° 18 de la *Gazette de Leyde*. Ce secrétaire était le Schaub qui va être nommé p. 224.

2. Torcy disait plus justement : « plein de raisonnement et de politique ».

3. Pierre Puchot, marquis des Alleurs, dont on a vu la mission auprès de Ragotzi, puis l'envoi à Constantinople, dans nos tomes XII, p. 309-310, XIII, p. 364, et XXIII, p. 241.

roni, qui sembloit compter sur la continuation de la guerre d'Hongrie, et sur le secours dont elle lui seroit pour l'exécution de ses desseins.

Concert entre Cellamare et Provane ; ils découvrent le mariage proposé de M. le duc de Chartres avec une sœur du roi de Portugal ; sans succès par les difficultés du rang.

Comme[1] il paroissoit encore alors que les intérêts du roi d'Espagne et ceux du roi de Sicile étoient parfaitement unis, la même union régnoit aussi entre leurs ministres à Paris. Provane disoit à Cellamare que son maître s'exposeroit aux plus grands dangers plutôt que de consentir à l'échange de la Sicile. Cellamare faisoit agir Provane, soit auprès du Régent pour le disposer plus favorablement pour l'Espagne, soit auprès des ministres étrangers résidents lors à Paris, qu'il croyoit à propos de ménager. Il sut par là que l'ambassadeur de Portugal[2] avoit dit que le Régent avoit fait proposer le mariage de M. le duc de Chartres avec l'infante, sœur du roi de Portugal[3], et qu'il s'y trouvoit des difficultés sur le rang de M. le duc de Chartres.

Objets des ministres d'Espagne.

Cette affaire n'étoit qu'un incident. Toute l'attention des ministres d'Espagne se portoit sur la négociation de Londres. Ils regardoient Georges comme un ennemi, et livré à l'Empereur pour ses intérêts d'Allemagne. Ils y vouloient opposer ceux de la nation angloise pour leur commerce, et persuader les membres du Parlement de s'opposer au départ des vaisseaux destinés pour la Méditerranée, comme à une résolution capable de causer une rupture et d'entraîner la ruine totale du commerce. Ils pénétroient, mais ils ne savoient encore qu'imparfaitement les points et les difficultés de la négociation. Cellamare et Provane commençoient à découvrir par les bruits publics qu'il s'agissoit d'échanger la Sicile avec la Sardaigne, et se plaignoient tous deux de la liberté que se donnoient les médiateurs de disposer d'États dont ils n'étoient pas les maîtres. Les princes d'Italie, quoique fort alarmés, faisoient peu de mouvements.

1. Mémoires de Torcy, p. 127 et suivantes.
2. Le comte de Ribeyra. — 3. Ci-dessus, p. 201.

Corsini envoyé du Grand-Duc à Paris; quel. Passe à Londres pour y faire des représentations inutiles.

Enfin, le Grand-Duc envoya ordre à son envoyé à Paris de passer à Londres, et d'y représenter l'injustice de disposer de ses États contre son gré. Ceux qui connoissoient le négociateur jugèrent peu favorablement de son succès. D'ailleurs, les choses étoient trop avancées pour attendre quelque changement. Cet envoyé du Grand-Duc étoit Corsini, qui est devenu cardinal et premier ministre à Rome[1] sous le pontificat de son oncle Clément XII[2], douze ans après. M. le duc d'Orléans expliqua lors à Provane de quoi il étoit question, mais verbalement, Provane auroit souhaité le plan du traité par écrit. Il se plaignit à Stair de l'appui que le roi d'Angleterre donnoit à l'échange de la Sicile. La réponse fut simplement en termes fort généraux. Cellamare, instruit par Provane, dit à Nancré que, s'il ne portoit à Madrid des propositions plus avantageuses que celles dont on le disoit chargé, il ne devoit pas être étonné de ne pas réussir. Il se vanta même d'avoir convaincu Nancré, qui néanmoins partit[3].

Le Régent s'ouvre à Provane de l'état de la négociation de Londres. Sentiment de Cellamare là-dessus.

Plaintes de la cour de Vienne de la France, et ses propositions sur la

La cour de Vienne prétendoit que le plan sur lequel on négocioit à Londres étoit absolument différent de celui que l'abbé Dubois avoit proposé et étoit convenu à Hanovre. Elle se plaignoit aussi d'entendre dire de tous côtés que, si l'Empereur ne consentoit pas aux demandes

1. Nérée-Marie Corsini, second fils du marquis Corsini frère du pape Clément XII, naquit à Florence le 19 mai 1685, fut d'abord employé dans la diplomatie du grand-duc de Toscane, à Paris, à Londres et au congrès de Cambray; on l'appelait alors le marquis Corsini. Pourvu de la charge de secrétaire des mémoriaux en 1726, après la mort du grand-duc Côme III, il prit alors la tonsure. Son oncle le nomma cardinal *in petto* en août 1730, et il fut déclaré au mois de décembre suivant; il entra dans la congrégation du saint-office, puis fut nommé préfet de la signature de justice en février 1733. Il se décida à prendre les ordres sacrés en mai de la même année, et ne mourut qu'en 1770; quoiqu'en dise Saint-Simon, il n'eut pas la charge de secrétaire d'État.

2. Laurent Corsini : tome XIII, p. 247.

3. Il quitta Paris le 28 février (*Dangeau*, tome XVII, p. 254), et arriva à Madrid le 13 mars.

Toscane*, appuyées des Anglois; quel étoit Schaub.

de la France, cette couronne se joindroit à l'Espagne pour lui faire la guerre. Cette espèce de menace blessoit sa hauteur. Elle menaçoit de son côté de se rendre plus difficile si elle parvenoit à faire la paix avec la Porte avant la conclusion du traité qui se négocioit à Londres. Les ministres de Georges sembloient appuyer les menaces des Impériaux. Non-seulement Saint-Saphorin les trouvoit bien fondées, et tâchoit d'alarmer le Régent; mais Stair, secondé d'un Suisse, grand fripon, nommé Schaub[1], qui avoit servi de secrétaire à Stanhope et qu'on renvoyoit de Londres à Vienne, parloient haut dans les conférences qu'ils eurent tous deux avec le Régent. Quelque avantageuse que fût à l'Empereur la médiation d'un roi d'Angleterre électeur d'Hanovre, si partiale en sa faveur par tant de raisons générales et personnelles, l'Empereur n'en paroissoit que plus difficile, et retardoit l'utilité qu'il devoit se promettre de la conclusion du traité, par ses demandes. Il prétendoit qu'avant toutes choses le roi d'Espagne retirât ses troupes de la Sardaigne, et qu'il la remît en dépôt entre les mains d'un prince neutre, pour la garder en dépôt jusqu'à ce que toutes les conditions de la paix fussent réglées. Le roi d'Angleterre étoit le prince que l'Empereur indiquoit, parce qu'il n'en pouvoit choisir un dont il fût plus sûr, et d'ailleurs cet honneur, disoient-ils, étoit dû à ce prince par la manière dont

1. Luc Schaub, né à Bâle, commença par être secrétaire de l'ambassadeur d'Angleterre à Vienne, puis fut chargé de mission à Copenhague en 1716 et revint à Vienne en 1717-18. A cause de sa connaissance des langues étrangères, Stanhope se l'attacha comme secrétaire particulier. Il eut occasion de négocier avec Dubois, qui se lia avec lui et fait souvent son éloge (P. Bliard, *Dubois cardinal et premier ministre,* tome I, p. 311-312). Nommé chevalier en 1720, il eut en 1721 une mission à Paris et y resta jusqu'en 1724. Georges II et la reine sa femme en firent une espèce de favori. Il mourut le 27 février 1758.

* Les six mots qui précèdent ont été ajoutés à la fin de la manchette avec un signe de renvoi, et après *appuyées* Saint-Simon a biffé *fortement.*

il se portoit pour le succès de la négociation. Outre ce dépôt, l'Empereur demandoit que, le Grand-Duc venant à mourir, ses États fussent démembrés, ne pouvant consentir qu'un prince de la maison de France possédât toute la Toscane telle qu'elle étoit possédée par la maison de Médicis. Il vouloit donc faire revivre l'ancienne république de Pise; il vouloit de plus que Livourne fût érigée en ville libre, sous la protection de l'Empire[1]. Il comptoit par ces propositions engager encore plus en sa faveur les puissances intéressées au commerce du Levant, et véritablement les plus confidents ministres du roi d'Angleterre les appuyoient, jusqu'au point de représenter au Régent qu'il s'exposeroit à faire échouer la négociation s'il s'opiniâtroit à la totalité de l'expectative[2] des États du Grand-Duc pour un des fils de la reine d'Espagne, et disoient que souvent on n'obtenoit rien pour trop demander. Saint-Saphorin y joignoit les menaces, en faisant revenir au Régent par l'Angleterre que les conférences pour la paix entre l'Empereur et le Grand Seigneur s'alloient ouvrir; que les conditions de part et d'autre en seroient bientôt réglées, les deux parties desirant également la fin de la guerre; que si ce n'étoit pas une paix définitive, ce seroit une trêve de quatre ou cinq ans, chacun demeurant dans la possession où il se trouvoit; que la cour de Vienne, débarrassée de la guerre d'Hongrie, deviendroit encore plus difficile avec l'Espagne.

L'Empereur répond par de fortes demandes aux demandes préliminaires de l'Espagne et y est appuyé par l'Angleterre.

Le roi d'Espagne avoit demandé deux conditions préliminaires : l'une que l'Empereur promît de ne plus envoyer de troupes en Italie, l'autre de n'y plus exiger de contributions des princes. Les Impériaux répondoient à la première qu'il étoit étonnant que ce prince prétendît imposer à l'Empereur la nécessité de ne point envoyer de troupes en Italie, quand elles y étoient le plus nécessaires pour la conservation de ses États, que l'Espagne avoit

1. Voyez ci-dessus, p. 199.
2. Les mots *de l'expertative* (*sic*) ont été ajoutés en interligne.

attaqués au préjudice de la neutralité; qu'elle continuoit d'armer, et que, si elle vouloit empêcher l'Empereur d'envoyer des troupes en Italie, il falloit qu'elle discontinuât auparavant ses armements par mer et par terre, qu'elle promît elle-même de demeurer en repos, et que, pour sûreté de sa parole, elle remît la Sardaigne en dépôt au roi d'Angleterre. Quant aux contributions, il y fut répondu que l'Empereur ne les avoit demandées qu'en vertu d'un résultat[1] de la diète de l'Empire, fondé sur la nécessité de soutenir la guerre contre l'ennemi commun de la chrétienneté[2]; qu'il étoit juste que toute puissance dépendante de l'Empire, comme étoient les princes d'Italie, concourussent aux besoins et aux succès de cette guerre ; et que ce n'étoit point agir contre la neutralité que d'exiger d'eux des contributions pour cet effet ; qu'enfin, si l'Espagne réparoit les infractions qu'elle avoit faites à la neutralité, et qu'elle cessât d'en commettre de nouvelles, l'Empereur cesseroit aussi d'exiger aucunes sommes des princes d'Italie, n'étant pas juste que, pendant que l'Empereur se lieroit les mains, le roi d'Espagne se crût le maître d'agir librement comme il croiroit convenir à ses intérêts. Ces réponses de l'Empereur furent non-seulement goûtées à Londres, mais particulièrement appuyées du roi d'Angleterre et de ses ministres.

Manèges et souplesses de Stanhope.

Stanhope n'oublia rien pour intimider Monteleon, et par lui le roi d'Espagne, en lui représentant les suites funestes de la guerre que ce prince vouloit allumer en Italie, qui en deux ans deviendroit générale, feroit revivre les droits de l'Empereur sur l'Espagne, ceux de Philippe sur la France, et qu'il se trouveroit peut-être des princes qui prétendroient aussi régler la succession d'Angleterre; et que le seul moyen d'éviter tant de maux étoit de terminer les différends entre l'Empereur et l'Espagne de

1. Nous avons déjà rencontré ce mot, au sens de décision, résolution, dans nos tomes IV, p. 371, note 2, et VII, p. 287.

2. C'est-à-dire, le Turc.

manière que le roi d'Espagne pût être satisfait, et que la négociation entreprise à Londres eût un heureux succès. Il employoit les espérances et les menaces. Quelquefois il promettoit que, si l'Empereur se rendoit trop difficile, le roi d'Angleterre se croiroit dégagé de toute garantie ; il disoit la même chose si les refus venoient de la part du roi d'Espagne. Stanhope cependant avoit l'adresse de faire voir un penchant particulier pour l'Espagne, ou bien Monteleon le vouloit faire croire à Madrid, soit pour se faire un mérite d'avoir su gagner un des principaux ministres de Georges, soit pour donner plus de poids aux insinuations qu'il faisoit de temps en temps au cardinal Alberoni, mais toujours en tremblant, pour le porter à la paix. Il étoit persuadé que ce cardinal ne la desiroit pas, dont la preuve étoit le silence qu'il gardoit à son égard, à lui qui étoit le seul ministre du roi d'Espagne à portée de veiller à la négociation, et de ménager les intérêts du roi son maître. Il falloit pour y réussir qu'il fût instruit de ses intentions, et il les ignoroit absolument ; en sorte que, Stanhope le pressant pour savoir enfin ce que Sa Majesté Catholique demandoit, il étoit obligé de répondre en termes généraux, et de se servir de son esprit pour cacher le peu de confiance que sa cour avoit en lui. Il étoit instruit néanmoins de ce qu'il se passoit, mais par Stanhope et par Dubois. Cet abbé l'assuroit que le Régent communiqueroit tout au roi d'Espagne ; que c'étoit le principal objet de la mission de Nancré[1] ; qu'il agiroit à Madrid d'un parfait concert avec Alberoni ; et que, jusqu'à ce qu'il sût par lui les intentions du roi d'Espagne, le Régent différeroit de consentir au projet qui lui étoit proposé par les Anglois. Voulant donner à Monteleon une preuve de la confiance qu'il prenoit en lui, il lui dit qu'il reconnoissoit en tout la partialité des ministres hanovriens et des Anglois de leur parti pour la cour de Vienne ;

Langages de l'abbé Dubois à Monteleon. Il lui envoie avec précaution le modèle d'un billet à Alberoni en faveur de Nancré et de sa négociation, qu'Alberoni méprise, averti

1. Ci-dessus, p. 192.

par Monteleon.

qu'il remarquoit qu'ils oublioient souvent leurs intérêts pour favoriser celui de l'Empereur. Il excitoit Monteleon à redoubler ses assiduités auprès de Stanhope, pour animer davantage son penchant[1] pour l'Espagne. Desirant disposer Alberoni favorablement pour Nancré, il pria l'ambassadeur d'en écrire à ce premier ministre en termes qui le disposassent favorablement pour la négociation et le prévinssent en faveur du négociateur. Il parut même qu'il craignit de s'en rapporter à lui, car il lui envoya par Chavigny le modèle du billet qu'il le pria d'écrire à Madrid, et pour plus de sûreté, de lui en renvoyer la minute. Ce billet étoit conçu dans les termes suivants : « L'abbé Dubois, que je sais de bonne part s'intéresser à « votre gloire particulière, conjure Votre Éminence de « bien peser ce que le sieur de Nancré lui dira, et de ne « perdre pas cette occasion de réunir la France, l'Angle- « terre et la Hollande avec l'Espagne contre l'Empereur, « ce qui arrivera infailliblement si elle donne les mains « à ce que ces trois puissances lui proposeront, soit qu'en- « suite l'Empereur l'accepte ou qu'il le refuse[2]. »

Malgré ces précautions prudentes, Alberoni sut que le billet n'étoit pas du style de Monteleon, que l'abbé Dubois l'avoit dicté, et cependant n'en fit pas grand cas. Peut-être Monteleon lui-même eut-il quelque part au peu d'impression que firent les protestations de l'abbé Dubois ; car il est certain que cet ambassadeur prétendit avoir découvert (on dit [du] moins[3] qu'il l'écrivit à Madrid) que la France et l'Angleterre s'étoient promis réciproquement de demeurer unies pour soutenir le projet du traité, et d'employer leurs forces pour obliger l'Espagne à l'accepter si elle y résistoit.

1. Écrit *sont panchant*, par inadvertance.
2. Saint-Simon prend ce texte dans Torcy (p. 141), qu'il copie d'ailleurs presque textuellement.
3. *Moins* est en interligne, au-dessus de *mesme*, biffé, qui se trouvait dans Torcy.

Conversation de Monteleon avec Stanhope, qui le veut tromper, puis éblouir, sur la destination de l'escadre angloise. Monteleon tâche à prendre d'autres mesures pour arrêter l'effet de cet armement.

Quoi[1] qu'il en soit, le roi d'Angleterre continuoit d'armer par mer. On disoit sans mystère que l'escadre, qui seroit d'onze navires de guerre, étoit destinée pour la Méditerranée, où elle se joindroit à sept autres navires que l'Angleterre avoit déjà dans cette mer. Le roi d'Espagne fit demander à quel usage l'Angleterre destinoit cette escadre, et, comme jusqu'alors les ministres anglois s'étoient contentés d'assurer en général que l'intention du roi leur maître étoit d'entretenir la paix et la bonne intelligence avec Sa Majesté Catholique, Monteleon eut ordre de les engager à lui donner quelque parole plus précise. Il pressa donc Stanhope de lui déclarer par écrit, au nom du roi d'Angleterre, que l'escadre qu'il faisoit armer, non-seulement ne seroit pas employée contre les intérêts du roi d'Espagne, mais même qu'elle ne passeroit pas dans la Méditerranée. Comme Stanhope répugnoit à donner une pareille déclaration, Monteleon lui proposa, pour tout expédient, d'ordonner au colonel Stanhope, alors envoyé d'Angleterre à Madrid, de la faire, ou tout au moins de s'expliquer clairement au cardinal Alberoni sur la destination de l'escadre. L'une et l'autre de ces propositions fut également rejetée. Stanhope voulut faire croire à Monteleon que le seul objet du roi d'Angleterre étoit d'obtenir du Pape la satisfaction qu'il lui avoit demandée pour l'enlèvement de Peterborough[2]; qu'il ne doutoit pas qu'elle ne lui fût enfin accordée ; mais qu'il falloit presser les délibérations de la cour de Rome, et faire paroître aux côtes d'Italie des forces suffisantes pour obliger le Pape par la crainte à ce qu'il ne voudroit pas de bonne grâce accorder là-dessus aux instances de l'ambassadeur de l'Empereur. Stanhope ajouta qu'il ne croyoit pas même qu'il fût nécessaire d'envoyer des vaisseaux

1. Avant ce mot, Saint-Simon a biffé : *Le Roy d'Esp. fit demander à quel usage l'Angl. destinoit,* qui va se retrouver un peu plus loin. — Mémoires de Torcy, p. 142 et suivantes.

2. Déjà dit, ci-dessus, p. 200.

dans la Méditerranée pour mettre le Pape à la raison ; qu'on avoit donc travaillé très lentement à l'armement de cette escadre, et que, si depuis quelques jours il y paroissoit plus de diligence, la Méditerranée n'en étoit pas l'objet, mais la mer Baltique, où le roi d'Angleterre prétendoit faire passer vingt navires de guerre et dix bâtiments de suite[1]. Monteleon auroit souhaité que Stanhope lui confiât, disoit-il, les véritables intentions du roi d'Angleterre, lui eût promis formellement ce qu'il ne lui disoit que comme simple confidence. Il essayoit de faire voir à ce ministre qu'il ne devoit avoir aucune peine à promettre, pour le bien de la paix, que le roi d'Angleterre n'enverroit point de vaisseaux dans la Méditerranée, puisqu'il n'en avoit pas l'intention ; mais ces instances furent inutiles. Stanhope lui dit que le roi d'Angleterre ne pouvoit donner une telle parole sans manquer formellement aux engagements du traité qu'il avoit signé avec l'Empereur, dont une des principales conditions étoit de lui garantir la possession des États dont il jouissoit actuellement en Italie. Stanhope déclara nettement que l'intention de son maître étoit d'y satisfaire ponctuellement, en sorte que personne ne pouvoit dire positivement jusqu'à quelle extrémité les choses seroient peut-être portées ; qu'il pouvoit seulement protester que, à moins d'un grand malheur, l'Angleterre ne prendroit aucun nouvel engagement capable d'altérer la bonne correspondance qu'elle prétendoit entretenir avec l'Espagne. Monteleon répliqua que le moyen de la conserver entre les puissances amies étoit de s'expliquer franchement ; que les réponses ambiguës n'entretenoient point l'amitié ; qu'à son égard, il se croyoit obligé de dire nettement que, si l'Angleterre envoyoit une escadre dans la Méditerranée, le roi d'Espagne ne pourroit s'empêcher de prendre des mesures contraires au commerce des deux nations. Stan-

1. Il est question dans la *Gazette*, p. 143 (mars 1718) d'un double armement, pour la Méditerranée et pour la Baltique.

hope convint de tous les avantages que ce commerce apportoit à l'Angleterre, et, comme il affectoit en toutes occasions de paroître disposé favorablement pour l'Espagne, il dit à Monteleon qu'il consentiroit de tout son cœur à la proposition qu'il lui avoit faite d'ordonner au colonel Stanhope de confier au roi d'Espagne les intentions secrètes du roi d'Angleterre, mais qu'il n'avoit que sa voix dans le conseil, composé d'ailleurs de différentes nations, en sorte qu'il ne pouvoit répondre ni des délibérations ni de la résolution. Il offrit ce qui étoit en lui, c'est-à-dire de rendre compte au roi d'Angleterre et à son conseil des propositions de Monteleon. Cet ambassadeur étoit trop éclairé et connoissoit trop le caractère des Anglois pour se laisser éblouir par des réponses si vagues. Il jugeoit donc que, si l'intention du roi d'Angleterre et de ses ministres étoit de se réserver la liberté d'accorder ou de refuser absolument la déclaration sollicitée, suivant le tour que prendroient les affaires générales, une telle incertitude ne pouvoit[1] convenir aux intérêts du roi d'Espagne. Monteleon résolut d'agir par d'autres voies : celle qu'il crut la plus sûre fut d'intéresser la nation. Rien ne lui étoit plus sensible que l'interruption de son commerce avec l'Espagne. Il n'oublia rien pour alarmer les membres du Parlement, faisant envisager secrètement à quelques-uns des principaux le péril prochain dont ce commerce seroit menacé, si le roi d'Angleterre faisoit passer, comme on le disoit, une escadre dans la Méditerranée. Il leur insinua, comme un moyen d'éviter ce danger, de presser le roi leur maître de communiquer au Parlement tous les traités qu'il avoit faits, en sorte que la nation assemblée pût aviser aux moyens de ne pas rompre avec l'Espagne. L'orateur[2] de la Chambre basse, frappé

1. Il y a *pouvant* dans le manuscrit, au lieu de *pouvoit*, parce que Torcy, qui coupe autrement ses phrases, avait employé ce participe.

2. Le « speaker », titre que porte encore maintenant le président de la Chambre des communes ; voyez tome XII, p. 157.

de cette crainte, vit secrètement Monteleon ; il reçut de lui des instructions, et protesta que la plus grande partie de la nation s'opposeroit à toute résolution de la cour qui tendroit à rompre avec l'Espagne.

Sagacité de Monteleon.

Quelques jours après, dans une séance du Parlement, on tint quelques discours sur l'escadre que le roi d'Angleterre devoit envoyer dans la Méditerranée. Deux députés des Communes représentèrent que ce seroit ruiner l'Angleterre que de donner occasion à l'Espagne d'interrompre le commerce si avantageusement établi entre les deux nations[1]. Le premier effet des diligences de Monteleon ne l'éblouit pas. Comme il connoissoit le caractère et le génie de la nation angloise, et les passions des particuliers qui avoient le plus de crédit sur l'esprit du roi d'Angleterre, il comprit qu'il ne devoit pas compter sur les dispositions apparentes de quelques membres du Parlement, parce que la cour sauroit bien les gagner si leurs suffrages étoient de quelque poids, sinon que leurs contradictions ne traverseroient pas ses résolutions. Quant aux ministres, il étoit persuadé que ce seroit inutilement qu'il entreprendroit de faire combattre la raison contre le desir qu'ils avoient de plaire aux Allemands, comme l'unique moyen de parvenir à l'avancement que chacun d'eux se proposoit. Ainsi, voyant les choses de près, il n'espéroit rien de bon de l'Angleterre pour le roi son maître. Il ne se promettoit pas un succès plus heureux de la négociation que la France vouloit entamer à Madrid. Toutefois il croyoit que si on pouvoit envisager un moyen de sortir d'affaires avec quelque avantage, c'étoit celui de savoir plier aux conjonctures présentes, et de convenir, s'il étoit possible, de quelque proposition capable de concilier les intérêts de l'Espagne avec l'empressement

1. La *Gazette* ne parle pas de cette intervention de deux députés aux Communes ; mais elle mentionne l'émotion que les discours de Monteleon causaient parmi les marchands de Londres à la fin de mars (p. 166).

que la France et l'Angleterre témoignoient à l'envi de ménager et de conclure la paix entre l'Empereur et le roi d'Espagne. Raisonnant sur le caractère des ministres de l'Empereur, il pensoit que la cour de Vienne, inflexible et déraisonnable, disoit-il, n'admettroit aucun expédient quand il s'agiroit de réduire ses vastes prétentions, et qu'elle découvriroit elle-même son ambition de manière que ses amis même comprendroient les raisons et la nécessité de s'unir pour contraindre les Allemands à sortir de l'Italie. Cette cour, en effet, ne vouloit alors entendre à rien sur le point d'assurer l'expectative de la Toscane à un fils de la reine d'Espagne. Le plan du traité lui plaisoit en ce qui regardoit ses avantages; mais l'Empereur, considérant ce qui lui étoit offert comme une restitution d'un bien qui lui appartenoit légitimement, croyoit que les demandes faites en faveur du roi d'Espagne étoient autant de démembrements que les médiateurs vouloient arracher aux droits légitimes de la maison d'Autriche.

Fermes réponses des ministres de Sicile à Paris et à Londres à l'égard de la conservation de cette île à leur maître.

On[1] étoit à la fin de février; jusqu'alors le détail de la négociation n'avoit pas encore passé les cours de Vienne, de France et d'Angleterre. Le roi de Sicile étoit inquiet d'un traité dont il devoit fournir la matière principale, puisque la Sicile étoit le prix que les négociateurs proposoient à l'Empereur pour l'engager à se désister pour toujours de toute prétention sur la monarchie d'Espagne. Il paroissoit juste d'avoir le consentement de ce prince, qui possédoit actuellement la Sicile en vertu des traités faits seulement depuis cinq ans à Utrecht, dont la France et l'Angleterre étoient également garantes. Toutefois on ne parloit encore clairement au roi de Sicile ni de la disposition de cette île, ni du dédommagement qu'on lui offriroit pour obtenir son consentement. Le comte de Sunderland[2] dit seulement à son envoyé[3] que le roi d'Angleterre songeoit aux

1. Mémoires de Torcy, p. 150 et suivantes, copie presque intégrale.
2. Charles Spencer : tome XXXI, p. 88.
3. Le comte de la Pérouse.

intérêts du roi de Sicile ; qu'il lui en diroit davantage dès le moment qu'il pourroit s'expliquer plus clairement. Bernstorff, le principal des ministres hanovriens, dit à ce même envoyé qu'il jugeât lui-même s'il étoit possible au roi d'Angleterre de rien communiquer au roi de Sicile avant de savoir si l'Empereur et le roi d'Espagne consentiroient à s'accommoder ensemble. Il ajouta qu'un projet n'étoit pas un traité, qu'avant d'en venir à la conclusion, il y avoit toujours beaucoup de choses à changer dans un premier plan, que, lorsqu'elles seroient à un certain point, le roi de Sicile en auroit une entière communication. L'envoyé fit en cette occasion les protestations que tout ministre croit être du goût de son maître en pareille conjoncture. Il dit que jamais ce prince ne plieroit, pour quelque raison que ce pût être, quand il s'agiroit de son honneur, de son avantage, de celui de sa maison ; que, plutôt que d'y souffrir volontairement le moindre préjudice, il s'exposeroit à toute sorte de péril ; que, s'il y succomboit, la honte de sa perte tomberoit entièrement sur les garants des derniers traités. Provane employoit moins de paroles : mais il parloit plus fortement à Paris que la Pérouse ne parloit à Londres ; car il laissoit entendre que, si son maître manquoit de forces ou de volonté, et ne défendoit pas pied à pied la Sicile, et s'il n'employoit pas pour la conserver tous les moyens que suggère un cas désespéré, il pourroit bien songer à des échanges très douloureux pour la France. Un tel discours n'avoit pas besoin d'explication, car il étoit aisé d'entendre que l'échange qu'il vouloit faire craindre étoit celui des États de Piémont et de Montferrat, que le roi de Sicile céderoit à l'Empereur pour avoir de lui le royaume de Naples à joindre à la Sicile. Cellamare appuyoit les menaces indirectes de Provane. Il se plaignoit qu'il ne trouvoit que léthargie dans le gouvernement. Il réitéroit souvent et vivement ses sollicitations ; mais il trouvoit que tout le monde crioit à la paix, et que personne n'appuyoit alors les propositions de l'Espagne.

Plaintes et mouvements de Cellamare. Monti peu satisfait du Régent.

Peterborough, nouvellement sorti des prisons du Pape, vint à Paris dans ces circonstances[1]. Cellamare ne manqua pas de le voir, et crut ne pouvoir mieux employer son éloquence qu'à le persuader que l'Angleterre devoit éviter avec soin de rompre avec l'Espagne. Peterborough convint de tout ce que lui dit Cellamare ; il lui promit même de soutenir fortement les intérêts de l'Espagne quand il seroit en Angleterre. Il ne se contraignit point sur les sujets qu'il avoit de se plaindre de la cour de Vienne ; mais Cellamare s'aperçut cependant qu'il battoit la campagne, et qu'il y avoit aussi peu de fondement à faire sur ses raisonnements que sur ses promesses. Comme il perdoit peu à peu l'espérance d'interrompre le cours et d'empêcher le succès de la négociation de Londres, il crut devoir faire de nouveaux efforts en France pour détourner le Régent de la suivre. Il représenta que le voyage de Nancré étoit inutile, que ses propositions seroient mal reçues. Il confioit à ses amis que l'air que la cour de Madrid respiroit n'étoit que de guerre. Monti, qui en arrivoit nouvellement, parla en même sens au Régent. Il lui répondit qu'il avoit nouvellement combattu pour procurer au roi d'Espagne les conditions meilleures et les plus avantageuses, et qu'il ne falloit pas exposer au hasard d'une guerre ce qu'on pouvoit obtenir par un traité.

Alberoni raisonnoit différemment. Le duc de Parme lui représentoit souvent qu'il ne falloit pas se laisser endormir par les Impériaux, et le persuadoit aisément que, si l'Espagne leur donnoit le temps de s'établir en Italie, ils le feroient de manière que bientôt ils se trouveroient maîtres d'exécuter toutes les résolutions violentes qu'il leur plairoit de prendre. Ce raisonnement étoit depuis longtemps celui d'Alberoni, et, pour engager la France à

1. Ni le *Journal de Dangeau*, ni la *Gazette*, ni celle *de Leyde* ne mentionnent sa venue. Saint-Simon continue à copier Torcy.

s'y conformer, il disoit qu'elle suivoit une politique non-seulement fausse, mais pernicieuse, même mortelle, en regardant comme un acte de prudence et d'habileté d'éviter de prendre les armes hors les cas de nécessité forcée. Il s'étendoit en raisonnements fondés sur ses desirs, tout au plus sur ses espérances, qu'il prétendoit appuyés sur des secrets dont lui seul avoit la connoissance. Ces secrets étoient ses anciennes chimères de l'éloignement de la paix des Turcs, de celui de la nation angloise de perdre son commerce, qui ne permettroit pas au roi d'Angleterre de rompre avec l'Espagne, de la jalousie secrète des Hollandois, qui verroient sans se remuer, même avec joie, attaquer et humilier l'Empereur. C'étoit avec quoi il ne se rebutoit point de vouloir persuader au Régent de prendre les armes et de s'unir à l'Espagne et au roi de Sicile, avec lequel pourtant il n'étoit rien moins que d'accord. Il vouloit cependant faire en sorte, par la France, pour que la haine du refus des propositions de paix ne tombât pas sur l'Espagne, mais sur les Impériaux. Il ne trouvoit aucune sûreté pour les garnisons espagnoles à mettre dans les États de Toscane et de Parme contre l'enlèvement que les troupes de l'Empereur en pourroient faire d'un moment à l'autre. Il s'écrioit contre la violence qu'on vouloit exercer contre des princes vivants et possédant justement leurs États, tels que le Grand-Duc, qui avoit un fils[1], le duc de Parme surtout, beau-père et oncle de la reine d'Espagne, lequel avoit un frère[2] qui pouvoit avoir des enfants, et amuser et repaître de visions éloignées, et de laisser cependant les Allemands si bien prendre leurs mesures qu'ils feroient échouer d'autres projets plus raisonnables et plus capables de maintenir l'équilibre de l'Europe. Tous ces langages furent tenus au Régent par Cellamare, qui eut ordre de lui faire voir

1. Jean-Gaston de Médicis, qui devint grand-duc en 1723 : tome V, p. 73.
2. Antoine Farnèse : tome XXX, p. 277.

la lettre d'Alberoni, et par Monti, son ami de confiance, chargés tous deux de n'oublier rien pour arracher le Régent à la négociation de Londres et l'unir à l'Espagne et au roi de Sicile, duquel ils prétendirent être sûrs.

Monteleon, sur des ordres réitérés, fait à Londres les plus fortes déclarations sur la destination de l'escadre.

Alberoni, persuadé qu'il falloit marquer beaucoup de fermeté et de confiance en ses forces pour intimider[1], envoya ordre à Monteleon de s'expliquer beaucoup plus clairement qu'il n'avoit fait sur la destination de l'escadre angloise. Ainsi cet ambassadeur déclara que, si elle passoit dans la Méditerranée, il partiroit sur-le-champ et retourneroit en Espagne, parce que le roi son maître regarderoit cette démarche comme un premier acte d'hostilité de la part du roi d'Angleterre. Monteleon eut ordre d'instruire les membres du Parlement, particulièrement les intéressés en la compagnie de l'*assiento*[2], des ordres qu'il avoit reçus, et de leur dire nettement qu'après tout ce que le roi d'Espagne avoit fait pour le roi Georges et pour la nation angloise en des temps critiques, il avoit lieu d'attendre plus de reconnoissance de leur part; qu'il auroit au moins dû compter sur leur indifférence; qu'il vouloit enfin connoître ceux qui seroient ses amis ou ses ennemis, et pour mettre l'épée à la main s'il étoit nécessaire. Enfin, comme s'il y eût eu lieu de douter de l'exactitude de Monteleon et de le soupçonner de timidité ou d'intérêt capable de le retenir ou de le ralentir, il reçut de nouveaux ordres très positifs de parler sans crainte et sans incertitude, et d'autant plus clairement que le roi d'Espagne savoit qu'on faisoit à Naples et à Lisbonne de grands préparatifs pour l'escadre angloise qui devoit passer dans la Méditerranée.

Efforts d'Alberoni en Hollande; ses sentiments

Beretti, ambassadeur d'Espagne en Hollande, eut ordre, de son côté, de déclarer que le roi son maître ne se laisseroit pas amuser par de prétendus médiateurs ni par des

1. Mémoires de Torcy, p. 159 et suivantes.
2. Tome XXX, p. 23.

sur les traités d'Utrecht; ses vanteries; cache bien où il veut attaquer. Sagacité de l'abbé del Maro.

propos de paix dont on répandoit les conditions dans le monde sans toutefois que Sa Majesté Catholique en eût encore la moindre connoissance; mais que certainement ce seroit se tromper que de croire une pareille démence, comme la république d'Hollande se tromperoit elle-même si elle laissoit à la maison d'Autriche la supériorité que les traités d'Utrecht lui avoient procurée. Alberoni s'abandonnoit à ses vanteries sur le bon état où il avoit déjà mis l'Espagne, qui ne craindroit plus personne dans deux ans. Ses discours annonçoient bien plus la guerre que la paix. Ses préparatifs se poussoient avec la plus grande diligence et le plus impénétrable secret. Il détestoit la paix d'Utrecht; il soutenoit que le feu Roi n'avoit point eu de pouvoir légitime pour faire tomber comme il avoit fait tout le poids du traité sur le roi son petit-fils, et que le consentement qu'y avoit donné ce prince n'avoit point été libre, mais forcé par une juste crainte pour le Roi son grand-père, respect si imprimé dans son cœur qu'il lui auroit donné sa femme et ses enfants, s'il les lui eût demandés, avec la même docilité qu'il avoit cédé la Sicile[1]. Il ajoutoit que les souverains étoient toujours mineurs, maîtres par conséquent de se délivrer des violences qu'ils avoient souffertes quand la Providence en faisoit naître les occasions. La cession de la Sicile, citée par Alberoni comme un exemple de la complaisance du roi d'Espagne pour le Roi son grand-père, ne fut pas regardée si simplement par l'abbé del Maro, ambassadeur de Sicile à Madrid. Il soupçonnoit depuis longtemps la cour d'Espagne de former des desseins sur ce royaume, et il persista toujours dans sa pensée, quoique l'opinion publique fût que la destination de la flotte fût pour Naples. On disoit même que le dessein étoit d'attaquer cette capitale, sans s'amuser à Gaëte ni à Capoue[2]. On prévoyoit

1. Tout ce qui précède, depuis *avec,* quoique ajouté en interligne sur le manuscrit de Saint-Simon, se trouve bien dans Torcy.

2. Capoue, au sud de Naples, dans la terre de Labour, était avec

cependant que la France et l'Angleterre ne le souffriroient pas tranquillement, et que, s'il étoit impossible de porter l'Espagne à un accommodement, ces deux puissances prendroient si bien leurs mesures par mer et par terre, qu'elles feroient échouer les projets de l'Espagne. Alberoni aurait bien voulu détruire cette opinion du public en lui laissant croire qu'il y avoit entre la France et l'Espagne une intelligence secrète ; mais il n'y put le tromper. Il réussit mieux à lui cacher son véritable projet, en sorte que bien des gens crurent qu'il pourroit tourner ses armes contre le Portugal, autant que les porter en Italie. Alberoni cependant vantoit la puissance de l'Espagne, qui avoit sur pied quatre-vingt mille hommes, une bonne marine, ses finances en bon état, et[1] continuoit ses déclamations et ses péroraisons contre les propositions des médiateurs, et pour persuader la nécessité, la facilité et les grands fruits de l'union armée de la France avec l'Espagne.

Le voyage prochain de Nancré à Madrid paroissoit moins une disposition pour rétablir la bonne intelligence entre les deux cours qu'un moyen que celle de France vouloit tenter pour déclarer au roi d'Espagne que, s'il n'acceptoit le projet concerté avec l'Angleterre, son refus produiroit une rupture ouverte entre la France et lui. Mais Alberoni, persuadé qu'il devoit en cette conjoncture tenir et montrer bonne contenance, disoit que, nonobstant tout ce qu'il pourroit arriver, le roi d'Espagne suivroit son projet ; que, s'il ne réussissoit pas, il en seroit quitte pour se retirer sur son fumier[2], où il attendroit des con-

Gaëte et Naples la seule ville fortifiée du royaume ; les remparts en étaient médiocres ; mais le château passait pour très fort.

1. La fin de phrase qui va suivre est de Saint-Simon, et ne se retrouve pas dans Torcy.

2. Cette locution est prise dans les Mémoires de Torcy par notre auteur. On peut la rapprocher de celle-ci que cite le *Dictionnaire de l'Académie* de 1718 : « On dit proverbialement *hardi comme un coq sur son fumier*, pour dire se prévaloir de ce que l'on est dans un lieu où l'on a du pouvoir. » Elle reviendra plus loin, p. 284.

jonctures plus favorables. Enfin la résolution étoit prise de ne faire aucun accommodement avec l'Empereur. Monti eut ordre d'Alberoni de le dire au Régent et de l'assurer qu'avec un peu de temps il verroit des changements dans les mesures qu'il avoit prises avec le roi Georges, que le temps feroit aussi que l'amitié du roi d'Espagne seroit recherchée, et d'autres pareilles vanteries. Alberoni comptoit sur la neutralité au moins de la Hollande. Beretti, pressé de plaire et de se faire valoir, l'en assuroit. Il lui mandoit l'assurance qu'il avoit eue de Sauten, nouveau bourgmestre d'Amsterdam[1], que cette ville n'admettroit rien contre le service du roi d'Espagne, et qu'il en avoit averti Buys[2] et le Pensionnaire pour les contenir, parce qu'il les savoit tous deux très attachés à l'Angleterre et à la maison d'Autriche. La foiblesse où se trouvoit cette république, la difficulté de fournir à un armement très nécessaire pour la mer Baltique par les dettes immenses qu'elle avoit contractées pendant la guerre terminée par la paix d'Utrecht, lui rendoient les levées de troupes impossibles, à ce que prétendoit Beretti. Ces mêmes raisons lui ôtoient aussi toute espérance de porter les États à attaquer l'Empereur, et c'est ce qui redoubloit le desir d'Alberoni que la France leur en donnât l'exemple.

Berotti trompé ou trompeur sur la Hollande.

Cellamare ne le laissa pas dans l'abus de cette espérance : il lui manda que, quelques bonnes dispositions que le Régent eût fait paroître en différentes occasions pour l'Espagne, son but n'avoit jamais varié sur la conservation de la paix, à quelque prix que ce pût être ; que ce n'étoit que pour gagner du temps qu'il avoit quelquefois flatté le

Sage avis de Cellamare à Alberoni sur la France.

1. On avait imprimé jusqu'ici *Santen*. — Jean Sauten ou Sautin était fiscal du collège de l'amirauté à Amsterdam, lorsqu'il fut élu membre du conseil municipal de cette ville et désigné comme bourgmestre par les États-Généraux en janvier-février 1718 (*Gazette de Leyde*, nos 9, correspondance d'Amsterdam, et 13, lettre de la Haye).

2. Guillaume Buys : tome XXIV, p. 175 ; il était alors pensionnaire d'Amsterdam.

roi d'Espagne d'espérances agréables ; que le moyen d'éviter ces pièges étoit d'obliger Nancré de s'expliquer tout en arrivant, et clairement, et de ne pas remettre à son retour à Paris la décision des affaires. Cellamare crut qu'il étoit du service du roi son maître, d'en parler comme de chose déjà décidée. Il publia que le roi d'Espagne se vengeroit enfin des outrages qu'il avoit reçus, et qu'il soutiendroit ses droits, quand même il seroit abandonné de ceux dont il devoit naturellement et raisonnablement attendre du secours. Provane, qui le secondoit alors, alla plus loin. Il vouloit que le roi d'Espagne demandât passage par la France pour cinquante mille hommes qu'il enverroit défendre l'Italie ; mais Cellamare y trouva trop de rodomontade, et crut qu'il falloit ne dire que ce qu'on étoit à peu près en état de faire. Le bruit se répandit néanmoins que ce passage étoit demandé pour vingt-cinq mille hommes. Cellamare, sans appuyer ni démentir ce bruit, dit à Nancré avant son départ qu'il ne pouvoit faire que de mauvais augures de la négociation dont il étoit chargé.

Propos publics de Cellamare ; retient sagement Provane ; dit à Nancré qu'il ne réussira pas.

Stair sortit de son naturel insolent autant qu'il put, pour tâcher[1], par les exhortations et les représentations les plus douces, de persuader Cellamare, puis par les menaces en ne se contraignant plus. Ce manége fut inutile, Cellamare savoit trop bien que ce seroit se perdre auprès d'Alberoni que montrer la moindre inclination à la paix ; il n'avoit songé qu'à lui plaire dès le commencement de la fortune de ce premier ministre, il n'avoit garde de ne pas continuer. Il y étoit d'autant plus circonspect qu'il craignoit toujours de voir retomber sur lui la haine implacable d'Alberoni contre son oncle le cardinal del Giudice, à qui il ne cessoit de chercher des raisons et des prétextes de lui faire sentir des marques publiques de l'indignation

Alberoni continue à poursuivre

1. Torcy disait plus simplement (p. 172) : « L'ambassadeur d'Angleterre essaya vainement d'aspirer, etc. »

Giudice : lui fait redoubler les ordres d'ôter les armes d'Espagne de dessus la porte de son palais. Malice et toute-puissance de ce premier ministre. État personnel du roi d'Espagne.

qu'il inspiroit pour lui au roi d'Espagne. Il accusoit Giudice d'entretenir à Madrid des correspondances séditieuses et criminelles. On avoit même emprisonné quelques particuliers sous ce prétexte. Alberoni se plaignit à Cellamare que son oncle étoit incorrigible, et lui manda d'un ton d'amitié qu'il avoit fallu, du temps que Giudice étoit à Madrid, les bons offices de quelqu'un qu'il ne vouloit pas nommer, et la bonté des maîtres pour les empêcher de prendre contre lui des résolutions violentes. Leurs Majestés Catholiques, continuoit-il, étoient irritées[1] de son opiniâtreté à différer d'obéir à leurs [ordres] d'ôter à Rome les armes d'Espagne de dessus la porte de son palais ; il en fit craindre les suites à Cellamare, et lui conseilla d'avertir son oncle de ne pas s'exposer plus longtemps à l'insulte de les voir arracher avec violence : il n'en falloit pas tant pour intimider Cellamare.

Le courroux d'Alberoni étoit d'autant plus à craindre que tout le monde le regardoit comme le maître absolu et unique de l'Espagne. Il laissoit au roi le seul extérieur de sa dignité royale, et sous son nom et sans lui disposoit absolument des affaires. Soir et matin le cardinal lui présentoit tous les jours une liasse de papiers qui demandoient sa signature. Quelquefois il disoit en peu de mots la substance de quelques affaires principales, mais jamais il n'entroit dans le détail, et jamais il n'en faisoit de lecture. Après un tel compte si superficiellement rendu, la stampille[2] étoit apposée sur les expéditions. La maladie du roi étoit le prétexte de lui donner si peu de connoissance des affaires. Sur ce même prétexte, l'entrée de son appartement étoit interdite à tous ceux dont on vouloit juger que la présence lui donneroit la moindre contrainte. Il étoit donc réduit à passer ses jours entouré de méde-

1. Ces deux mots, oubliés, ont été ajoutés en interligne. Torcy se contentait de dire « très mécontentes ».

2. Tome VIII, p. 184, et plusieurs fois depuis. Saint-Simon avait toujours jusqu'à présent écrit *l'estampille*.

cins et d'apothicaires, et bannissant toute autre cour, et se crevant toujours de manger[1], il s'amusoit les soirs à les voir jouer, ou de jouer avec eux. Ces sortes de gens ne faisoient point d'ombrage au cardinal, et ne pouvoient attaquer son pouvoir despotique. Tout autre personnage plus élevé lui étoit suspect. Il parut même qu'il commençoit à se défier du duc de Popoli[2], quoique le plus soumis et le plus rampant de ceux qui vouloient être considérés comme dépendants de lui. C'est qu'il ménageoit trop les Espagnols. Il fut même accusé d'avoir des liaisons secrètes avec quelques-uns des principaux de la nation. On alla jusqu'à dire qu'il inspiroit des sentiments peu favorables au prince des Asturies, dont il étoit gouverneur, pour le cardinal. Il y eut cependant lieu de croire dans les suites qu'ils s'étoient raccommodés.

Manèges du Pape et d'Alberoni sur les bulles de Séville et sur le neveu d'Aldrovandi.

Malgré le grand pouvoir d'Alberoni, malgré le respect que la cour de Rome a toujours témoigné pour les ministres en faveur, en quelque cour que ce soit, on peut encore ajouter malgré la déclaration publique de ce cardinal pour la Constitution et contre les maximes de France, le Pape continuoit à lui refuser les bulles de Séville[3]. Ce refus étoit fondé en apparence sur les raisons de se plaindre du gouvernement d'Espagne, en effet sur la crainte de déplaire aux Allemands. Alberoni même n'eut pas lieu d'en douter, car le Pape lui offrit secrètement de lui faire toucher les revenus de Séville s'il vouloit bien faire suspendre les instances du roi d'Espagne pour les bulles, et différer pendant quelque temps sa translation à cet archevêché. Cette complaisance pour les Allemands, qu'Alberoni traitoit de bassesse, n'étoit pas la seule qu'il reprochoit à Sa Sainteté. Retenue par la crainte de l'Empereur, elle n'osoit tenir la parole qu'elle avoit donnée à la cour d'Espagne d'y envoyer le neveu d'Aldro-

1. Ce détail est ajouté par Saint-Simon.
2. Gouverneur du prince des Asturies ; tome XXX, p. 232.
3. Ci-dessus, p. 217.

vandi porter le bonnet à Alberoni[1]. C'étoit un nouveau sujet de plainte qu'Alberoni mettait sur le compte de Leurs Majestés Catholiques, en faisant au Pape les compliments les plus soumis et les plus dévoués sur le sien. Mais le roi et la reine d'Espagne étoient inflexibles, et avoient, disoit-il, déclaré que nul autre que ce neveu d'Aldrovandi ne seroit reçu en Espagne pour apporter ce bonnet, et le cardinal Acquaviva eut ordre de faire entendre au Pape qu'on pourroit se porter à faire sortir son nonce de l'Espagne. Alberoni citoit le P. Daubenton pour premier témoin du peu qu'il s'en étoit fallu que cette résolution ne fût prise, et plaignoit le sort d'Aldrovandi. Le cardinal disoit que, si jamais le bref dont il étoit question[2] arrivoit à Madrid, il donneroit le dernier coup pour achever la ruine de ce pauvre prélat qui avoit servi le Pape avec tant d'honneur et de probité, et tant d'utilité pour le saint-siège. Il lui rendoit témoignage de la préférence qu'il donnoit à son attachement pour le Pape à toute satisfaction personnelle, par les instances que ce nonce avoit faites à Leurs Majestés Catholiques de lui permettre de supplier Sa Sainteté de nommer tout autre que son neveu pour apporter cette barrette, mais qu'elles avoient répondu que cette affaire n'étoit plus la sienne, mais la leur, et que toutes ses instances seroient inutiles. Alberoni, ne voulant pas se prendre directement au Pape de tous les mécontentements qu'il en avoit, attribuoit sa partialité pour les Impériaux aux conseils du cardinal Albane. Il l'accusoit de penser trop au présent, de s'aveugler sur l'avenir, de ternir la gloire du pontificat de son oncle au lieu de profiter des exemples passés qu'il avoit devant les yeux, qui suffisoient pour corriger les neveux des papes et les rendre sages. En même temps il cherchoit à gagner, mais par de simples compliments

1. On a vu ci-dessus, p. 242, que le Pape, après avoir désigné cet abbé, l'avait empêché de partir.
2. Ci-dessus, p. 241.

et des assurances de services, le cardinal Ottobon, neveu du feu pape Alexandre VIII, protecteur des affaires de France à Rome et vice-chancelier de l'Église.

Avidité et prodigalité du cardinal Ottobon.

Ottobon s'étoit attiré ces compliments par les avances qu'il avoit faites dans l'espérance de grossir, par le secours de l'Espagne, les grands revenus qu'il tiroit de France, soit en pensions ou en bénéfices, qui, sans compter ses charges à Rome et ses bénéfices en Italie, ne suffisoient pas encore à ses dépenses. Les neveux du Pape n'étoient pas moins avides que ceux qui les avoient précédés, ni moins sujets aux autres défauts que Rome avoit souvent reprochés à ceux que la fortune d'un oncle avoit élevés dans les premiers postes de l'État, et donnés comme en spectacle aux yeux du public. Le Pape, plein de bonnes intentions, principal auteur de la bulle contre le népotisme, faite par son prédécesseur, se flattoit que ses neveux, qu'il n'avoit pas voulu reconnoître, se feroient une loi inviolable d'imiter sa modération; mais ils ne pensoient pas comme lui. Les passions de toute espèce et le desir de profiter du temps présent, dérangeoient les conseils de leur oncle, et, pour lui épargner des chagrins inutiles, on lui cachoit avec soin leur déréglement. Mais il étoit difficile que ces sortes de secrets fussent fidèlement gardés. On dit qu'une âme simple découvrit au Pape le désordre de ses neveux; que le cardinal Albane fut fort chargé; que don Alexandre, le troisième des frères, fut dépeint avec des couleurs encore plus noires. Ils essayèrent de découvrir leur accusateur, et le soupçon, répandu sur plusieurs, tomba principalement sur le cardinal del Giudice. Quoique dans un âge avancé, il se permettoit un attachement de jeune homme pour la princesse de Carbognano[2], et lui seul ne remarquoit pas le ridicule

Avidité et déréglement des neveux du Pape. Tracasseries à cette occasion, où Giudice se barbouille.

1. La bulle *Romanum decet Pontificem* promulguée par Innocent XII en juillet 1692. Dangeau en parle dans son *Journal*, tome IV, p. 126.

2. Victoire Salviati, mariée à François-Marie Colonna, prince de

que le reste du monde voyoit évidemment dans ses empressements pour elle. Don Alexandre Albane aimoit la connétable Colonne[1]. Une querelle particulière entre ces deux dames porta le cardinal del Giudice à venger la princesse de Carbognano, en avertissant indirectement le Pape des empressements de don Alexandre pour la connétable Colonne. Ce fut peut-être faussement qu'on accusa Giudice de cet indigne personnage, car il avoit beaucoup d'ennemis et, depuis qu'il étoit sorti d'Espagne, ceux qui vouloient plaire au cardinal Alberoni ne l'épargnoient pas.

Propos, mémoires, menaces, protestation, forte lutte par écrit entre Acquaviva et le Pape sur le refus des bulles de Séville.

Acquaviva[2], traitant de frivoles les causes alléguées du refus des bulles de Séville, entreprit de les détruire ; il prétendit que le roi d'Espagne avoit été obligé de tenir la conduite qu'il avoit tenue pour arrêter les pratiques de ses sujets rebelles, et empêcher les troubles qu'ils vouloient exciter dans son royaume sous ombre de la juridiction et des immunités ecclésiastiques, et que, quand même son ministre Alberoni lui auroit donné de mauvais conseils là-dessus, cette raison n'en étoit pas une de lui refuser des bulles, puisqu'elles ne le pouvoient être dans les règles que pour mauvaises mœurs ou mauvaise doctrine. Il ajouta que, si le Pape tenoit consistoire sans y proposer l'archevêché de Séville, il protesteroit publiquement, et qu'il appelleroit en cause tous les princes qui ont droit de nommer aux bénéfices de leurs États, que cette affaire ne regardoit pas moins que le roi d'Espagne. Ce mémoire, qu'Acquaviva fit remettre au Pape, fut accompagné de menaces de rupture et de protestations

Carbognano. Cette principauté romaine était assise sur le bourg du même nom dans le district de Viterbe.

1. Olympe Pamphili, mariée en novembre 1697 à Philippe-Alexandre, prince Colonna, qui l'avait laissée veuve le 6 novembre 1714.

2. Saint-Simon passe plus de soixante pages du manuscrit de Torcy relatives aux affaires de la constitution *Unigenitus* et reprend son résumé à la page 243.

dont il fut fort irrité. Il[1] refusa le délai du consistoire, parce qu'il y falloit proposer l'évêché de Nankin[2], en expédier les bulles, les envoyer diligemment à Lisbonne où les vaisseaux destinés pour les Indes étoient prêts à faire voile. Il dit qu'il proposeroit Séville quand le roi d'Espagne lui auroit donné satisfaction sur ses sujets de plaintes, et, comme il craignit qu'Acquaviva ne rendît pas un compte assez fidèle de ce qu'il lui avoit fait dire, il chargea particulièrement son nonce à Madrid de bien expliquer ses intentions à Alberoni ; que ce n'étoit pas un refus, mais un délai pour lui donner le temps d'agir auprès du roi d'Espagne pour lui procurer, de Sa Majesté Catholique, les justes satisfactions qu'il attendoit de sa piété ; en même temps de bien faire entendre qu'il ne consultoit en cela que sa conscience, et nullement la satisfaction des Allemands, en faisant de la peine au roi d'Espagne, comme Acquaviva le lui avoit fait reprocher.

Ce dernier cardinal, également insensible aux plaintes et aux justifications du Pape, fondé sur quelques exemples de protestations en pareil cas, et récemment en 1710, à l'occasion d'une translation de l'archevêque de Saragosse à l'archevêché de Séville[3], fit remettre l'acte de sa protestation entre les mains de l'auditeur du Pape par Herrera, auditeur de rote pour la Castille[4]. Le Pape, qui avoit

1. Le Pape.

2. La ville de Nankin, port très important sur la mer de Chine, était, depuis la fin du XVIe siècle, le siège d'un évêché, qui avait toujours pour titulaire un jésuite portugais. Saint-Simon écrit *Nanquin*, suivant l'orthographe habituelle de son temps.

3. L'exemple allégué est erroné. L'archevêché de Séville était occupé depuis 1702 par le cardinal Manuel Arias, mort en novembre 1717 et auquel Alberoni voulait succéder, et Saragosse avait pour archevêque depuis 1687 Antoine Ybanez de la Riva, qui mourut en fonctions en septembre 1710.

4. Jean de Herrera ; il fut nommé à l'évêché de Siguenza en 1722 et mourut à Madrid en 1726. Il est parlé de sa protestation dans la *Gazette*, p. 114-115 et 139.

auparavant dit à Acquaviva qu'il pouvoit protester, ne laissa pas d'être fort irrité. Il prétendit qu'il y avoit plusieurs propositions fausses dans ce que ce cardinal avançoit dans sa protestation, et déclara qu'il avoit résolu de disposer des revenus de Séville si utilement, que personne ne pourroit dire qu'il en engraissât la chambre apostolique, ni fait[1] un usage contraire aux saints canons. Il fit remettre à Acquaviva une réponse par écrit à sa protestation, dont le point principal alloit à faire voir que les papes ne sont pas obligés d'admettre les nominations des princes dans un consistoire plutôt que dans un autre. Acquaviva répondit à cet article qu'il étoit vrai que le Pape n'étoit pas obligé à tenir un consistoire le jour même qu'une nomination lui étoit présentée; mais que, lorsqu'il tenoit consistoire, il ne pouvoit, sans donner de grands sujets de plaintes légitimes, différer l'effet de la nomination, à moins qu'il n'y eût des empêchements canoniques; autrement, qu'il ne tiendroit qu'à lui d'éluder les grâces que les princes faisoient à leurs sujets, et par conséquent il disposeroit indirectement des bénéfices dans les royaumes et dans les pays étrangers. Ce cardinal se plaignit de plus que le Pape lui avoit manqué de parole. La conduite de Sa Sainteté envers l'Espagne lui sembla pleine d'ingratitude; car il paroissoit en ce même temps un grand empressement de plaire à Rome de la part de quelques évêques d'Espagne, et celui de Badajoz[2] s'étoit signalé; ce qui n'empêchoit pas sa partialité pour les Impériaux marquée dans les plus grandes comme dans les plus petites affaires.

Querelle Falconieri, gouverneur de Rome[3], fort impérial, voulant

1. Ni qu'il en eût fait.

2. C'était depuis septembre 1715 Pierre-François de Levanto y Vivando, qui mourut le 2 février 1729.

3. Alexandre Falconieri, né le 8 février 1657, devint clerc de la chambre apostolique en décembre 1701 et auditeur au tribunal de la rote en février 1707; il fut nommé gouverneur de Rome et vice-

d'Acquaviva avec le gouverneur de Rome.

montrer de l'égalité, fit passer des sbires aux environs du palais de l'Empereur, puis autour du palais d'Espagne. Cette dernière marche produisit une querelle. Un des soldats qu'Acquaviva y entretenoit pour se garantir des violences des Allemands fut arrêté et mis en prison par les sbires. Acquaviva en demanda satisfaction. Il eut pour réponse qu'elle étoit faite par la délivrance du prisonnier[1]. Piqué contre le Pape et connoissant son caractère timide et foible, il crut devoir repousser la force contre la force, et se venger sur les auteurs de l'emprisonnement de son soldat, si la satisfaction qu'il en avoit demandée ne lui étoit accordée de bonne grâce. Il en demanda la permission en Espagne, et en l'attendant il résolut d'augmenter les gardes du palais d'Espagne. et de le mettre en état de défense s'il étoit attaqué. Il crut aussi qu'il étoit bon pour le service du roi d'Espagne, d'entretenir cette querelle, les princes ayant toujours besoin de prétextes pour rompre, quand il leur convient d'en venir à cette extrémité. La France avoit fait insérer les droits de la maison Farnèse dans le traité de Pise, conclu pour satisfaire à l'insulte faite par les Corses de la garde du Pape au duc de Créquy, ambassadeur de France[2]. On pouvoit peut-être tirer de grands avantages de la foiblesse de cette cour toujours éloignée d'accorder des satisfactions, mais souple et disposée à souffrir patiemment[3] toutes les impertinences que les étrangers lui veulent faire supporter. C'étoit ainsi qu'Acquaviva s'en expliquoit, et il en donnoit pour

camerlingue de l'Église en juin 1717 et conserva ces fonctions sous Benoît XIII; fait cardinal en septembre 1724, il mourut le 26 janvier 1734.

1. La *Gazette* ne dit rien de cet incident.

2. Voyez notre tome V, p. 12, note 3. C'était l'article 1er du traité qui reconnaissait les droits des Farnèse sur Castro et Ronciglione, et leur donnait un délai de huit ans pour racheter ces duchés moyennant le versement de seize cent mille écus.

3. Les mots *souffrir patiemment* sont en interligne au-dessus de *supporter*, biffé.

exemple l'issue de l'emprisonnement du comte de Peterborough.

Hauteur et foiblesse du roi d'Espagne à l'égard de Rome. Adresse d'Aldrovandi à servir Alberoni.

Quoique Alberoni pensât aussi de même, la conduite du roi d'Espagne n'étoit pas uniforme à l'égard de Rome. En même temps qu'il soutenoit ses droits avec fermeté, et qu'il étoit sur le point de rompre avec Rome, plutôt que d'en souffrir quelque atteinte à la prérogative de sa couronne, ce prince avoit reçu l'absolution, qu'il avoit eu la foiblesse de faire demander secrètement au Pape, des censures que Sa Sainteté prétendoit qu'il avoit encourues pour avoir violé par ses décrets l'immunité ecclésiastique. En même temps le conseil de Castille prenoit feu sur les affaires de Rome. Les amis et les protecteurs de Macanaz, autrefois procureur général, ils disent fiscal[1], de ce conseil, faisoient de grands mouvements pour qu'il lui fût permis de retourner à Madrid, d'où il avoit été chassé pour avoir signalé son zèle et sa capacité à soutenir les droits du roi d'Espagne contre les prétentions[2] de Rome, par des écrits d'autant plus désagréables à cette cour qu'ils étoient pleins de raisons et de preuves solides pour maintenir la cause qu'il défendoit[3]. Le grand nombre et la considération de ses amis alarma Aldrovandi. Il craignit les suites de leur union et de leurs représentations. Il paroissoit déjà quelques écrits capables d'altérer la soumission sans bornes que les Espagnols avoient pour la cour de Rome. Ces questions étoient mauvaises à traiter dans un pays où on avoit toujours regardé comme un crime de former des doutes, encore plus des disputes sur la plénitude de puissance et sur l'infaillibilité du

1. Le mot *fiscal* en espagnol est en effet un substantif, qui désigne le magistrat qui représente le ministère public; c'est une abréviation de *procureur fiscal*.

2. Avant *prétentions*, Saint-Simon a biffé *entreprises de Rome et ses*, mots qui n'étaient pas dans Torcy.

3. Sur l'affaire de Macanaz, voyez nos tomes XXV, p. 87-88, XXVI, p. 116, et XXX, p. 230 et 259.

Pape. Aldrovandi, dont la politique avoit toujours été de s'appuyer, pour avancer sa propre fortune, du crédit du premier ministre, eut recours à lui pour arrêter le cours du mal qu'il prévoyoit, et représenta au Pape le besoin qu'il avoit de ménager un homme aussi puissant, qui avoit toujours été zélé pour le saint-siège, dont l'autorité seule pouvoit faire cesser des maux naissants qu'on auroit peine à arrêter dans la suite, lequel pouvoit enfin se dégoûter par les traitements personnels qu'il recevoit de Sa Sainteté, et grossir aisément au roi d'Espagne les sujets de plaintes qu'il croyoit avoir d'elle.

Le Pape embarrassé sur deux ordres venus d'Espagne. Giudice se déchaîne contre Alberoni, et Giudice et Acquaviva l'un contre l'autre. Alberoni se méfie de tous les deux.

Acquaviva venoit de recevoir[1] deux ordres d'Espagne qui embarrassoient le Pape : l'un de lui déclarer que, s'il accordoit au marquis de Sainte-Croix[2] les honneurs de grand d'Espagne, dont l'Empereur lui avoit nouvellement conféré le titre, Sa Majesté Catholique regarderoit cette complaisance comme un nouveau sujet de dégoût et de plainte ; l'autre regardoit l'ordre que le roi d'Espagne avoit donné au cardinal del Giudice d'ôter de dessus la porte de son palais les armes d'Espagne qu'il y avoit, comme étant de la faction d'Espagne[3]. Le Pape avoit montré de la pente à favoriser ce cardinal. Il entroit dans les plaintes qu'il faisoit de la malice d'Alberoni et d'Ac-

1. Mémoires de Torcy, p. 253 et suivantes.

2. Il s'appelait Louis-Emmanuel-Fernand de Cordoue, comte ou marquis de Santa-Cruz ou Sainte-Croix, et il ne faut pas le confondre avec le marquis de Santa-Cruz qui était majordome major de la reine Farnèse (tome XXV, p. 158). Rallié à l'Archiduc, celui-ci l'avait fait « adelandato » du royaume de Murcie, et, en 1706, il avait livré aux Portugais Carthagène et Oran ; l'année suivante, il avait commandé dans le royaume de Valence, et le bruit de sa mort avait couru (*Gazette* de 1707, p. 138). Il avait émigré à la suite de l'Archiduc devenu empereur, qui lui donna une place de chambellan ; il mourut à Vienne le 24 mars 1722, âgé de cinquante-trois ans. — Il était alors à Rome ; le Pape ne le reçut pas (*Gazette*, p. 212).

3. Dès le 26 janvier, Aquaviva avait envoyé un gentilhomme à Giudice pour lui signifier cette volonté de son maître, réitérée dans le courant de mars (*Gazette*, p. 91, 186 et 187). Ci-dessus, p. 242.

quaviva, et les accusoit de s'être liés ensemble pour attaquer son honneur et sa fidélité, et disoit qu'après avoir fait ses efforts[1] de se procurer le repos, il tâcheroit enfin de se faire entendre, si ses ennemis prétendoient le pousser à bout. Pour se venger d'Alberoni, il se déchaînoit contre la chimère de ses projets, qui embraseroient l'Italie sans fruit pour le roi d'Espagne, parce que la France, qui, à quelque prix que ce fût, vouloit conserver la paix, n'entreroit pas dans ses desseins, tandis que, d'intelligence avec le Régent, il vendoit son maître pour l'obliger à confirmer ses renonciations à la couronne de France. Acquaviva, non moins ardent de son côté, accusoit Giudice de s'entendre avec la France par le cardinal de la Trémoïlle, qui avoit été longtemps son plus intime ami. Il sut en effet par cette voie que Giudice avoit écrit au Régent, qu'il l'avoit supplié d'envoyer et d'appuyer auprès du roi d'Espagne la lettre qu'il écrivoit à ce monarque pour lui rendre compte de sa conduite et se justifier des accusations faites contre lui. Le sentiment d'Acquaviva étoit de lui renvoyer sa lettre sans l'ouvrir et passer en même temps un décret dans les conseils d'Espagne pour le déclarer coupable de désobéissance, et l'arrêter si jamais il étoit trouvé en pays de l'obéissance du roi d'Espagne. Comme la haine d'un Italien ne se borne pas aisément, Acquaviva vouloit que toute la famille de Giudice se ressentît de sa faute. Il proposa de procéder directement contre Cellamare, protestant cependant par bienséance qu'il ne pouvoit le croire capable de manquer de fidélité, quoique son oncle fût dans la disgrâce, et qu'il attendît tout son bien de la part de la France. Après les avoir attaqués l'un et l'autre sur l'honneur, la fidélité, les qualités les plus essentielles, il continua d'attaquer encore Giudice sur des sujets moins importants. Il prétendit que, ayant passé quelques jours à la campagne

1. Les mots *fait ses efforts* sont écrits en interligne, au-dessus de *tasché*, biffé.

avec don Alexandre Albane, il l'avoit trouvé persuadé que Giudice étoit l'auteur des mauvais offices qu'on lui avoit rendus auprès du Pape, à l'occasion de quelques galanteries avec la connétable Colonne[1]. La guerre étoit devenue plus vive entre elle et la princesse de Carbognano, et l'extravagance de ces deux femmes préparoit Acquaviva au plaisir de voir entre elles des scènes dont Giudice et son neveu le prélat[2] seroient les victimes, parce que le Pape, suivant sa coutume, après avoir été mécontent de ses neveux, se raccommodoit facilement avec eux. Giudice, de son côté, tâchoit d'inspirer à la cour d'Espagne des soupçons sur la fidélité d'Acquaviva. Un de ses neveux dans la prélature[3] parut à un bal que donnoit l'ambassadeur de l'Empereur[4]; cela donna lieu à Giudice de publier qu'il y avoit bien des réflexions à faire sur l'inclination que de tout temps Acquaviva avoit témoignée pour le parti impérial, et sur les sentiments qu'il conservoit, quoique les instances qu'il avoit faites par le prince d'Avellino[5] pour se réconcilier avec la cour

1. Ci-dessus, p. 246. — 2. Nicolas del Giudice : ci-dessus, p. 153.

3. Trojan d'Acquaviva d'Aragon, fils du frère aîné du cardinal et de sa seconde femme, né le 15 janvier 1695, occupa d'abord diverses fonctions subalternes dans la prélature romaine, puis fut fait gouverneur d'Ancône en juillet 1721. Il n'était pas dans les ordres sacrés et ne fut ordonné prêtre que le 18 avril 1729. Benoît XIII le nomma aussitôt après évêque de Philippopoli et le fit son maître de chambre ; trois mois plus tard, il le déclara majordome des palais apostoliques. Nommé archevêque de Larisse en août 1730 par Clément XII, il fut fait cardinal en octobre 1732. Il mourut le 20 mars 1747, étant depuis longtemps chargé des affaires d'Espagne à Rome.

4. Le comte de Gallasch.

5. Martin-François Caraccioli, prince d'Avellino et gendre du marquis de los Balbasès, avait reçu la Toison d'or du roi Charles II en mars 1694; mais il se rallia à l'Archiduc, qui lui donna la grandesse en août 1708 et l'envoya comme ambassadeur à Rome en décembre 1709. Remplacé par Prié en décembre 1711, il passa à Naples comme grand chancelier du royaume. Fait conseiller d'État par l'Empereur en février 1714, il retourna en Italie comme ministre plénipotentiaire en janvier 1726, et mourut à Vienne le 23 février 1748.

de Vienne n'eussent pas été admises. Alberoni se défioit presque également de ces deux cardinaux, le caractère de son esprit et de son pays ne lui permettant pas d'avoir en qui que ce soit une confiance absolue. Toute la différence qu'il mettoit entre l'un et l'autre étoit qu'Acquaviva, servant actuellement le roi d'Espagne et voulant obtenir des grâces pour sa famille, ménageoit le premier ministre; qu'il ne devoit, au contraire, attendre nul ménagement de Giudice, déclaré son ennemi capital. Mais il s'agissoit alors d'affaires plus importantes pour l'Espagne que celles des querelles et des passions particulières de ces cardinaux. On étoit au commencement de mars, le printemps s'approchoit: Alberoni redoubloit ses soins et son application pour hâter les préparatifs de guerre que le roi d'Espagne faisoit par terre et par mer.

Del Maro seul va droit au but du dessein militaire d'Alberoni.

Il n'étoit plus douteux qu'il ne voulût tenter le sort des armes; il ne l'étoit pas aussi que l'Italie n'en fût l'objet; mais il étoit incertain quelle partie d'Italie ce projet pouvoit regarder. On commençoit à croire que c'étoit le royaume de Naples. Le soin que la cour eut d'en appuyer sourdement le bruit confirma del Maro dans ses premiers soupçons que c'étoit la Sicile qu'Alberoni vouloit envahir. D'autres parloient de Livourne, et du duc de Berwick pour en commander l'expédition, si la France en étoit d'accord ou vouloit bien seulement fermer les yeux.

Manèges d'Alberoni, résolu à la guerre, à Londres et à Paris; s'ouvre à Cellamare.

Parmi ces divers bruits, Alberoni laissoit en suspens toutes les affaires que l'Angleterre poursuivoit en Espagne. Il ne s'expliquoit point sur le traité que le roi d'Angleterre proposoit, et, comme il prévoyoit des dispositions de la cour d'Angleterre qu'il auroit bientôt lieu de se plaindre d'elle, il suspendoit toutes les affaires particulières qui regardoient le commerce de cette nation. Comme il ne vouloit pas encore faire paroître qu'il fût directement opposé au traité, il chargea Monteleon de dire à l'abbé Dubois, lors à Londres, qu'il prendroit une entière confiance en Nancré quand il seroit à Madrid; qu'il souhaitoit aussi que l'abbé Dubois sortît avec honneur et gloire de la négociation qu'il avoit entreprise ; mais que ce qu'il feroit seroit inutile s'il n'assuroit un parfait équilibre à l'Europe. Monti, ami particulier d'Alberoni, eut en même temps ordre d'assurer le Régent que Nancré, venant de sa part en Espagne, y seroit le bienvenu, et qu'on écouteroit ses commissions. C'étoient des compliments. Alberoni avertit Cellamare que les réponses qu'il avoit faites[1] de la part du roi d'Espagne, seroient les mêmes que Nancré recevroit à Madrid, en sorte qu'il y trouveroit, pour ainsi dire, le double de Cellamare ; que l'Angleterre avoit pris une mauvaise habitude aux conférences d'Utrecht, et que, séduite par la douceur qu'elle avoit trouvée à régler le sort de l'Europe, elle se croyoit en droit de dépouiller et de revêtir à sa fantaisie les princes de différents États ; car il jugeoit que tout accommodement entre l'Empereur et le roi d'Espagne ne seroit que plâtré[2], et qu'il n'étoit proposé que par ceux qui croyoient que cette apparence de pacification convenoit à leurs fins particulières. Il prétendoit même que la cour de Vienne étoit peu satisfaite du projet du roi Georges ; qu'elle reprochoit à ce prince de proposer de vains accommodements au lieu de satisfaire aux engagements qu'il avoit contractés de secourir l'Empereur quand ses États d'Italie seroient attaqués. Alberoni comptoit beaucoup sur la nation angloise, intéressée à maintenir l'union et le commerce avec l'Espagne, et nullement à contribuer par des ligues à l'agrandissement de l'Empereur.

Remises et avis d'Alberoni au duc de Parme ; se plaint à l'abbé Dubois par

Comme[3] il falloit l'empêcher de surprendre des places qui pouvoient le plus étendre et affermir sa puissance en Italie, il fit remettre à Gênes vingt-cinq mille pistoles à la disposition du duc de Parme, pour mettre Parme et Plaisance hors d'insulte et d'entreprise, exhortant le duc

1. Torcy disait plus clairement : « que cet ambassadeur avoit faites ».

2. Tome XXVII, p. 167. — 3. Torcy, p. 261 et suivantes.

Monteleon de l'ignorance où on le tient des conditions du traité, et fait des reproches.

de Parme, dont il regardoit chèrement les intérêts, de travailler à ses places avec tant de sagesse qu'il ne donnât aucune prise aux Impériaux de lui faire querelle sur ses justes précautions. Il accompagna cela des discours les plus pacifiques. Monteleon eut ordre de dire à l'abbé Dubois qu'apparemment le conseil qu'il avoit donné au Régent n'avoit pas été suivi, puisqu'il n'avoit rien communiqué au roi d'Espagne, aucune des conditions du traité que la France et l'Angleterre avoient remis à l'Empereur pour l'examiner; que néanmoins Son Altesse Royale auroit dû se souvenir de la déférence que Sa Majesté Catholique avoit eue pour elle en suspendant au mois d'août dernier l'exécution infaillible de ses projets (on a déjà remarqué ailleurs[1] que, l'embarquement ne s'étant pu faire à temps à Barcelone par faute d'une infinité de choses, Alberoni en avoit couvert l'impuissance d'une complaisance après laquelle il courut, et qu'il se seroit bien gardé d'avoir s'il avoit pu exécuter ce qu'il avoit projeté) ; que le roi d'Espagne avoit eu la complaisance de laisser à la France et à l'Angleterre le temps de lui procurer une juste satisfaction, et d'assurer l'équilibre ; que sept mois passés sans la moindre probabilité de parvenir à cette fin avertissoient suffisamment l'abbé Dubois de procéder dans sa négociation avec plus de précaution qu'il n'avoit fait jusqu'alors, puisqu'il étoit évident que l'unique objet de l'Empereur étoit de tirer les choses en longueur jusqu'à ce qu'il vît quel pli prendroit la négociation de la paix avec le Turc. Alberoni ajoutoit force raisonnements[2], historiques et politiques[3], à mettre dans la bouche de Monteleon pour l'abbé Dubois, afin de lui inspirer toute la crainte possible de la grandeur de l'Empereur, et tout le desir de joindre la France à l'Espagne pour s'y opposer.

1. Tome XXXII, p. 177. Toute cette parenthèse est de Saint-Simon.
2. Il y a *raisonnement*, au singulier, dans le manuscrit, par erreur.
3. Torcy les énumérait.

Plaintes amères* contre le Régent des agents anglois entièrement impériaux. Leur audace et leur imposture.

Pendant que le premier ministre d'Espagne déclamoit ainsi contre la conduite et la politique du Régent, les ministres d'Angleterre se plaignoient, de leur côté, de l'opiniâtreté de ce prince à demander des conditions trop avantageuses pour le roi d'Espagne, et surtout de la manière dont il insistoit sur la succession de la Toscane. Cet article étoit celui qui déplaisoit le plus à Vienne, à qui les agents que le roi d'Angleterre employoit dans cette négociation étoient entièrement dévoués et livrés ; l'un étoit Saint-Saphorin, Suisse, dont il a déjà été parlé plusieurs fois[1], qui résidoit à Vienne avec commission de Sa Majesté Britannique ; le second étoit Schaub, Suisse aussi, et du canton de Bâle, qui avoit été secrétaire du comte de Stanhope[2]. Outre ces deux personnages, Robethon, réfugié françois[3], en qui le roi d'Angleterre témoignoit beaucoup de confiance, avoit une part intime dans la négociation. On croyoit que Schaub et Saint-Saphorin recevoient pension de l'Empereur ; mais, soit que ce bruit fût vrai ou non, il est certain que ces trois hommes blâmoient également le Régent de n'être pas assez complaisant pour les prétentions et les demandes de la cour de Vienne, et qu'ils répétoient souvent qu'il ne devoit pas espérer de conclure, si, persistant à soutenir l'Espagne, il laissoit le temps à l'Empereur de signer la paix avec les Turcs. Ils disoient que les Allemands se défioient de la fermeté du Régent ; que le prince Eugène particulièrement, plus éclairé qu'un autre, relevoit tous les pas qu'il faisoit en faveur de l'Espagne ; que Bonnac, ambassadeur de France à la Porte[4], cabaloit pour empêcher les Turcs de faire la paix ; que ses démarches étoient si publiques que le comte de Königsegg auroit ordre de s'en plaindre au nom de

1. Tome XXXII, p. 131, 161 et 169-170, et ci-dessus, p. 199 et 224-225.
2. Ci-dessus, p. 224. — 3. Jean Robethon : tome XXXII, p. 257.
4. On a vu sa nomination en 1713 : tome XXIII, p. 383.

* Les mots *amères* et *agents* ont été ajoutés après coup.

l'Empereur, et même d'en demander satisfaction. Ils ajoutoient que le Régent, non content de faire agir l'ambassadeur de France à Constantinople, avoit de plus donné au roi d'Espagne un officier françois pour le faire passer en Turquie, et pour y seconder, de la part de l'Espagne, les manéges de Bonnac ; qu'il falloit donc conclure de ce procédé peu sincère que les branches de la maison de France seroient toujours unies entre elles, et constamment liées contre les puissances qui pourroient leur faire ombrage. Ils blâmoient la mauvaise foi de la cour de France, et vantoient la candeur et la droiture de celle de Vienne, et reprochoient au Régent les choses où il n'avoit point de part ; par exemple qu'un officier grison, nommé Salouste, autrefois dans le service du Roi [1], étoit alors dans son pays, qu'il y avoit été envoyé par le duc du Maine, et que, sous son nom, cet officier travailloit à renouveler en faveur du roi d'Espagne le capitulat de Milan [2], même à lever un régiment grison pour le service de Sa Majesté Catholique. Non-seulement la cour de Vienne se plaignoit de ces envois, où certainement le Régent n'avoit nulle part, mais elle prétendoit encore que l'abbé Dubois, pendant le séjour qu'il avoit fait à Paris, s'étoit laissé gagner ou intimider par la faction espagnole. Saint-Saphorin avertit la cour d'Angleterre que l'abbé Dubois n'auroit plus à son retour à Londres le même empressement de conclure ; que, s'il pouvoit même, il feroit naître des incidents au traité. Quoique ces soupçons fussent contraires à la vérité, mais même à la vraisemblance, il arriva cependant que, l'abbé Dubois étant de retour à Londres, Monteleon et lui parurent contents l'un de l'autre et agir de concert.

1. Saint-Simon prend ce nom dans Torcy ; nous n'avons trouvé aucun renseignement sur cet officier.

2. On appelait *capitulat* les conventions conclues naguère par les rois d'Espagne comme souverains du Milanais avec les cantons suisses pour la levée en ce pays de soldats qui ne devaient servir que dans le nord de l'Italie.

Sage adresse de Monteleon pour oser donner de bons conseils à Alberoni.

Monteleon desiroit en effet que le roi son maître prît de nouveaux engagements avec l'Angleterre plutôt que de rompre avec cette couronne. Il le souhaitoit, et pour l'intérêt du roi d'Espagne, et pour le sien propre ; mais il n'osoit déclarer ses sentiments trop ouvertement au cardinal Alberoni, dont les sentiments opposés au traité lui étoient parfaitement connus. Il tâchoit donc de le ramener avec adresse, et, pour y réussir, il lui dépeignoit l'abbé Dubois comme plein de bonnes intentions pour les intérêts du roi d'Espagne. Monteleon comptoit sur les assurances qu'il en avoit reçues que le Régent n'approuveroit ni ne déclareroit les conditions du projet de traité avant de savoir les intentions de Sa Majesté Catholique, voulant prendre avec elle les mesures les plus convenables pour en assurer le succès ; que c'étoit dans ce dessein que Nancré étoit envoyé en Espagne. L'abbé Dubois supposoit qu'une ou deux conversations entre Alberoni et Nancré suffiroient pour établir entre eux une confiance telle, qu'on pourroit prendre un point fixe sur les conditions d'un accommodement raisonnable, et convenir des moyens d'employer la force des armes si la cour de Vienne ne vouloit pas entendre à la négociation. Il regrettoit cependant le temps qu'il laissoit échapper, se plaignant de perdre chaque jour du terrain auprès des ministres anglois, et des moments d'autant plus précieux qu'il est plus nécessaire que partout ailleurs de profiter de l'occasion, à cause de l'inconstance de la nation, très conforme à son gouvernement. L'abbé Dubois se plaignoit encore à Monteleon du trop d'égard que les ministres d'Hanovre avoient pour la cour de Vienne, de la foiblesse et de la variété de sentiment des ministres anglois, toujours prêts à changer suivant leurs intérêts particuliers. Il lui confia que Stanhope étoit le seul qui osât présentement soutenir ouvertement les raisons de l'Espagne et dire que l'Angleterre ne lui devoit jamais donner de justes soupçons ni sujets de mécontentement à cause des inconvénients qui pouvoient en résulter pour le commerce, qui étoit l'idole de la nation.

Monteleon faisoit bon usage de ces confidences ; car, en les rapportant, il insinuoit sous le nom d'un autre l'avantage que le roi d'Espagne trouveroit à concilier ses intérêts avec les idées des médiateurs. Il représentoit que, si Sa Majesté Catholique pouvoit convenir d'un projet avec Nancré, assurer dans sa branche les successions de Parme et de Toscane, elle mettroit l'Empereur dans son tort, parce que jamais les ministres de ce prince n'accepteroient rien[1] de raisonnable ; qu'en ce cas l'Espagne, unie avec la France et le roi de Sicile, auroit non-seulement toute la justice de son côté, mais que de plus elle employeroit librement les armes pour forcer les Allemands à sortir d'Italie, et que l'Angleterre, perdant tout prétexte de se mêler de la querelle, seroit obligée de demeurer neutre et indifférente. Monteleon ajoutoit que, si l'Espagne vouloit faire la guerre en Italie, il seroit de la dernière importance de la commencer avant que celle d'Hongrie fût achevée. Il lui conseilloit encore d'apaiser les plaintes des marchands anglois sur le commerce d'Espagne, afin d'engager la nation à s'opposer plus fortement dans les séances du Parlement aux résolutions qu'on pourroit y proposer à prendre au préjudice de l'Espagne. Il soutint assez longtemps sans se rebuter les reproches d'Alberoni, et l'impatience que lui causoient des conseils si directement opposés à ses vues. Monteleon, quoique sûr de ne pas plaire, osa représenter que l'abbé Dubois lui avoit répété les mêmes choses qu'il lui avoit déjà dites sur les intérêts du roi d'Espagne, qu'il continuoit à prier le cardinal Alberoni, pour le bien du service de Sa Majesté Catholique, de traiter confidemment avec Nancré, comme sûr de la sincérité de ses intentions.

1. Avant *rien,* Saint-Simon a biffé un second *jamais.*

L'abbé Dubois[1] assuroit en même temps que Nancré avoit les instructions nécessaires pour satisfaire Sa Majesté Catholique, et pour concerter avec elle les moyens d'employer la force, si Vienne rejetoit les conditions qu'on avoit jugé à propos de lui proposer. Monteleon tâcha de faire voir que la conjoncture étoit d'autant plus favorable et d'autant plus précieuse à ménager qu'il venoit d'apprendre de l'abbé Dubois que depuis peu de jours les ministres d'Angleterre commençoient enfin à comprendre qu'ils ne devoient espérer de la part de l'Empereur aucun accommodement raisonnable. Il laissoit donc envisager l'avantage que l'Espagne retireroit de la complaisance qu'elle auroit témoignée à la France et à l'Angleterre, si le roi d'Angleterre, justement irrité des tours et des refus de la cour de Vienne, laissoit agir le roi d'Espagne et ses alliés.

Singulières ouvertures de l'abbé Dubois à Monteleon.

Le duc de Lorraine, si anciennement, si particulièrement, si totalement attaché à la maison d'Autriche, étoit le prince qu'on ne pouvoit douter qu'elle n'eût en vue de préférer pour la succession de Parme et de Toscane, quoiqu'elle ne laissât pas de leurrer le duc de Modène de cette expectative. Pentenrieder, à Londres, parloit plus franchement à l'envoyé de Sicile[2], à qui il dit que son maître ne devoit compter sur l'Empereur qu'autant qu'il lui restitueroit le bien qu'il lui détenoit, la Sicile, qui étoit un royaume uni à celui de Naples, qui pour leur sûreté réciproque devoient être possédés par le même maître; qu'il falloit donc de deux choses l'une, que son maître tâchât d'acquérir Naples, ou l'Empereur la Sicile; que l'Angleterre se repentoit de l'avoir procurée à son maître, et qu'elle y remédieroit si ce prince si habile ne savoit pas se faire un mérite d'une chose qu'il ne pouvoit empêcher, qui d'ailleurs étoit juste, mais dont l'Empereur

L'Empereur veut les successions de Parme et de Toscane pour le duc de Lorraine, en leurre le duc de Modène. Pentenrieder déclare à Londres à l'envoyé de Sicile que l'Empereur veut la Sicile absolument. Il indispose tant qu'il peut cet envoyé et son maître contre le Régent.

1. Torcy, p. 272 et suivantes. Le texte de Saint-Simon continue à être une copie presque servile des Mémoires du ministre.

2. Le comte de la Pérouse.

vouloit bien cependant lui avoir encore obligation, avantage qu'il devoit d'autant moins négliger, qu'il ne seroit plus temps d'offrir le sacrifice de la Sicile, quand la France et l'Espagne se seroient unies ensemble, comme elles étoient peut-être sur le point de faire pour la lui enlever. Ainsi parloit le ministre de l'Empereur, employé à Londres pour la négociation de la paix et pour la conclusion du traité qui devoit assurer la parfaite tranquillité de l'Europe. Il y ajoutoit de temps en temps des discours capables d'inspirer au roi de Sicile, naturellement défiant, de grands soupçons de la bonne foi du Régent[1]. Il disoit entre autres que, pendant son séjour en France, il avoit souvent remarqué par lui-même que les dispositions du Régent pour le roi de Sicile n'étoient rien moins que favorables; que, depuis qu'il étoit à Londres, il savoit certainement que le roi de Sicile ne devoit nullement compter sur ce prince. Si la Pérouse étoit assez frappé de ce discours pour inspirer à son maître la défiance du Régent, il ne se reposoit pas davantage sur les dispositions de l'Angleterre, croyant remarquer dans la nation angloise un tel éloignement pour la guerre, que jamais elle ne s'y détermineroit en faveur de l'Empereur, encore moins contre l'Espagne. Comme il paroissoit cependant que tout tendoit à une rupture entre l'Angleterre et l'Espagne, l'opinion publique étoit que le ministère de Georges attendroit la séparation du Parlement avant d'engager ce prince à cette résolution, pour éviter toute contradiction dans un pays obéré de dettes, plein de divisions intérieures, et d'ailleurs fort attaché au commerce.

Le bruit public annonçoit aussi la destination de l'escadre[2] pour agir dans la Méditerranée en faveur de l'Empereur. Monteleon en étoit persuadé; mais il croyoit

1. On n'avait pas en France meilleure opinion de celle de Victor-Amédée, pas plus qu'en Espagne.
2. L'escadre anglaise : ci-dessus, p. 229.

que cela dépendroit du succès de la négociation de Nancré, et que le ministère d'Angleterre souhaitoit qu'elle réussît pour éviter cette dépense et une rupture opposée au goût général de la nation. Il essayoit de faire comprendre à Alberoni que la paix étoit entre ses mains ; que l'Angleterre n'avoit nulle mauvaise intention contre le roi d'Espagne ; qu'il étoit le maître d'assurer le repos de l'Europe et de former pour l'avenir une alliance étroite avec l'Angleterre ; mais ces insinuations furent inutiles. Cellamare, au contraire, bien assuré des pensées d'Alberoni, n'avoit nulle opinion du voyage de Nancré, et les ministres étrangers, attentifs à découvrir le caractère de ceux qu'ils pratiquent, avoient observé qu'il ne falloit pas toujours compter sur ce que disoit Monteleon ; que souvent il se servoit de son esprit pour faire prendre aux autres de fausses idées ; qu'on ne pouvoit compter de savoir la vérité de lui qu'autant qu'elle lui échappoit malgré lui-même, par la vivacité de la conversation ou de la dispute, ou bien à force d'encens, qu'il recevoit avec plaisir, ou par les louanges qu'il cherchoit souvent à se donner.

Caractère de Monteleon.

Quelques princes d'Italie, alarmés du projet de traité dont les conditions n'étoient pas encore publiques, crurent devoir s'en informer à Londres, et y représenter leurs droits et leurs intérêts. Corsini[1] y étoit déjà passé de la part du Grand-Duc, et le duc de Parme y envoya le même Claudio Ré[2], ce secrétaire qu'il y avoit auparavant employé, et aux conférences d'Utrecht. Corsini représenta[3] qu'il seroit contraire à l'honneur, aux droits, à la souveraineté de son maître de faire des démarches anti-

Le Grand-Duc et le duc de Parme envoient à Londres faire des représentations inutiles. Desirs des Florentins de retourner en république, et non

1. Nérée-Marie, marquis Corsini. Nous avons déjà vu ci-dessus, p. 223, cet envoyé passer de France en Angleterre ; il reviendra à Paris plus tard. — La *Gazette* (p. 131) annonce l'arrivée de Corsini à Londres au début de mars.

2. Tome XXX, p. 277.

3. La *Gazette de Leyde* (n° 24) annonce qu'il eut sa première audience du roi le dimanche 13 mars.

sans quelque espérance.

cipées sur sa successsion. Le penchant de cet envoyé, ainsi que de toute la noblesse de Florence, étoit que leur patrie reprît son ancienne forme de république, si la ligne du Grand-Duc venoit à s'éteindre. Ils espéroient même y être aidés par la maison d'Autriche, qui éluderoit par là les droits de la maison Farnèse, par conséquent les prétentions des enfants de la reine d'Espagne.

Monteleon reçoit des ordres réitérés de faire des menaces sur l'escadre, les communique à Stanhope. Adresse de celui-ci pour l'amuser ; adresse de l'autre pour amener l'Espagne au traité.

Monteleon[1] eut ordre de renouveler les déclarations qu'il avoit déjà faites de sortir d'Angleterre si l'escadre angloise passoit dans la Méditerranée, ce que le roi d'Espagne regarderoit comme rupture, ce qu'il ne pouvoit plus traiter comme bruits sans fondement par les préparatifs qui se faisoient à Naples et à Lisbonne pour lui fournir des vivres. Avant que d'exécuter ces ordres, l'ambassadeur en fit la confidence à Stanhope, qui lui dit que cette déclaration lui paroissoit trop forte, d'ailleurs hors de saison, parce que la nouvelle des préparatifs de Naples et de Lisbonne étoit tout à fait fausse, et que, si le roi d'Angleterre envoyoit une escadre dans la Méditerranée, cela ne signifioit pas qu'il voulût agir contre le roi d'Espagne, parce que l'Angleterre pouvoit avoir aussi ses intérêts particuliers et que personne n'étoit en droit ni en pouvoir de lui ôter la faculté et la liberté d'envoyer ses escadres où bon lui sembloit ; que le départ et la route de cette escadre dépendoit de l'issue de la négociation présente ; que, si le roi d'Espagne examinoit bien ses intérêts, il trouveroit des avantages réels et solides dans le projet du traité qui lui avoit été communiqué, et qu'en ce cas une escadre angloise dans la Méditerranée, loin de lui faire ombrage, lui seroit utile et deviendroit peut-être à craindre pour ses ennemis. Stanhope ajouta, comme un avertissement qu'il donnoit en ami à Monteleon, que, s'il exécutoit aveuglément les ordres qu'il avoit reçus, ils produiroient peut-être un effet tout contraire à ses inten-

1. Mémoires de Torcy, p. 280 et suivantes.

tions; que la déclaration positive qu'il prétendoit faire seroit regardée comme une menace et comme marque d'inconsidération[1] pour l'Angleterre; qu'il pourroit arriver que la réponse seroit peu agréable; qu'elle engageroit deux puissances amies à se défier l'une [de] l'autre, enfin à rompre sans sujet et sans nécessité. Monteleon lui répondit que ses ordres ne lui laissoient de liberté que sur la manière de les exécuter; qu'il le feroit par écrit, qu'il s'expliqueroit en forme de plainte tendre d'un ami à son ami, sans toutefois altérer la force des raisons qu'il devoit employer et des protestations qu'il avoit ordre de faire, surtout celle de se retirer si l'escadre avoit ordre de passer dans la Méditerranée[2]. Malgré sa résistance conforme aux intentions et aux ordres qu'il recevoit d'Alberoni, il étoit intérieurement persuadé que les conseils de Stanhope étoient bons; mais il n'osoit ni l'avouer ni laisser croire en Espagne que ce fût son sentiment. Il biaisoit pour ne pas déplaire, et sa ressource étoit de représenter dans toute sa force, même d'ajouter à ce que Stanhope pouvoit lui dire, pour faire comprendre que le roi d'Espagne prendroit un mauvais parti s'il rompoit avec le roi d'Angleterre et s'il refusoit de souscrire au traité. Stanhope assura que l'Empereur ne l'accepteroit pas; il dit même qu'il pourroit arriver que ses ministres s'expliqueroient en termes durs et désagréables; que le refus de la cour de Vienne précéderoit peut-être la réponse du roi d'Espagne. Monteleon ne perdit pas cette occasion de représenter à Alberoni que si le roi d'Espagne suspendoit au moins sa réponse jusqu'à ce qu'on sût en Angleterre le refus de l'Empereur, il pourroit profiter de la dureté de

1. Il y a dans le manuscrit de Torcy *manque de considération.* Saint-Simon avait d'abord adopté cette leçon; puis il a corrigé *de considération* en *d'inconsidération,* mais en oubliant de corriger *manque* en *marque.*

2. La *Gazette* (p. 131) annonce le dépôt par Monteleon d'un mémoire sur ce sujet.

la cour de Vienne pour engager la France et l'Angleterre à se joindre à l'Espagne, et prendre de concert les mesures nécessaires pour assurer la tranquillité de l'Europe.

Points sensibles à Vienne sur le traité.

L'abbé Dubois comptoit d'avoir fait beaucoup, et, comme disoit Monteleon, d'avoir surmonté les mers et les montagnes[1], en réduisant l'Angleterre à consentir à la disposition des successions de Parme et de Toscane en faveur des descendants de la reine d'Espagne. En effet, cette disposition étoit la seule du projet dont l'Empereur pût être blessé. L'idée d'ériger la Toscane en république, si desirée des Florentins[2], n'auroit pas été contredite à la cour de Vienne ; mais le projet dont l'Empereur étoit le plus flatté étoit celui d'assurer la Toscane au duc de Lorraine, pour l'indemniser du Montferrat, donné par les alliés au duc de Savoie pendant la dernière guerre, dont l'Empereur avoit promis un dédommagement au duc de Lorraine, reconnoissant comme valables les droits de ce prince sur cet État. Ainsi Monteleon laissoit entrevoir au cardinal ce que le roi d'Espagne pouvoit espérer de l'alliance qu'on lui proposoit et ce qu'il avoit à craindre du refus de l'accepter. Il ajouta même à ces représentations indirectes qu'il avoit découvert par les discours de l'abbé Dubois que les ombrages du Régent sur les Renonciations n'étoient pas dissipés. Il conclut de cette découverte que le cardinal auroit le champ libre pour satisfaire Son Altesse Royale sur cet article, et pour l'engager à s'intéresser encore plus en faveur du roi d'Espagne. Monteleon, persuadé qu'il étoit de l'intérêt de son maître de demeurer uni avec l'Angleterre, n'eut garde d'appuyer les bruits des mouvements où bien des gens s'attendoient dans ce royaume, répandus par les Jacobites, d'une entreprise concertée pour le Prétendant avant la fin de mai[3].

Monteleon, persuadé du danger de rompre pour l'Espagne, n'oublie rien pour l'en dissuader.

Bruits d'une révolution prochaine en Angleterre, où

1. Cette citation doit avoir été prise dans une lettre de l'ambassadeur copiée à la poste.

2. Ci-dessus, p. 264.

3. Les gazettes ne mentionnent pas ces bruits.

Ceux même qui étoient le plus dans le sein de la cour, aussi bien que les ennemis du gouvernement, appuyoient l'opinion d'un projet concerté contre l'Angleterre entre le Czar et le roi de Suède[1]. Enfin, il n'y avoit sorte de propos positifs qu'on ne tînt sur une révolution prochaine. Comme Stanhope reprit alors sa charge de secrétaire d'État et remit les finances[2], on dit avec raison que son objet étoit de suivre Georges en Allemagne, où l'un et l'autre aimoient mieux être pendant la révolution, et de demeurer auprès de lui dans un temps où il auroit autant de besoin d'avoir des ministres fidèles. Sunderland[3], qui lui céda sa charge de secrétaire d'État, fut fait président du conseil et premier commissaire de la trésorerie[4]. L'autre charge de secrétaire d'État fut ôtée à Addison[5] et donnée à Craggs[6]. Ainsi les ministres changèrent dans un temps où la fidélité devenoit douteuse, dans une conjonc-

le ministère est changé.

1. Le nouvel envoyé de Russie Wesselowski, pour démentir ces bruits, donna l'assurance que son maître n'entrerait dans aucun traité avec la Suède sans en avertir le roi d'Angleterre (*Gazette de Leyde*, Supplément du 25 mars 1718).

2. Nous l'avons vu en avril 1717 (tome XXXII, p. 110) quitter le secrétariat d'État pour la charge de premier commissaire de la Trésorerie ; il reprit ses fonctions dès le courant de février.

3. Charles Spencer : tome XXXI, p. 88.

4. *Gazette de Leyde*, n° 24.

5. C'est Joseph Addison, le poète et écrivain célèbre ; né le 1er mai 1672, il ne prit de fonctions officielles que vers 1704 comme commissaire des appels, puis devint sous-secrétaire d'État (1705) ; en 1709, on créa pour lui les fonctions de garde des Archives ; ce qui ne l'empêcha pas de continuer ses productions littéraires. Il reprit en 1714 ses fonctions de sous-secrétaire sous Sunderland, qui le fit nommer secrétaire d'État en avril 1717 ; il dut se retirer en mars 1718 et fut établi receveur à vie de l'Échiquier (*Gazette de Leyde*, n° 20) ; il mourut le 17 juin 1719. Saint-Simon écrit *Adison*.

6. James Craggs, né le 9 avril 1686, fut député aux Communes en 1713, devint secrétaire des guerres en avril 1717, et fut nommé secrétaire d'État à la place d'Addison et membre du conseil privé le 16 mars 1718. Impliqué dans les affaires de la Compagnie de la mer du Sud, il mourut encore très jeune, le 16 février 1721.

ture où l'intérêt du commerce soulevoit l'esprit général de la nation contre la rupture avec l'Espagne.

Ruse inutile d'Alberoni pour opposer la nation angloise à son roi.

Alberoni, pour augmenter l'alarme, ordonna au chevalier Éon, directeur de l'*assiento*[1], de faire à la Compagnie du Sud la même déclaration que Monteleon avoit faite aux ministres de Georges, et d'informer en même temps cette compagnie de deux avantages nouveaux que le roi d'Espagne vouloit bien lui accorder pour le commerce. Mais les promesses non plus que les menaces ne furent pas capables d'apporter le moindre changement à la résolution prise sur l'escadre ; le nombre des vaisseaux en fut même augmenté et la diligence à l'armer[2].

Mécompte de Monteleon; Cellamare plus au fait. Stairs s'explique nettement sur l'escadre. Mouvements contraires dans le parlement d'Angleterre.

Toutefois Monteleon, malgré les ordres qu'il recevoit, espéroit du voyage de Nancré. Persuadé que la France vouloit la paix, et que c'étoit en vain qu'Alberoni l'assuroit, même de sa main, que la négociation de Nancré seroit infructueuse, Monteleon ne pouvoit croire que l'Espagne fît la guerre quand elle seroit seule et que la France s'opposeroit à ses desseins. Il concluoit donc que, lorsqu'Alberoni et Nancré se parleroient et qu'ils s'ouvriroient l'un à l'autre avec franchise, ils se concilieroient, et que la paix en seroit le fruit. Cellamare, parfaitement persuadé de tout le contraire, avouoit que la difficulté venoit moins de la chose que de la disposition de la cour d'Espagne, qui vouloit absolument la guerre pour ne pas laisser l'Italie dans les fers des Allemands, et multiplioit ses plaintes de ce que la France, butée à vouloir demeurer en paix, manquoit une conjoncture si favorable d'abais-

1. Guillaume Éon, dit le chevalier Éon, était à Londres l'agent du roi d'Espagne auprès de la Compagnie de la mer du Sud au sujet de la concession de l'assiento ; en 1727, on lui donna le titre de conseiller honoraire au conseil des finances d'Espagne (*Gazette* de 1724, p. 421, et de 1727, p. 161). Il ne semble pas avoir de parenté avec le célèbre chevalier d'Éon. Voyez aux Additions et Corrections.

2. Vers le 24 mars, l'escadre avait reçu ordre de mettre à la voile ; mais elle n'était pas encore prête au milieu d'avril et ne le fut qu'à la fin de mai (*Gazette,* p. 155, 190, etc.).

ser la maison d'Autriche, et s'épuisoit en éloquence là-dessus[1]. Stair disoit à Paris que l'escadre passeroit dans la Méditerranée, parce que l'Angleterre, étant garante des traités d'Utrecht et de la neutralité de l'Italie, ne pouvoit se dispenser d'agir quand ils étoient enfreints par le roi d'Espagne. Cellamare trouvoit que ce raisonnement étoit absolument contredit par la question alors agitée dans le parlement d'Angleterre, savoir si la garantie de la neutralité d'Italie de la part des Anglois subsistoit, ou si elle étoit absolument cessée; même si la nation devoit avoir égard au traité d'alliance que le roi d'Angleterre avoit signé en dernier lieu avec l'Empereur. Les discours et la conduite de Cellamare, entièrement conformes à l'esprit et au goût d'Alberoni, à qui il cherchoit à plaire, lui en attiroient des louanges. Cet ambassadeur se mit à décrier toutes les conditions du traité, qui selon lui n'offroient à l'Espagne que des avantages limités, douteux, éloignés, exposés à des inconvénients sans nombre, pleins de périls et fort chimériques. Non content de s'expliquer publiquement de la sorte à Paris, il écrivit en même sens à Monteleon, et lui conseilla de confier à Corsini ou à quelque autre ministre étranger à Londres, avec un air de mystère, que le roi d'Espagne étoit bien résolu de rejeter constamment le projet du traité. La résolution de l'Empereur étoit plus douteuse. Schaub, secrétaire du comte Stanhope, y avoit été dépêché pour demander et en rapporter une réponse précise. Les ministres d'Angleterre laissoient entendre qu'elle seroit négative, et que jamais l'Empereur ne consentiroit à la proposition d'assu-

Nuages sur la fermeté de la cour de Vienne tournés

1. Saint-Simon a négligé de reproduire ici un passage curieux des Mémoires de Torcy (p. 290) : « On se forgeoit même [en France], disait Cellamare, des idées toutes nouvelles pour appuyer le sentiment où l'on vouloit persister. Ainsi l'Espagne, que les François regardoient, il y avoit peu de temps, comme n'ayant pas plus de force et n'étant pas plus grosse qu'une puce, paroissoit alors, la lunette étant tournée, aussi grosse et aussi puissante qu'un éléphant. »

à Londres avec adresse.

rer les successions de Parme et de Plaisance à un des fils d'Espagne ; mais ils disoient en même temps que, s'il étoit possible de vaincre l'opiniâtreté de la cour de Vienne, il falloit en ce cas lui savoir gré de sa complaisance, et que, toute la raison se trouvant de son côté, l'Angleterre ne feroit nulle difficulté de rompre avec l'Espagne et de lui faire la guerre de concert avec le Régent, si le roi d'Espagne refusoit de signer un traité qui devoit être la tranquillité générale de l'Europe. On ajoutoit que le caractère de poltron étoit de faire des bravades, et que celles d'Alberoni découvroient son caractère. Plusieurs étrangers fort peu au fait trouvoient ces expectatives de successions si avantageuses à l'Espagne, qu'ils croyoient un manége caché de propositions bien avantageuses que le roi d'Espagne avoit faites au Régent pour l'engager à insister si fort sur ce point.

Demandes bien mesurées du Grand-Duc.

Le Grand-Duc, voyant ses plaintes inutiles[1], et se trouvant sans forces pour les appuyer, se borna à demander au moins que la succession de son État fût après lui et après son fils conservée à l'électrice palatine sa fille[2], et qu'on réglât par avance, de concert avec lui et avec le sénat de Florence, le choix du prince pour succéder à la maison de Médicis. Cette proposition du Grand-Duc étoit nette; mais le vœu commun des Florentins étoit en ce cas pour le rétablissement de l'état républicain.

Effort d'Alberoni auprès du Régent; conduite publique et sourdes cabales de Cellamare. Il cherche

Alberoni écrivit à Monti avec ordre de faire voir sa lettre au Régent. Elle contenoit des offres positives et réelles du roi d'Espagne de prendre de nouveau les engagements les plus favorables et les plus conformes aux intérêts personnels de Son Altesse Royale, si elle vouloit rompre ceux qu'elle avoit pris avec l'Angleterre, et en prendre de plus convenables au repos de l'Europe, puis-

1. Ci-dessus, p. 263-264.
2. Anne-Marie-Louise de Médicis : tome XXX, p. 106.

qu'ils[1] tendoient à mettre des bornes à la puissance excessive de la maison d'Autriche. Cellamare appuya la commission de Monti ; mais cet ambassadeur ne s'en tenoit pas à de simples représentations, non plus qu'aux plaintes de la maxime du conseil de France d'éviter la guerre à quelque prix que ce fût. Il exécutoit d'autres ordres plus réservés, et laissoit croire au public qu'il bornoit ses pratiques aux seuls ministres des princes d'Italie. Il excitoit de plus la vigilance de Provane : il lui disoit que la France commençoit à soupçonner le roi de Sicile, qu'elle le croyoit actuellement en négociation avec l'Empereur ; qu'il y avoit même actuellement un ministre autrichien à Turin. Enfin ne voulant laisser rien d'intenté[2], il fit une liaison étroite avec le baron de Schleinitz, envoyé du Czar à Paris[3], et avec quelques Suédois, croyant pouvoir tirer de grands avantages du mécontentement que le roi de Suède et le Czar, quoique ennemis, témoignoient de la conduite de l'Empereur à leur égard, et qu'il ne seroit pas impraticable de faire, par le moyen des puissances du Nord, une diversion en Allemagne utile à l'Espagne.

d'ailleurs à remuer le Nord contre l'Empereur.

Depuis[4] le mois de février, on commençoit à voir quelque apparence de réconciliation entre le Czar et le roi de Suède. Le comte de Gyllenborg, auparavant employé en Angleterre, avoit fait quelques propositions de paix de la part du roi de Suède, et le Czar avoit envoyé deux hommes à Abo, pour écouter et discuter les offres qu'il voudroit faire. Le Czar avoit eu grand soin auparavant d'assurer le roi de Prusse qu'il ne seroit question que de

Affaires du Nord

1. Saint-Simon a écrit *puisqu'elles tendoient,* — sans se rendre compte qu'il n'avait parlé que d'*engagements,* — parce qu'il trouvait ce féminin dans Torcy, qui avoit dit : *et prendre des liaisons plus convenables au repos de l'Europe.*

2. Saint-Simon prend à Torcy cet adjectif, au sens de « non tenté » ; on ne le trouve pas dans les lexiques du temps.

3. Nous avons déjà rencontré ce diplomate dans le tome XXXII, p. 174. Ici notre auteur écrit son nom *Schelnitz.*

4. Mémoires de Torcy, p. 297 et suivantes.

préliminaires, que d'ailleurs il ne traiteroit que de concert avec ce prince, et qu'il ne décideroit rien sans savoir auparavant ses sentiments. Les flatteries et les apparences réussissoient à la cour de Berlin, et le roi de Prusse étoit infiniment plus touché des attentions du Czar que de tout ce qu'il pouvoit attendre de la part de la France et de l'Angleterre, qui véritablement ne marquoient pas pour lui les mêmes égards. Le Régent avoit cependant employé les offices du Roi et les siens auprès du roi de Suède, pour procurer au roi de Prusse la paix aux conditions qu'il desiroit. Mais de simples instances sans effets ne suffisoient pas pour contenter la cour de Berlin. Elle croyoit que rien ne se feroit en France que par la direction de l'Angleterre, et que les confidences faites à Son Altesse Royale étoient des confidences faites aux Anglois.

Le roi de Prusse, se croyant donc sûr du Czar, et persuadé qu'il ne feroit point de paix séparée, perdit la pensée qu'il avoit eue d'envoyer un ministre à Stockholm; mais, avant de l'abandonner, les ministres apparemment l'avoient laissé pénétrer; car il eut peine à dissiper les bruits qui se répandirent de la destination du baron de Knyphausen pour cette commission. Il n'oublia rien pour effacer les soupçons que le Czar, qu'il vouloit ménager, pouvoit concevoir de cet envoi. Il fit à peu près les mêmes diligences auprès du Régent pour le détromper de cette opinion. Il aurait bien voulu l'engager à prendre avec lui des mesures sur les affaires de Pologne; il craignoit l'effet des desseins que le roi Auguste avoit formés de rendre cette couronne héréditaire dans sa maison, et, comme l'assistance de la France lui paroissoit nécessaire pour les traverser, il représenta fortement l'intérêt que le Roi avoit d'empêcher que l'Empereur ne devînt encore plus puissant dans l'Empire comme il y seroit certainement le maître lorsqu'il auroit absolument lié les maisons de Bavière et de Saxe par le mariage des archiduchesses[1].

1. L'Autriche négociait déjà les mariages des deux nièces de l'em-

Il prétendoit avoir pressenti les principaux seigneurs de Pologne et les avoir trouvés très disposés à traverser les manéges que le roi Auguste pourroit faire pour assurer la couronne héréditairement à son fils. Le roi de Prusse, pour cultiver de si bonnes dispositions, fit demander au Régent d'ordonner au baron de Besenval, envoyé du Roi en Pologne[1], de s'entendre secrètement pour cette affaire avec les ministres de Berlin. Quoique le roi de Prusse, gendre du roi d'Angleterre, dût être lié avec lui, les intérêts différents des deux maisons, ceux de leurs ministres, entretenoient entre ces princes la jalousie et la défiance réciproque, et d'autant plus vivement de la part du roi de Prusse, qu'il étoit le plus foible, et que souvent il avoit lieu de croire que son beau-père le méprisoit. Il étoit persuadé que les ministres anglois et hanovriens s'accordoient dans le desir de faire la paix avec la Suède. Il croyoit qu'ils cherchoient les moyens de traiter avec elle séparément; que, s'il étoit possible d'y parvenir, le roi d'Angleterre sacrifieroit sans peine les intérêts de son gendre aussi bien que ceux de ses autres alliés. Ainsi le roi de Prusse, qui certainement ne portoit pas trop loin sa défiance en cette occasion, se voyoit à la veille de perdre tout le fruit de ses peines et des dépenses qu'il avoit faites pour usurper, comme ses voisins, la portion qui lui convenoit des États de Suède, et profiter comme eux du malheur où elle étoit réduite. Rien ne tenoit plus au cœur de ce prince que de conserver Stettin et l'étendue de pays qu'il avoit fixé comme le district de cette place. La France lui en avoit promis la garantie par son dernier traité avec elle[2]; mais il craignoit le sort ordinaire des garanties, et

pereur Charles VI, filles de l'empereur Joseph, avec les princes électoraux de Saxe et de Bavière, qui se conclurent respectivement en août 1719 et en octobre 1722. Il a déjà été parlé de ces deux princesses dans notre tome XVII, p. 93.

1. Jean-Victor de Besenval : tome XIV, p. 29. Saint-Simon écrit ici *Besenwald*.

2. Par le deuxième article secret du traité conclu à Amsterdam le

l'exécution de celle-ci étoit d'autant plus difficile, par conséquent d'autant plus douteuse, que l'éloignement des pays étoit grand ; qu'il n'étoit guères vraisemblable que la France voulût, pour le roi de Prusse, faire la guerre dans les extrémités septentrionales de l'Allemagne, ou l'assister longtemps de subsides suffisants pour le mettre en état de défendre ses conquêtes. Le plus sûr pour lui étoit donc d'être compris dans la paix que, suivant leurs engagements mutuels, les alliés du Nord devoient faire avec la Suède ensemble et de concert. Pour cet effet, n'osant se reposer sur la foi douteuse de son beau-père, il demandoit au Régent de traverser les manéges que les ministres anglois et hanovriens faisoient pour une paix particulière, négociation dont le succès seroit d'autant plus désagréable et plus embarrassant pour la France que tout le poids de la garantie de Sicile retomberoit alors sur elle.

La France paroît vouloir lier étroitement avec la Prusse

Le Régent avoit prévu les représentations et les instances du roi de Prusse, et avoit déjà agi auprès du Czar pour l'engager d'entretenir une étroite union avec ce prince, comme le moyen d'établir pareillement cette union entre la France et la Russie, les États du roi de Prusse étant nécessaires pour cette communication. Knyphausen, envoyé de Prusse à Paris, se réjouissoit de voir que ceux qui étoient à la tête des affaires pensoient que les alliances les plus naturelles et les plus solides pour la France étoient celles qu'elle formeroit avec le roi de Suède et celui de Prusse. Il se flattoit même que, s'il étoit possible de conduire les affaires du Nord à une bonne fin, les liaisons que la France prenoit avec l'Angleterre ne subsisteroient pas longtemps, parce que l'esprit ni le goût de la nation n'étoient portés à se lier ni avec l'Angleterre ni avec l'Empereur. On croyoit d'ailleurs que le Régent lui-même étoit ébranlé sur les affaires d'Espagne, et qu'il

4 août 1717 entre la France, la Russie et la Prusse (*Corps diplomatique* de Du Mont, tome VIII, première partie, p. 490-491). Il a été parlé de ce traité dans notre tome XXXII, p. 188.

pourroit changer de plan, si on pouvoit gagner du temps. Knyphausen assura son maître qu'il n'y avoit rien de visionnaire dans les avis qu'il lui donnoit sur ce sujet; qu'ils étoient conformes aux discours que tenoient les principaux et les plus accrédités seigneurs de la cour de France; que même le maréchal d'Huxelles l'avoit assuré que le Roi n'oublieroit rien pour procurer au roi de Prusse les moyens de finir la guerre du Nord à l'avantage et à la satisfaction de ce prince, cette base étant nécessaire pour établir ensuite une amitié solide et permanente; qu'elle seroit cultivée à l'avenir par l'attention que la France donneroit aux intérêts du roi de Prusse, qu'elle vouloit désormais regarder comme les siens propres; qu'elle feroit telle alliance qu'il souhaiteroit[1]; qu'elle y feroit entrer telles puissances qu'il jugeroit à propos; enfin qu'il ne falloit pas qu'il fût étonné ni rebuté par les ménagements que la France avoit eus depuis quelque temps, et qu'elle pourroit encore avoir pour l'Angleterre, parce qu'il falloit continuer à tenir la même conduite jusqu'à ce qu'on pût parvenir au but qu'on se proposoit. Knyphausen fit d'autant plus de réflexion à ce discours du maréchal d'Huxelles que, lorsqu'il fut fini, il lui demanda un grand secret de tout ce qu'il lui avoit confié. L'envoyé entendoit d'ailleurs les discours généraux qu'on tenoit au sujet de la guerre d'Espagne.

Hollandois, fort en brassière entre l'Espagne et les autres puissances, veulent conserver la paix.

Ce n'étoit pas seulement en France qu'elle recevoit des contradictions; les ministres d'Angleterre trouvoient aussi de fortes oppositions en Hollande. Ils se plaignoient d'y voir un parti favorable aux Espagnols par la seule raison de contredire l'Angleterre en toutes choses. Si ce parti n'étoit pas assez considérable ni assez puissant pour apporter aucun changement aux maximes suivies depuis longtemps, il l'étoit cependant assez pour causer beau-

1. Saint-Simon a écrit dans son manuscrit *qu'elle souhaitteroit*, et à la ligne suivante *qu'elle jugeroit*, ce qui est une erreur. Torcy mettoit bien, *il*, c'est-à-dire le roi de Prusse.

coup d'embarras, même d'obstacles aux affaires les plus importantes ; il profitoit de la disposition de l'État, généralement porté à vivre en bonne amitié avec l'Espagne ; car alors le seul desir des Hollandois, et le seul point qu'ils croyoient conforme à leurs intérêts, étoit de conserver la paix, et par ce moyen le commerce de la nation. Malgré cette disposition, les Hollandois, craignant excessivement de déplaire à l'Empereur et à l'Angleterre, n'osèrent accorder à l'ambassadeur d'Espagne la permission d'acheter des vaisseaux de guerre, dont le roi d'Espagne vouloit faire l'emplette en Hollande[1], quoique Beretti se vantât toujours que son habileté l'emporteroit sur les manéges de tous ceux qui s'y opposoient, que les amirautés d'Amsterdam et de Rotterdam demandoient aux États-Généraux la permission d'en vendre à l'Espagne, et que le Pensionnaire, loin de s'y opposer, avoit répondu : « Si nous en avons trop, pourquoi n'en pas vendre à nos amis ? » Ainsi Beretti, se comptant sûr de son fait n'étoit plus en peine que du payement, et Schreiner, capitaine de vaisseau en Hollande[2], lui offrit des matelots et des officiers, et de les conduire en Espagne, tous capables de bien servir. Beretti ne fut pas si content du greffier Fagel[3], qui lui représenta les difficultés de cette affaire, et qui ne lui promit que foiblement ses services là-dessus. Il ne fut pas plus gracieux aux plaintes que lui fit Beretti des conditions du traité, qui donnoient des États, disoit-il, à l'Empereur, et du papier au roi d'Espagne. Fagel combattit toujours ses raisons, et lui dit qu'on donneroit de telles sûretés à l'Espagne que les

1. Tome XXXII, p. 312.

2. Nous ne savons rien sur cet officier, dont Saint-Simon prend le nom dans Torcy.

3. François Fagel, né à la Haye en 1659, fit toute sa carrière dans les bureaux des États-Généraux des Provinces-Unies ; il était premier greffier dès 1706. Il mourut à la Haye le 4 octobre 1746, ayant résigné ses fonctions depuis deux ans seulement.

papiers ne seroient pas sujets à la moindre altération. Tout étoit encore en suspens en attendant le succès de l'envoi de Schaub à Vienne et de Nancré à Madrid. Le projet de traité n'avoit pas encore été communiqué en forme aux États-Généraux ; le public en pénétroit les principales conditions, mais en ignoroit le détail ; on ne savoit même jusqu'à quel point la France concourroit aux desseins de l'Angleterre. Beretti, avec sa prétendue sécurité, ne laissoit pas de craindre de ne pouvoir empêcher la Hollande de se soumettre aux idées de l'Angleterre, si elle étoit véritablement d'accord avec la France ; cette république se trouvoit environnée par terre des États de l'Empereur, et leur commerce par mer seroit ruiné par l'Angleterre, si elle osoit contredire ses vues, jointes à celle de la France. On vouloit encore douter à Madrid des intentions de cette dernière couronne : ainsi Beretti eut ordre d'agir de concert avec Châteauneuf pour y traverser les négociations du marquis de Prié. Beretti comptoit que jamais l'Empereur n'obligeroit la République de prendre aucun engagement contre l'Espagne, et que les principaux moteurs de la ligue auroient tant d'affaires chez eux qu'il ne leur seroit pas libre de se mêler du dehors. Il prévoyoit avec les politiques l'union prochaine du Czar, très mécontent de l'Angleterre, avec le roi de Suède et celui de Prusse, qui seroit fatale à l'Angleterre et à l'Empereur, duquel l'électeur de Bavière devenoit l'ennemi, lequel dissimuloit son dépit de ne pouvoir obtenir pour le prince électoral son fils une des archiduchesses[1], porté d'ailleurs pour les intérêts du roi d'Espagne. Ce fut un grand sujet de joie pour Beretti de recevoir dans ces circonstances un projet dressé par la

1. Ci-dessus, p. 272. Torcy disait plus clairement : « l'archiduchesse fille aînée du défunt empereur Joseph ». L'Empereur Charles VI n'ayant pas d'enfant mâle, il était en effet important pour la succession impériale d'épouser l'aînée plutôt que la cadette de ses nièces. Le prince électoral de Bavière n'épousa que la seconde.

Compagnie des Indes occidentales d'Hollande pour convenir avec le roi d'Espagne d'un nouveau règlement à faire sur le commerce, que les directeurs de cette compagnie croyoient également avantageux de part et d'autre. Ils demandoient le secret, et Beretti regardoit comme une victoire d'accoutumer les Hollandois à s'approcher des Espagnols, soit pour le commerce, soit pour le militaire, persuadé que quelque jour les effets en seroient très utiles à l'Espagne.

Adresse de Monteleon dans ses représentations à Alberoni sous le nom de l'abbé Dubois en faveur de la paix.

Monteleon[1], qui connoissoit à quel point Alberoni étoit éloigné du projet et de la paix, et qui n'osoit lui déplaire, craignoit une rupture avec l'Angleterre, et continuoit sa même adresse de représenter au premier ministre, sous le nom de l'abbé Dubois, ce qu'il lui avoit dit ou ce qu'il supposoit qu'il en avoit appris, n'osant hasarder ses représentations sous le sien. Il assura donc Alberoni qu'il savoit positivement de cet abbé que la cour de Vienne n'accepteroit pas le projet, qu'elle se tiendroit même offensée de la proposition que le roi d'Angleterre lui en avoit faite. L'abbé Dubois prétendit même qu'il avoit déjà fort pressé le roi d'Angleterre et les ministres anglois, particulièrement Stanhope, d'employer enfin la force pour arrêter l'humeur ambitieuse de l'Empereur, l'unique moyen d'empêcher qu'il ne mît l'Europe en feu étant que la France, l'Espagne et l'Angleterre, unies ensemble, prissent des mesures pour s'y opposer. Monteleon ajouta qu'il savoit, mais sous le secret, et par un effet de la confiance intime que l'abbé Dubois avoit en lui, qu'il gagnoit du terrain peu à peu, mais qu'enfin ce progrès seroit inutile si l'Espagne, de son côté, ne s'aidoit ; qu'elle devoit se conformer à la constitution délicate, extravagante et presque inexplicable du gouvernement d'Angleterre, et faciliter au ministère anglois le moyen de se déclarer à découvert contre la cour de Vienne. Ce moyen

1. Mémoires de Torcy, p. 311 et suivantes.

étoit que le roi d'Espagne fît voir qu'il ne prenoit pas en mauvaise part et qu'il ne méprisoit pas les conditions du projet communiqué par l'Angleterre ; que, si Sa Majesté Catholique y trouvoit des difficultés, elle pouvoit les représenter, mais sans rompre les liens d'amitié et de confiance avec le roi d'Angleterre ; qu'elle devoit, au contraire, pour son intérêt laisser une porte ouverte aux expédients sans déclarer une volonté déterminée de vouloir la guerre à toute force ; que cette conduite prudente seroit totalement contraire à la négative hautaine et absolue que les ministres anglois attendoient de Vienne ; qu'ainsi le roi d'Espagne mettroit cette cour dans son tort, et qu'il engageroit la nation angloise en général à se déclarer pour lui ; que le ministère anglois, animé déjà contre les Impériaux, agiroit contre eux plus librement, lorsqu'il croiroit le pouvoir faire avec sûreté ; qu'il étoit encore dans la crainte, parce que, s'il paroissoit porté pour l'Espagne sans avoir de sujet évident de se plaindre de l'Empereur, les whigs mécontents, qui parloient alors en faveur de cette couronne, changeroient aussitôt de langage et de sentiment. Ces discours vrais ou supposés que Monteleon mettoit dans la bouche de l'abbé Dubois étoient tirés, disoit-il, de ses conversations avec les ministres anglois, et, croyant ces considérations importantes, cet abbé l'avoit prié de ne pas perdre un moment à les faire savoir au roi son maître. Toutefois cet ambassadeur, quoique prévenu de l'importance dont il étoit de faire tomber sur la cour de Vienne la haine du refus, et persuadé de la nécessité de conserver une bonne intelligence avec la cour d'Angleterre, n'avoit osé différer de présenter le mémoire qu'Alberoni lui avoit ordonné de remettre aux ministres d'Angleterre au sujet de l'escadre angloise destinée pour la Méditerranée[1]. Le seul effet de ce mémoire fut d'exercer à Londres les raisonnements des politiques ; d'ailleurs,

Menaces de l'Espagne méprisées

1. Ci-dessus, p. 265. Voyez la *Gazette*, p. 131 et 166.

en Angleterre, dont le Parlement accorde au roi tout ce qu'il demande pour les dépenses de mer.

il ne suscita pas le moindre obstacle aux desseins du roi d'Angleterre. Ce prince, prévoyant qu'il seroit obligé d'augmenter les dépenses de la marine, demanda qu'il fût réglé par un acte du Parlement que le Parlement suivant abonneroit ces dépenses[1]. Il l'obtint, en sorte que par cet acte il devint le maître d'envoyer des escadres où il le jugeroit à propos, les fonds pour la dépense étant déjà assignés. Ainsi Pentenrieder n'eut pas la moindre inquiétude ni du mémoire présenté par Monteleon, ni des représentations que quelques négociants, surtout des intéressés dans l'*assiento*, firent sur le préjudice que l'interruption de la bonne correspondance avec l'Espagne feroit à leur commerce ; car, encore que l'Empereur n'eût pas accepté le traité au commencement de mars, il n'en étoit pas moins sûr de la route que l'escadre angloise tiendroit vers les côtes d'Italie.

Insolence de Pentenrieder ; ses manèges, et ses propositions à l'envoyé de Sicile très dangereuses pour la France.

Pentenrieder en parloit en ces termes à la Pérouse, et, pour faire voir la modération et la clémence de Sa Majesté Impériale, il assuroit qu'elle n'enverroit pas même de troupes en Italie, ne voulant inquiéter personne, mais faire du bien à tout le monde. Pour le prouver elle avoit intention d'accorder au roi d'Angleterre l'investiture de Bremen et de Verden, lorsque la campagne seroit finie. Cette bénignité accoutumée de la maison d'Autriche devoit engager le roi de Sicile à rechercher les bonnes grâces de l'Empereur : c'étoit au moins le discours de Pentenrieder. Il faisoit agir auprès de Provane le secrétaire de Modène

1. Saint-Simon prend cette locution dans Torcy ; elle a le sens de rendre bon, de régulariser, d'approuver. Voici ce que disait notre *Gazette*, p. 165, correspondance de Londres du 31 mars : « Les Communes reçurent un message, par lequel le roi leur demanda que, s'il étoit obligé d'employer sur la flotte un plus grand nombre de matelots qu'il n'étoit spécifié par les actes du subside, la Chambre voulût bien faire bon les deniers qui excéderoient les fonds accordés et y pourvoir dans les séances suivantes. Il fut résolu de présenter une adresse au roi pour l'assurer que les Communes suppléeront à ce qui manqueroit aux fonds accordés pour les dépenses de la marine. »

qui étoit à Londres ; il laissoit entrevoir des apparences nouvelles à un accommodement, et faisoit espérer que l'Empereur pourroit enfin se radoucir, à mesure que le roi de Sicile feroit des pas pour regagner ses bonnes grâces. Il disoit qu'il falloit chercher des équivalents pour l'échange de la Sicile ; que, s'il étoit impossible d'en convenir, il ne le seroit pas de céder au roi de Sicile le royaume de Naples pour les posséder tous deux ensemble, donnant en échange les autres États qu'il possédoit actuellement. La Pérouse, flatté de se trouver chargé d'une négociation secrète avec le ministre de l'Empereur à Londres, pendant que la négociation d'une paix générale occupoit toute l'attention publique, n'oublioit rien pour faire croire à son maître que la voie qu'il avoit ouverte pour négocier étoit la plus sûre et la meilleure qu'il pût trouver, et qu'il n'auroit pas même à craindre d'être traversé par les Anglois, quoique promoteurs du projet dont on attendoit les réponses de Vienne et de Madrid. Il s'appuyoit sur les assurances que Pentenrieder lui avoit données, que tout le ministère anglois, sans en excepter ni Stanhope, ni Craggs, étoit entièrement dévoué à l'Empereur ; que toutes les caresses faites à l'abbé Dubois étoient pures grimaces ; que l'escadre destinée pour la Méditerranée partiroit au plus tôt ; que déjà le consul anglois de Naples avoit ordre de faire préparer les provisions pour elle ; qu'il n'y avoit point à se mettre en peine des murmures de la nation angloise ; qu'au fond elle craignoit peu de rompre avec l'Espagne, parce que cette interruption ne pouvoit durer plus d'un an ; que, pendant cet espace de temps, il se formeroit des compagnies angloises qui se dédommageroient dans les Indes espagnoles de la saisie que l'Espagne pourroit faire en Europe. Quelques armateurs même offroient à Pentenrieder d'arborer le pavillon de l'Empereur, et de faire des courses sur les Espagnols dans la Méditerranée, si ce prince vouloit leur donner des commissions.

Vanteries et bévues de Beretti.

Pendant que le ministre de l'Empereur à Londres se croyoit si sûr non-seulement des ministres de Georges, mais encore des dispositions générales de la nation angloise sur la guerre d'Espagne, l'ambassadeur d'Espagne à la Haye se tenoit également assuré de la disposition générale des Hollandois en faveur de son maître. Il crut en avoir une preuve dans la permission qu'il obtint à la fin de mars d'acheter les navires de guerre que Castañeta[1] devoit ramener d'Hollande en Espagne. Le projet étoit d'en avoir sept à soixante-dix pièces de canon chacun. Ces navires devoient être achetés sous le nom de marchands espagnols. Beretti en étoit demeuré d'accord avec le Pensionnaire et d'autres membres du gouvernement. Les États d'Hollande avoient autorisés les amirautés de la province à vendre les vaisseaux qu'elles pourroient avoir au delà des trente que la République faisoit armer pour la mer Baltique. C'étoit donc au delà de ce nombre que Beretti se flattoit d'en trouver sept à choisir dans les amirautés d'Amsterdam, de Rotterdam et de Zélande. Il se vantoit d'avoir surmonté par son habileté l'opposition des provinces, parce qu'il s'agissoit d'armer trente vaisseaux pour le Nord ; secondement[2] l'Empereur menaçoit la République, si elle accordoit cette permission ; enfin les Anglois et les Portugais traversoient secrètement la négociation, et mettoient en usage tant d'intrigues et d'artifices pour en empêcher le succès que Beretti ne l'attribuoit qu'à son savoir-faire, et puis à la bonne volonté que la plus saine partie de la République avoit pour le roi d'Espagne. Mais Beretti n'étoit pas encore au bout de cette affaire, quelque assuré qu'il s'en crût.

Le roi de Sicile soupçonné de traiter

On disoit publiquement alors que le roi de Sicile entroit dans la ligue, et qu'il traitoit avec l'Empereur. Le Régent avoit communiqué en Espagne les avis qu'il avoit reçus

1. Tome XXXII, p. 280.

2. Saint-Simon a omis le *premièrement,* que Torcy avait placé après *parce que*.

secrètement avec l'Empereur. Raisonnements d'Alberoni sur ce prince, sur les Impériaux et sur la France.

de cette négociation secrète à Vienne. Cellamare en avoit officieusement averti Provane. Ce dernier, quoique peu content, rendoit cependant justice au Régent. Il étoit persuadé que ce prince vouloit sincèrement procurer la paix, et qu'il la croyoit aussi conforme aux intérêts du Roi et du royaume qu'aux siens personnels. Alberoni ne douta pas un moment du double manège du roi de Sicile. Persuadé que jamais il n'agissoit de bonne foi, il conclut que ce prince s'étoit proposé de voir enfin la guerre allumée de tous côtés et les Impériaux chassés d'Italie. Mais il remarquoit en même temps autant de mauvaise foi de leur part que de foiblesse, accompagnée d'autant d'artifice, pour détourner le mal qu'ils avoient à craindre, et pour éviter le coup qu'il étoit aisé de leur porter ; car ils faisoient voir des pensées de paix, ils sollicitoient la France et l'Angleterre de s'entremettre pour un accommodement, et la seule vue de la cour de Vienne étoit, disoit-il, de lier les mains au roi d'Espagne par cet artifice, et d'empêcher les entreprises que vraisemblablement il méditoit, et qu'il pouvoit aisément exécuter en Italie par les troupes qu'il avoit en Sardaigne. L'Empereur n'avoit pas fait encore la paix avec les Turcs, par conséquent il étoit trop foible pour défendre les États qu'il possédoit en Italie, ses forces principales étant occupées en Hongrie ; il vouloit donc par de feintes négociations gagner le temps de la paix, et se déployer après en force sur l'Italie. Il[1] reprochoit à l'Empereur que l'avidité de conserver et d'étendre ses injustes usurpations sur l'Italie l'engageoit à offrir aux Turcs de leur céder Belgrade, et d'aimer mieux en obtenir une paix honteuse dans le cours de ses victoires, qu'à tenir plus longtemps ses troupes éloignées du lieu où il aimoit mieux les employer. Alberoni faisoit de temps en temps des réflexions sur l'aveuglement général et l'indolence fatale de tant de princes.

1. En se reportant au passage correspondant de Torcy, p. 321, on voit que cet *il* désigne Alberoni.

Il en exceptoit le roi d'Espagne[1]. Il prétendoit qu'avec une bonne armée et de bonnes flottes il demeureroit tranquillement chez lui, simple spectateur des maux que la guerre causeroit aux autres nations; que, s'il arrivoit, contre toute apparence, qu'on vît de telles révolutions que ce prince fût contraint de céder à la force, il auroit toujours sa ressource, et qu'au pis aller il se retireroit sur son fumier[2] (en France), résolution qui pourroit un jour faire connoître à certaines gens (M. le duc d'Orléans) que c'étoit s'égarer sur leurs propres intérêts que d'empêcher Sa Majesté Catholique de porter hors de son continent des troupes et de l'argent pour employer l'un et l'autre sur les frontières de France[3]. Enfin, il disoit plus clairement que le Régent se repentiroit peut-être un jour d'avoir négligé d'établir avec le roi d'Espagne, comme il le pouvoit aisément, l'union et la bonne intelligence dont dépendoient et son honneur et son intérêt personnel. Alberoni, prévenu que la France et l'Angleterre demanderoient, pour avancer la paix, que la Sardaigne fût remise en dépôt pendant la négociation, déclara par avance que le roi d'Espagne n'admettroit jamais une pareille proposition. Cette île étoit l'entrepôt des troupes qu'il vouloit envoyer en Italie. Ainsi, loin de la remettre comme en séquestre, il prenoit toutes les mesures nécessaires pour la bien garder. Alberoni protestoit en même temps que le roi d'Espagne vouloit venger ses outrages et soutenir ses droits, quand même il seroit seul et dépourvu de tout secours.

Fortes protestations

Les ambassadeurs d'Espagne en France et en Angle-

1. Notre auteur avait d'abord écrit : *il en exceptoit l'Esp.*, comme dans Torcy.

2. Ci-dessus, p. 239. C'est Saint-Simon qui ajoute *en France*, ainsi que plus loin *M. le duc d'Orléans*, mots qui ne sont pas dans Torcy.

3. Torcy disait *et d'employer l'un et l'autre loin des frontières de France*, ce qui est le contraire de ce qu'a écrit Saint-Simon. Rapprocher ceci d'un passage analogue, ci-dessus, p. 219.

terre[1] eurent ordre de parler en même sens. Il fut enjoint particulièrement à Monteleon de renouveler ses protestations, et de ne rien omettre pour faire bien connoître à la nation angloise le préjudice qu'elle souffriroit de l'engagement qu'on vouloit la forcer de prendre avec l'Empereur, sans raison et contre l'intérêt de cette nation, enfin dans un temps où les grâces qu'elle avoit obtenues du roi d'Espagne étoient trop récentes pour en avoir perdu le souvenir[2]. D'un autre côté, il[3] s'épuisoit en vives et fortes représentations à la France; mais, les jugeant fort inutiles, il continuoit à prendre les mesures que l'état de l'Espagne pouvoit permettre, pour se préparer à faire vigoureusement la guerre. Il travailloit principalement à ramasser un nombre de vaisseaux suffisants pour faire croire que l'Espagne avoit suffisamment[4] des forces maritimes. Plus il y travailloit, plus il trouvoit que l'entreprise de mettre sur pied une marine étoit, disoit-il, un abîme. Il avoit espéré d'acheter des navires en Hollande, de les y trouver tous équipés et en état de servir; cette espérance s'évanouissoit, et, malgré les belles paroles de Beretti, Alberoni pénétroit qu'il ne devoit en attendre rien de réel. Il se plaignoit de la négligence de Castañeta, et en général de ne trouver en Espagne personne qui pût le soulager et qu'il pût regarder comme un homme de confiance.

et déclarations de l'Espagne à Paris et à Londres. Efforts et préparatifs d'Alberoni; ses plaintes.

Il se figura que le roi de Suède seroit peut-être de quelque secours aux affaires du roi d'Espagne, que, en aidant aux Suédois à rentrer en Allemagne, on remplaceroit avantageusement par cette diversion celle que les Turcs avoient faite jusqu'alors en Hongrie et qu'une prochaine paix étoit prête à terminer. Beretti eut ordre d'examiner si le roi de Suède avoit en Hollande quelque

Alberoni imagine de susciter la Suède contre l'Empereur.

1. Mémoires de Torcy, p. 323 et suivantes.
2. C'était sans doute l'objet du nouveau mémoire que préparait Monteleon (*Gazette*, p. 166).
3. Alberoni. — 4. « Effectivement », dans Torcy.

sujet, homme de mérite, et en ce cas de lui parler, et de lui confier que, le roi d'Espagne étant sur le point d'attaquer vivement l'Empereur, il seroit de l'intérêt de la Suède de profiter de cette conjoncture. Si celui à qui Beretti parleroit représentoit que son maître, manquant d'argent, n'étoit pas en état d'entrer dans de pareils projets, Beretti avoit pouvoir de lui offrir, mais seulement comme de lui-même, d'écrire au cardinal, et de le disposer à fournir de l'argent à la Suède, lui proposant de prendre en échange du cuivre ou des bois pour la marine.

La paix auroit mis fin à ces agitations; la négociation en étoit entre les mains d'Alberoni. Nancré, étant arrivé à Madrid vers la fin de mars[1], lui avoit exposé le plan du traité concerté entre la France et l'Angleterre, et communiqué depuis à Vienne. Il n'étoit pas encore alors aussi avantageux pour le roi d'Espagne qu'il le fut depuis; car les Anglois avoient toujours en tête de démembrer l'État de Toscane, de faire revivre l'ancienne république de Pise, et de comprendre Livourne dans cet État ainsi renouvelé[2].

Nancré échoue à Madrid; Alberoni le veut retenir jusqu'à la réponse de

Un tel projet fut mal reçu. Alberoni, en ayant entendu toutes les conditions, le traita de fou et de chimérique; dit que, en ayant rendu compte à Leurs Majestés Catholiques, elles avoient répondu que jamais elles n'avoient entendu rien de plus indigeste et de plus visionnaire; que

1. Il y arriva le 13 mars, dit Louis Wiesener, *Le Régent, l'abbé Dubois et les Anglais*, tome II, p. 152. Cependant une lettre de Madrid du 10, insérée dans la *Gazette de Leyde*, n° 27, dit qu'il a déjà eu diverses conversations avec Alberoni. Sur cette négociation, voyez aussi Alfred Baudrillart, *Philippe V et la cour de France*, tome II, p. 308-320. Ses instructions, très détaillées, sont dans le *Recueil des Instructions aux ambassadeurs en Espagne*, tome II, p. 279-321, avec des précisions sur la mission difficile qui lui était confiée. Sa correspondance avec la cour pendant tout son séjour est au Dépôt des affaires étrangères, vol. *Espagne* 268 à 273.

2. Ci-dessus, p. 225.

la reine surtout étoit offensée de l'opinion que le Régent avoit d'elle, et de voir qu'il la crût capable d'une perfidie telle que le seroit de penser seulement, non de consentir, à dépouiller un prince qui lui tenoit lieu de père. Alberoni plaignit Nancré, et dit qu'il étoit malheureux qu'un homme d'honneur et d'esprit comme lui fût chargé d'une si mauvaise commission ; que, si le Régent eût jeté plus tôt les yeux sur lui, et que dès l'année précédente il l'eût envoyé en Espagne au lieu de Louville, Son Altesse Royale ne se trouveroit pas en des engagements dont les suites et le dénouement ne tourneroient peut-être à l'avantage ni de la France ni de l'Espagne. Alberoni prétendit que Nancré avoit représenté l'état de la France si malheureux qu'à peine elle pourroit mettre en cas de guerre deux mille hommes en mouvement. Il avoit répondu qu'il trouvoit une contradiction manifeste entre cet état de foiblesse et les engagements que le Régent avoit pris avec l'Angleterre, puisque certainement il se trouveroit obligé à mettre plus de deux mille hommes en mouvement s'il vouloit tenir sa promesse. Le roi d'Espagne, dans l'audience qu'il donna à Nancré, lui répondit qu'il examineroit les propositions qu'il avoit faites. L'intention d'Alberoni étoit de prendre du temps pour être instruit des réponses de l'Empereur, avant que d'en rendre une positive de la part du roi d'Espagne. Le colonel Stanhope étoit encore à Madrid, chargé des affaires et des ordres du roi d'Angleterre[1]. Nancré et lui agissant pour la même cause agirent aussi d'un parfait concert, et Alberoni leur répondit également à tous deux. Stanhope lui demanda si le roi d'Espagne enverroit des troupes en Italie, et s'il exerceroit des actes d'hostilité pendant qu'on traitoit actuellement la paix. Le colonel vouloit obtenir une promesse de cessation d'armes de l'Espagne pendant

Vienne*. Concert entre Nancré et le colonel Stanhope. Adresse de ce dernier repoussée par Alberoni.

1. Baudrillart, *Philippe V et la cour de France*, tome II, p. 310.

* Après *Vienne*, Saint-Simon a biffé *aux mesmes propositions*.

la négociation. Le cardinal parut choqué du discours que le colonel lui tenoit entre ses dents. Il répondit que Sa Majesté Catholique feroit passer huit mille hommes en Sardaigne, tant pour se défendre contre les entreprises des Allemands que parce que l'Empereur envoyoit lui-même continuellement des troupes dans l'État de Milan et dans le royaume de Naples ; qu'au reste elle n'étoit pas en état d'exercer présentement aucun acte d'hostilité, et que vraisemblablement les réponses de Vienne arriveroient avant que l'Espagne pût rien entreprendre.

Grands préparatifs hâtés en Espagne. Le marquis de Lede et Patiño mandés à Madrid.

En même temps qu'Alberoni faisoit voir par ses réponses si peu de disposition à la paix, il pressoit avec plus de diligence que jamais les préparatifs de guerre. Tous les officiers sans exception eurent ordre de se rendre à leurs corps. On disposa toutes les choses nécessaires pour l'embarquement de quatre régiments de dragons qui de Barcelone devoient être transportés en Sardaigne avec leurs chevaux[1]. L'intendant de marine eut ordre de préparer à Barcelone les vivres nécessaires pour l'embarquement de vingt bataillons. On fit venir à Madrid le marquis de Lede[2] et don Joseph Patiño, l'homme de confiance d'Alberoni, pour leur donner les ordres du roi d'Espagne. Tout étoit en mouvement pour la guerre, jusqu'à Ripperda, encore ambassadeur d'Hollande, qui promit d'engager au service d'Espagne quelques Hollandois, officiers généraux de mer dans le service de ses maîtres.

1. Voyez la *Gazette*, p. 173 et 221.
2. Tome XXXII, p. 143.

APPENDICE

PREMIÈRE PARTIE

ADDITIONS DE SAINT-SIMON
AU *JOURNAL DE DANGEAU*

1477. *La Compagnie d'Occident ou du Mississipi.*

(Page 7.)

2 janvier 1718. — Cette Compagnie d'Occident fut le nom substitué au fameux nom de Mississipi, dont les actions ruinèrent et enrichirent tant de gens, et où, plus que pas un des plus habiles, les princes et les princesses du sang trouvèrent les mines d'or du Potosi, dont la durée entre leurs mains a fait celle de cette compagnie si funeste à l'État, dont elle a détruit tout le commerce par la protection envers et contre tous qu'ils lui ont publiquement donnée jusqu'à présent, pareille aux profits immenses qu'ils en tirent.

1478. *Le Régent à la Roquette.*

(Page 9.)

6 janvier 1718. — La Roquette est une dépendance du faubourg Saint-Antoine, où le duc de Noailles avoit emprunté une fort jolie maison d'un financier appelé du Noyer, décoré d'une charge de greffier du Parlement, qui pour ses péchés se dévoua à la protection des Birons, qui en bref le sucèrent si bien, qu'il est mort sur un fumier et sans que pas un d'eux en ait ni cure ni souci. Le duc de Noailles mettoit à Law toutes les entraves qu'il pouvoit, jaloux du partage de l'autorité des finances, aidé des points sur les i du Chancelier, en quoi ce magistrat excelloit. Leur union intime, et dans laquelle celui-ci n'étoit que le secondaire, importunoit M. le duc d'Orléans depuis longtemps. L'autorité de la place du Chancelier, et pour le moins autant la réputation de sa personne, qui étoit alors entière, donnoit au duc de Noailles un poids qui accabloit Law, et M. le duc d'Or-

léans, déterminé aux vues et aux routes de ce dernier, mais embarrassé à l'excès de ces deux adversaires, de l'un pour le fond, de l'autre pour la forme, par laquelle il arrêtoit tout, voulut faire un dernier effort pour les rapprocher de Law, et pour pénétrer lui-même ce qu'il y avoit de vrai et de bon dans les uns et les autres. Ce fut pour y travailler avec plus d'application et de loisir, et loin de toute distraction, qu'il voulut que cela se fît à la Roquette; mais ce fut l'extrême-onction de ces deux amis. Le Régent prétendit n'y avoir trouvé que mauvaise foi dans le duc de Noailles et aheurtement aveugle dans le Chancelier contre des ressources évidentes et des raisons péremptoires de Law. Cet Anglois, avec une énonciation peu facile, avoit une netteté de raisonnement et un lumineux séduisant, et beaucoup d'esprit naturel sous une surface de simplicité qui mettoit souvent hors de garde. Il prétendoit que les obstacles qui l'arrêtoient à chaque pas faisoient perdre tout le fruit de son système, et il en persuada si bien le Régent qu'il les força tous pour s'abandonner à lui.

1479. *Madame la Duchesse enlève à la maréchale d'Estrées sa loge à l'Opéra.*

(Pages 12-13.)

16 janvier 1718. — Cette bagatelle d'enlèvement de loge à force ouverte ne s'étoit pas encore imaginée; mais ce qu'on n'eût osé sous le feu Roi, quelqu'indulgent qu'il fût à ses filles, et quelque jalousie qu'il eût du rang et du respect dû aux princes du sang, se hasarda après d'autres essais heureux de la patience et de la timidité du monde et de la foiblesse du Régent. On cria, on fit du bruit; assez de gens, liés de proximité au maréchal et à la maréchale d'Estrées, cessèrent de voir Madame la Duchesse; elle tint bon et garda sa conquête. Les mêmes gens qui avoient cessé de la voir ne tinrent pas longtemps leur courage. Les sœurs du maréchal, amies intimes de Madame la Duchesse, ne purent la retenir ni se résoudre de se brouiller avec elle, et jusqu'au maréchal et à la maréchale d'Estrées, qui d'abord s'étoient fort soutenus, lâchèrent le pied comme les autres. Ainsi monta la hauteur des princes du sang, fort au delà de celle même du feu Roi, qui se piqua toujours d'être fort considéré jusque dans les choses de cette sorte pour contenir tout dans l'ordre et dans la raison, et qui ne la souffroit dans qui que ce fût, au point que les plus grands de son sang ne s'y hasardèrent jamais.

1480. *Le garde des sceaux Chauvelin et sa femme.*

(Page 14.)

10 janvier 1718. — La fortune de ce M. Chauvelin, et par conséquent de sa femme, est maintenant telle, qu'ils sont l'un et l'autre de tous points suffisamment connus. On dira seulement ici qu'elle fut sur

le point d'épouser le second fils du maréchal de Matignon, aujourd'hui chevalier de l'Ordre comme son frère aîné, et dont la réputation n'étoit pas heureuse. Soit cette raison, ou la conformité plus prochaine d'état et de profession, le cadet du conseiller d'État fut préféré à celui du maréchal de France, au grand et cuisant désespoir de la prétendue, qui le fit longuement éprouver au mari que sa famille lui donna. Ce mari, qui sentoit le bonheur pécunieux de cette fortune, se trouvoit en même temps pris par les yeux, et en effet la figure de cette femme avoit de quoi les prendre, et ce qui n'est que trop rare, sa conduite pour la vertu en soi, et encore en son maintien, y ajouta l'estime et la considération personnelle, tellement, qu'elle prit un si grand ascendant sur son mari, qu'elle l'a conservé entier jusque dans la splendeur éblouissante de sa fortune.

1481. *Mouvements en Bretagne.*

(Pages 15-16.)

4 janvier 1718. — Tout se cuisoit de loin en Bretagne, où l'on flattoit les Bretons d'une conquête d'indépendance qui ne seroit due qu'à leur union et à leur fermeté, et dont on verra bientôt jusqu'à quel point ils furent les dupes, tandis que ceux qui les poussèrent sur l'échafaud, et l'État, s'ils l'avoient pu, dans la dernière combustion, se tirèrent d'affaires sans y avoir rien laissé du leur, que l'honneur et la réputation, de laquelle avec raison ils n'avoient jamais fait grand compte.

1482. *Projets divers de finance.*

(Page 17.)

11 janvier 1718. — Tous ces essais furent funestes, soit que les projets se trouvassent vicieux en eux-mêmes, soit qu'ils le devinssent par l'exécution, ou que l'intérêt et la jalousie y semassent des obstacles qui ne purent être levés. Il est certain que les bonnes intentions du Régent, qui en cela ne cherchoit que le soulagement du peuple, furent entièrement trompées, et qu'il en fallut revenir à la manière ordinaire de lever les tailles.

1483. *Manèges contre le Régent par le moyen du Parlement.*

(Page 26.)

26 janvier 1718. — Tout se préparoit à donner des affaires au Régent et à le culbuter. Les menaces au dedans et au dehors par l'Espagne s'avançoient vers le but que l'ambition et la vengeance se proposoient, et que les prestiges répandus avec art parmi les fous, les ignorants et les sots, qui sont toujours le plus grand nombre, avançoient à souhait. La pièce principale de l'exécution étoit le Parlement : il le falloit remuer par les vues du bien public. Les profusions et les

mœurs du Régent, le système de Law surtout, étoient d'un grand usage pour en imposer aux honnêtes gens et au gros de cette compagnie ; la vanité de devenir les modérateurs de l'État excitoit les autres. Il falloit cheminer par degrés pour accoutumer le Parlement à une résistance qui aigrît le Régent ou qui l'abattît, dont on pût tirer de grands avantages, et se conduire peu à peu où l'on tendoit, sans que presque personne de ce très grand nombre sût jusqu'où on le vouloit mener, et le forcer après par la nécessité des conjonctures et des engagements. L'abri des lois et de l'autorité du Parlement étoit nécessaire à qui les vouloit le plus enfreindre, et il en falloit rendre cette compagnie nécessairement complice pour les violer impunément. Tel fut le projet bien suivi, mais que la Providence, protectrice des États et des rois foibles et enfants, sut confondre.

1484. *Disgrâce du chancelier Daguesseau ; son portrait.*

(Page 43.)

28 janvier 1718. — Le Chancelier fut la victime du duc de Noailles, qui s'en servit comme de bouclier et qui lui faisoit voir et faire tout ce qui lui convenoit, jusqu'au dernier point de dégoût pour tout ce qui s'en apercevoit ; et qui ne s'en seroit aperçu à la quantité de gens qui avoient à passer par leurs mains ? Daguesseau étoit un bel esprit, profondément savant et lumineux, également propre à briller dans les premières académies de l'Europe et à être le premier président du Parlement, le plus distingué qui eût peut-être jamais été à la tête de ce corps ; mais passé cela, l'ineptie même. Rien de plus bouché en affaires d'État, rien de plus épaissement ténébreux en choses de finance, rien de plus profondément ignorant dans l'usage et dans la connoissance du monde, rien enfin de plus foncièrement incapable d'acquérir jamais la moindre lumière ni la plus légère teinture du monde, des finances, ni des affaires d'État. De plus, le père des difficultés et des vétilles, et idolâtre de la forme et de toutes formes jusqu'à faire douter de la bonté de son esprit. Avec beaucoup d'honneur, de piété véritable et de justice, il avoit trois défauts principaux qui gâtoient tous ses talents, et qui rendoient souvent ses vertus équivoques à qui ne le connoissoit que superficiellement. Le premier est que le parquet l'avoit gâté : il y avoit passé sa vie et y avoit acquis toute sa grande et juste réputation ; mais la nécessité dans laquelle se trouve un avocat général de peser toutes les raisons contradictoires de chaque cause, l'une par l'autre, et de les discuter avec une telle exactitude qu'aucune ne lui échappe, en sorte que, en parlant, il rapporte si expressément le pour et le contre de chaque point avec toutes les conséquences qui en résultent ou qu'on en fait résulter, et jusque-là qu'il paroisse également l'avocat particulier de chaque partie opposée dans la même cause, lorsqu'il la plaide, jusqu'à ce qu'il en vienne à conclure ; cette nécessité, dis-je, l'avoit accoutumé à un flottement

dont il avoit tant de peine à se débarrasser, et que sa conscience augmentoit encore par sa délicatesse et par l'abondance de ses lumières et de ses vues en affaires, qu'il se pouvoit dire qu'il n'avoit jamais de sentiment arrêté ni qui fût proprement le sien, en sorte qu'un grain de sable l'arrêtoit tout court et lui faisoit changer sa route. Telle est la cause des prodigieuses variations en affaires de toutes sortes, qui du faîte de la réputation la plus accomplie et la mieux méritée l'a précipité dans l'état si différent à cet égard où il est tombé par degrés, et à ce changement de soi-même qui l'a rendu si méconnoissable dans des points capitaux sous lesquels il est demeuré accablé, et dont sa réputation ni sa considération ne se relèveront jamais. Le second défaut est celui d'une correction et d'une perfection trop curieusement recherchée, qui découple son travail et qui l'empêche de rien finir qu'avec des longueurs insupportables, et qui, outre cette lenteur, tombe dans la puérilité. Ses préfaces d'édits, de déclarations et d'arrêts, ses dispositifs de ces pièces, qui sur toutes autres veulent de la clarté et de la brièveté et dont la dignité ne peut être séparée de la simplicité, il en fait des pièces d'éloquence, des pièces recherchées, contournées; il y épuise l'art académique; jusqu'à la différente espèce de ponctuation est amenée et travaillée; en un mot, il s'épuise à des riens, et l'expédition en souffre toutes sortes de préjudices. Enfin le dernier défaut, qui vient du préjugé, de l'habitude et de cet orgueil secret que souvent les plus gens de bien ignorent en eux, parce que l'amour-propre le leur sait colorer, c'est une prévention si étrange en faveur de tout ce qui porte robe, qu'il n'y a si petit officier de justice subalterne qui puisse avoir tort à ses yeux, ni friponnerie avérée qui par la forme ne trouve des échappatoires qui méritent toute sa protection. A bout de raisons, on le voit qui souffre, et cette souffrance l'affermit en faveur de cette vile robe dont le délire impalliable le fait souffrir. Je dis vile robe, telle qu'un procureur du roi ou un juge royal de justices très subalternes, dont les excès et les friponneries demeurés à découvert et incapables d'excuses, en trouvent dans son cœur et dans son esprit quand elles ont perdu toutes ressources d'ailleurs et jusque dans sa raison et sa justice : alors il se jette sur les exhortations à pardonner, sur les conséquences du châtiment qui obscurcit tout un petit siége, sur la nécessité de procéder en justice en attaquant juridiquement cet officier et se rendre partie contre lui. Ces exemples arrivent tous les jours et sur les faits les plus criants, sans qu'aucunes suites ni aucunes considérations aient jamais pu avoir sur lui aucune prise à cet égard; d'où naissent des inconvénients sans nombre. C'est un étrange cas personnel de se pourvoir en cassation d'arrêts des parlements ni de contester quoi que ce puisse être en aucun genre à ces compagnies. Il s'en rend l'avocat en plein Conseil et quelque chose de plus quelquefois, entraîné par une passion qui l'offusque et à laquelle il n'est plus en lui de rien voir, de rien entendre, ni de trouver aucun moyen de s'en défendre, en tout contraire à la justice et même à la vérité. Tel est le prodigieux et non moins funeste contraste de ce grand magistrat avec soi-même; d'ailleurs bon, doux, modeste, équitable, pieux, et le savoir et la lumière mêmes. Il paroîtra désormais en tant de diverses formes sur la scène, et il a continué, depuis la mort de Dangeau et la fin de ses Mémoires, d'être présenté au monde si différent et en tant de sortes de lui-même, au grand malheur de sa réputation, de sa considération et même de sa fortune, qu'on a cru en devoir donner ici la clef, qui n'est autre que ce caractère. Sa disgrâce, qu'ennoblit la haine semée contre le gouvernement, éleva la réputation du Chancelier jusqu'aux nues, et referma avec avantage les plaies qu'elle avoit commencé à souffrir des premières variations de sa conduite dont la sage, modeste et glorieuse fermeté s'étoit déjà un peu démentie depuis que, parvenu à la première place de la magistrature, il étoit nécessairement entré en plus d'affaires et avec plus de poids. Le duc d'Orléans, qui n'avoit pas tardé à se repentir d'un choix dont il s'étoit enivré d'abord, fut sensible à l'applaudissement universel qui en cette occasion étoit une aigre censure de sa conduite. Il avoit bien combattu en lui-même avant que de se résoudre à ce tour de force, et il n'y étoit venu qu'à la dernière extrémité. Épuisé donc de l'avoir fait, et abattu de la manière dont il étoit reçu, il retomba dans sa foiblesse sur l'autre partie. L'esprit et la tribu de Noailles lui fit peur. Lui laisser les finances, c'étoit s'être défait du Chancelier inutilement; il acheva donc ou plutôt il ne retint pas le duc de Noailles, qui sagement lâcha ce qu'il jugea bien ne pouvoir retenir, et de la privation de quoi il espéra bien tirer un grand parti. C'est en effet ce qui arriva : tout lui fut jeté à la tête pour lui et pour ses enfants à la jaquette. M. le duc d'Orléans ne lui marqua jamais tant d'amitié et de considération. Noailles ne s'y méprit pas, mais tira tout ce qu'il daigna vouloir, et obligea encore M. le duc d'Orléans de ce qu'il voulut bien l'accepter. Par même suite, Rouillé du Coudray, qui avoit été le bras droit du duc de Noailles dans les finances, ne put y être conservé; il n'y faisoit même presque plus rien depuis longtemps que s'y faire haïr et mépriser; abruti par le vin et toutes sortes de débauches, il s'y plongea de plus en plus, malgré son âge, quand il n'eut [plus] d'occupation dans les finances. Le conseil des parties, ni les bureaux ne le revirent presque plus, et il acheva en peu de temps une assez longue vie dans l'indécence dont il faisoit trophée, laissant admirer qu'avec une capacité médiocre, une brutalité parfaite, une grossièreté pareille, il fût devenu conseiller d'État sous le feu Roi et en dernier lieu le vrai modérateur des finances.

1485. *M. de Machault nommé lieutenant général de police.*

(Page 49.)

28 janvier 1718. — Le Régent se trompa fort au choix de Machault

pour la police. C'étoit un magistrat depuis les pieds jusqu'à la tête, fort intègre, fort exact et fort dur, quoiqu'il aimât un peu trop les femmes de mauvaise vie, dont sourdement il entretenoit toujours quelqu'une. La police étoit la moindre des occupations de cet emploi sur le pied que d'Argenson l'avoit mis, et ne pouvoit être le fait d'un honnête homme ; aussi Machault n'y satisfit ni lui ni qui l'y avoit mis, et ne put-il y rester longtemps.

1486. *M. du Plessis-Châtillon et ses deux femmes.*

(Page 51.)

14 janvier 1712. — Ce du Plessis-Châtillon étoit riche, fils de Nonant qui avoit peu servi et parent d'un autre Nonant qui avoit été lieutenant général et commandé les gendarmes sous M. de Soubise. Leur nom est le Comte et de petit aloi dans le diocèse de Séez, où ils ont beaucoup de bien. Il brilla peu à la guerre, où le duc de Marlborough se lassoit de le voir toujours pris. Il vécut mal avec cette femme[1], n'en eût point d'enfants, la perdit et se remaria depuis à une fille de M. de Torcy pendant la Régence.

1487. *L'abbé de Saint-Albin en Sorbonne.*

(Pages 52-53.)

16 février 1718. — Jamais scandale si complet et si fou que celui de cette thèse, où le fils non reconnu d'une comédienne fut traité comme l'eût pu être et tout au plus fort celui de M. et de Mme la duchesse d'Orléans. Madame, qui en grande princesse ne se conduisoit que par fantaisie, avoit pris ce petit garçon en amitié, à peu près comme elle y prenoit quelqu'un de ses chiens, et oublioit pour lui une naissance qu'elle détestoit dans sa belle-fille et dans les autres bâtards du Roi.

1488. *Ballet dansé par le jeune Louis XV.*

(Page 53.)

25 février 1718. — Le maréchal de Villeroy, qui aimoit les fêtes et encore plus à se montrer en public gouverneur du Roi, prématura des divertissements qui n'étoient pas encore de l'âge du Roi et qui sont toujours insipides quand la galanterie ne les anime pas. Le Roi aussi en fut si rebuté que le dégoût lui en demeura toute sa vie, et qu'il ne voulut plus ouïr parler de danses dès qu'il fut le maître, ni presque voir ni comédie ni opéra.

1. Cette Addition a été faite à propos du premier mariage de M. du Plessis-Châtillon avec Mlle de la Ravoye.

1489. *Foucault de Magny ; son insolence ; ce qu'il devint.*

(Page 59.)

28 février 1718. — Ce Magny étoit fils unique de Foucault, conseiller d'État, qui s'étoit élevé et enrichi dans ses intendances, et qui, par un commerce de médailles, s'étoit fait une protection du P. de la Chaise, qui les aimoit fort. Il eut le crédit de faire succéder ce fils à l'intendance de Caen lorsqu'il en fut tiré par le feu Roi pour une place de conseiller d'État. Les folies que Magny fit dans une place si sérieuse et les friponneries dont il fut convaincu furent si fortes et si grossières, qu'il fut rappelé avec ignominie, et que, n'osant plus se présenter au Conseil, ni encore moins espérer de se raccommoder de ce côté-là avec la fortune, il se défit de sa charge de maître des requêtes, prit l'épée, et battit assez longtemps le pavé, jusqu'à ce qu'il essaya de se raccrocher par une charge d'introducteur des ambassadeurs qu'il acheta. Ce fut par ce titre qu'il se porta pour invité à cette fête dont il est ici parlé et que, fou de vanité comme il étoit, quoique de la plus basse et nouvelle bourgeoisie, il eut l'insolence d'en user comme il fit avec Saumery, premier maître d'hôtel de Mme la duchesse de Berry. La rage qu'il eut de l'affront qu'il avoit été chercher et qu'il aggrava par le châtiment qu'il s'attira de son insolence, le jeta parmi les ennemis du gouvernement, qui faisoient recrues de tout. Il s'embarqua à tout, puis passa en Espagne, où il fut bien reçu et bien traité. Il y eut une place de majordome de la reine, et, sans avoir jamais servi que dans la robe, fut fait colonel et peu après brigadier. Il mangeoit fort vite ce qu'il touchoit, et trouvoit fort mauvais son indigence et de ne faire pas assez tôt fortune. La mauvaise humeur le rendit insolent et le fit chasser honteusement, tellement que, après la mort du Régent, il revint avec l'espérance du changement des temps ; mais, comme les brouillons n'étoient plus nécessaires à ceux qui les avoient recherchés auparavant, il demeura sur le pavé, chargé de mépris et de dettes, pour le malheur d'une fort honnête femme et riche qu'il avoit épousée lorsqu'il étoit intendant, et qu'il avoit également sucée et abandonnée. Il a depuis traîné une vie obscure, honteuse et misérable, dans laquelle il s'est enseveli.

1490. *Foucault père, collectionneur de médailles.*

(Page 59.)

2 avril 1704. — M. Foucault s'est fait un nom dans la république des lettres par le goût fin et cher de sa curiosité en médailles et en antiquités de toutes sortes, qu'il rechercha dès sa jeunesse. C'étoit un fort honnête homme, et qui ne fut pas heureux en son fils.

1491. *Avantages obtenus par le duc de Lorraine.*

(Pages 64-65.)

6 décembre 1717. — Jamais M. de Lorraine ne gagna tant, ni si gros, ni à si bon marché. M. le duc d'Orléans étoit naturellement facile ; il aimoit Madame sa sœur, avec qui il avoit passé toute sa première jeunesse ; il avoit pour Madame un respect et une déférence extrême quand elle n'attaquoit ni ses goûts ni ses plaisirs. Madame aimoit extrêmement Madame sa fille et avoit une passion aveuglément allemande pour M. de Lorraine, pour sa maison, pour sa grandeur. Ce prince en sut habilement profiter, et, dans le temps du monde le plus mort pour lui, où l'on n'en avoit pas le plus léger besoin pour quoi que ce pût être, il sut étendre ses domaines utiles et sa souveraineté fort loin, aux dépens des frontières de France, partie sur de vieilles prétentions qu'il n'auroit jamais osé renouveler avec tout autre que le Régent, partie pour des dédommagements d'injustices essuyées dans des temps où les perfidies du vieux duc Charles IV avoient mérité toutes sortes de châtiments, et de dédommagements encore dont il ne s'étoit jamais parlé, et que M. de Lorraine n'osa lui-même proposer que comme grâces. M. le duc d'Orléans, rendu après assez peu de résistance, se trouva embarrassé de l'exécution. Il comprit bien quelle déprédation il alloit mettre sur son compte sans le plus léger prétexte, et ce qui se pourroit dire un jour là-dessus ; c'est ce qui lui fit prendre le détour de faire examiner toute cette affaire par Saint-Contest et de le charger après du rapport au conseil de régence, mais en se gardant bien de nommer d'autres commissaires avec lui. Saint-Contest avoit de la capacité, de l'esprit, infiniment de liant, et sous un extérieur lourd et simple beaucoup d'adresse, un desir de plaire au-dessus de tout et partout. Cela étoit l'homme qu'il falloit au Régent pour faire tout, ne regarder à rien que ce qu'il falloit pour faire réussir cette affaire. Il avoit été fort longtemps intendant de Metz et en grande relation avec toute la Lorraine, ce qui rendoit en ceci son choix plus naturel ; aussi fut-il tout ce qu'on voulut. Cependant M. le duc d'Orléans tâcha de s'assurer des principaux de la Régence et des présidents des autres conseils qui y devoient entrer pour ce jour-là, et il n'y eut pas grand'peine. Le maréchal de Villeroy auroit eu là de quoi exercer son amertume ; mais Monsieur le Grand l'avoit tonnelé, auquel de tout temps il n'osoit déplaire. Un seul résista, et ce fut M. de Saint-Simon. Le Régent lui parla plusieurs fois, et voulut que Saint-Contest allât chez lui, lorsqu'il eut tout examiné, pour lui en rendre compte et tâcher de l'entraîner ; mais il n'en put venir à bout. Saint-Simon tint ferme sur une déprédation sans cause, même sans le moindre prétexte, et dans une régence où elles ne pouvoient jamais être permises, beaucoup moins par un beau-frère, tellement que, M. le duc d'Orléans lui ayant encore parlé ensuite avec aussi peu de succès, il fut réduit à

le prier de ne point se trouver au conseil de régence le jour que cette affaire y seroit rapportée et décidée, ce que l'autre promit et tint très volontiers, et ce jour-là manda qu'il étoit incommodé. C'étoit une proposition que lui-même avoit faite plus de six mois ou un an auparavant sur une aventure qui lui étoit arrivée[1]...... Il[2] ne fut pas plus favorable au nouveau titre d'Altesse Royale qu'aux conquêtes terriennes de M. de Lorraine sur la France. Son père, mari d'une reine de Pologne, sœur de l'Empereur, n'y avoit jamais prétendu, ni avant lui le duc de Lorraine gendre d'Henri II, si abandonnément favorisé de Catherine de Médicis, qui le vouloit porter sur le trône au préjudice d'Henri IV, et qui y fit tous ses efforts. Le beau-frère du Régent y avoit donc, s'il se peut, encore moins de droit qu'eux. L'exemple de M. de Savoie l'avoit excité. En un sens, le cas étoit pareil : les ducs de Savoie, gendres de Philippe II, roi d'Espagne, et des rois de France Henri II et Henri IV, n'avoient point prétendu à l'Altesse Royale, et ce duc de Savoie-ci, beau-frère du Régent, l'avoit obtenu du feu Roi depuis longtemps. Mais en un autre sens rien de plus différent. M. de Lorraine avoit beau prendre les armes et les titres de roi de Jérusalem, jamais, ni lui, ni ses ministres, au dehors, n'avoient rien prétendu qu'à titre de duc de Lorraine. M. de Savoie, au contraire, avoit prétendu et obtenu pour ses ambassadeurs le traitement de ceux des têtes couronnées, quoique lui-même pour sa personne ne le prétendît pas, et ses ambassadeurs, à titre du royaume de Chypre qu'il ne possédoit point, avoient obtenu la salle Royale à Rome et des honneurs pareils à Vienne et en France. De là étoit venu son traitement d'Altesse Royale, et non pas d'avoir épousé, comme M. de Lorraine, une princesse françoise, à qui sa naissance le donnoit, mais ne le communiquoit pas à son mari. Mais tout est bon et fondé quand on veut le trouver tel, et l'exemple unique et nouveau de Vienne entraîna notre cour, parce que le Régent le voulut. Aussi par même cause le Grand-Duc commença-t-il à le prétendre, et le duc d'Holstein-Gottorp l'obtint quelque temps après de l'Empereur par ses alliances avec les monarques du Nord, dont deux si récemment devenus héréditaires, dont l'un est depuis retourné à son premier état d'élu, et le troisième n'a commencé que de nos jours à être connu et à sortir de la barbarie. De ces deux dernières prétendues Altesses Royales, la France n'en a pas encore tâté.

1492. *Madame de Sabran maîtresse du Régent.*

(Page 87.)

7 mars 1718. — Il faut donc le dire, puisque Dangeau le veut si fort et que d'ailleurs on n'apprendra rien à personne : Mme de Sabran,

1. Ici se trouve dans l'Addition une anecdote qui a formé dans notre tome XXXI l'Addition n° 1395 (p. 40).
2. Saint-Simon.

parfaitement belle et parfaitement pauvre, qui étoit Foix-Rabat, et qui s'étoit mariée d'une façon très sauvage à un homme de grand nom, mais très pauvre aussi, étoit devenue une des maîtresses de M. le duc d'Orléans. Elle avoit de l'esprit, plaisante robine, débauchée, surtout charmante à table. C'est où elle dit un jour au Régent que les princes et les laquais avoient été tirés d'une même pâte, que Dieu, à la création, avoit séparée de celle qui avoit produit le reste des hommes.

1493. *Mouvements du parlement de Paris.*

(Page 90.)

13 juin 1718. — On feroit plutôt une longue histoire que de courtes notes, si on vouloit suivre les divers mouvements du parlement de Paris, de la Bretagne et des conducteurs de ces dangereuses intrigues, c'est ce qui empêchera d'y entrer.

1494. *Le médecin Fagon ; sa retraite et sa mort.*

(Page 97.)

11 mars 1718. — On a vu en plusieurs de ces Notes quel étoit ce savant médecin et adroit courtisan ; il suffira d'ajouter ici que, le premier médecin étant l'unique charge qui se perde à la mort du Roi, Fagon se retira au Jardin Royal des plantes, qui lui avoit été laissé et où il avoit un beau logement. Il y demeura fort solitaire dans l'amusement des plantes curieuses et rares et des sciences et des belles-lettres, qu'il avoit toujours aimées. Dans cette retraite il se réveilla sur un avenir prochain dont il avoit toujours paru faire peu de cas en philosophe. Il devint croyant et pénitent, et il finit par une maladie dont il avoit contracté le commencement pour avoir opiniâtrément voulu aller à Noël à la messe de minuit, lui qui à la cour n'y alloit que les fêtes et dimanches, par la force d'une nécessité de bienséance. Il n'avoit que deux fils, l'un conseiller d'État et au conseil royal des finances peu après, et qui a aujourd'hui et depuis longtemps d'autant plus de part en leur administration, qu'il en a sagement par deux fois refusé le contrôle général. L'autre, qui a moins d'esprit et de mérite, a celui de ne sortir presque jamais de Vannes, dont il est évêque.

1495. *Mort de l'abbé d'Estrées et conversion de la marquise de Créquy.*

(Page 98.)

2 mars 1718. — ..... Il [l'abbé d'Estrées][1] étoit d'une très bonne

1. Le commencement de cette Addition a été placé dans notre tome XI, p. 321, n° 507.

santé ; mais il avoit la maladie des empiriques, des secrets, de faire les remèdes merveilleux, et d'en prendre pour se porter encore mieux ; c'est ce qui le tua d'une manière si rapide, qu'à peine eut-il le temps de se reconnoître ; il le fit toutefois en pénitent et reçut ses sacrements après s'être préparé par un testament qui, bien que fait à la hâte, marquoit ses bonnes dispositions. Il étoit encore lié alors depuis longues années avec une sœur du duc d'Aumont et de Mme de Beringhen, veuve sans enfants du marquis de Créquy tué au combat de Luzzara en 1702. Jamais femme ne l'avoit tant été en tous genres que celle-là et en tous points ; idolâtre d'elle-même, de ses aises, de ses plaisirs, de la magnificence, du jeu surtout, enrichie par l'archevêque de Reims, frère de sa mère et de M. de Louvois, qui avoit passé pour l'aimer autrement qu'en oncle. La mort de l'abbé d'Estrées lui tira le rideau de devant les yeux ; la grâce abonda tout à coup où le scandale avoit abondé. Elle embrassa la pénitence la plus austère ; jeûnes, aumônes, bonnes œuvres de toutes les sortes, prière, retraite, assiduité à l'église, macérations sur sa personne, visites de pauvres malades et honteux, services personnels les plus humiliants et les plus dégoûtants, tout fut embrassé avec une ardeur qui ne fit que croître, sans faste, sans discours, sans fuite de personne, sans détour, sans tristesse, sans relâche, avec une douceur, une obéissance, une humilité profonde, et qui couloient de source. Elle persévéra ainsi plusieurs années dans sa pénitence et y mourut en paix et très saintement. Le pauvre abbé d'Estrées qui n'eut pas tant de temps, et qui mourut tout en vie, laissa voir après sa mort des dispositions assez étranges, dont son ambition de parvenir et l'avidité des Noailles furent également accusées, et qui donnèrent un peu de spectacle au monde. Les Estrées, dont le maréchal, frère de l'abbé, avoit épousé une sœur du duc de Noailles, se scandalisèrent extrêmement de ces dispositions faites à leur insu et à leur préjudice, et leur vanité ne fut pas moins offensée de sentir que l'abbé eût cru devoir acheter une protection dont son nom ne devoit pas avoir besoin, et dont leur alliance seule ne devoit pas le laisser manquer. Le monde rit un peu de ce petit éclat domestique, et les Noailles, qui empochèrent gros, en rirent encore mieux.

1496. *L'abbé de Lorraine reçoit l'évêché de Bayeux.*

(Page 101.)

22 avril 1718. — C'est ce même abbé de Lorraine, fils de Monsieur le Grand, à qui l'avarice de sa mère coûta le cardinalat, dont il avoit la nomination de Portugal, et, qui plus est, l'honneur, par le faire mettre à Saint-Lazare déjà prêtre, par dépit de ce qu'il ne voulut plus lui laisser toucher le revenu de ses bénéfices. Il mena depuis une vie honteuse et obscure, et ne reparut que les dernières années du feu Roi, et encore rarement. Il changea de conduite, et en prit une régu-

lière et appliquée, quoique bien tard. Son nom et l'alliance des Noailles lui valut ce riche évêché, dans lequel il remplit tous les devoirs d'un bon évêque autant qu'il le put. Génie borné et toujours plein de sa naissance, mais bon homme d'ailleurs et voulant et cherchant le bien sincèrement. Son attachement à la doctrine et à la personne du cardinal de Noailles lui attirèrent de grandes et d'indignes persécutions, qui n'abattirent jamais son courage le moins du monde; mais sa santé, peu accoutumée au travail et aux contradictions, en fut bientôt épuisée, et il ne vécut pas, depuis, fort longtemps.

1497. *Demandes nombreuses pour des régiments.*

(Page 102.)

14 mars 1718. — On peut juger de l'égalité et conséquemment de la confusion où tout le monde commençoit à tomber par un si étrange nombre de gens à portée en effet, parce qu'ils prétendirent y être, d'obtenir des régiments. Ce désordre en tout genre ne fit que croître dans la suite et acheva de tout défigurer.

1498. *Invention du marquis de Broglie au sujet des étapes et du logement des troupes.*

(Page 104.)

18 mars 1718. — Quel étoit cet aîné Broglio, et comment parvenu? On en a vu quelque chose ailleurs dans ces Notes. Il suffit de dire ici que, non content de s'être fourré, à titre de roué qu'il méritoit mieux qu'aucun, dans les soupers de M. le duc d'Orléans, il voulut s'introduire dans les affaires, et fit un projet parfaitement semblable à celui du donneur d'avis de Molière de mettre toutes les côtes en ports de mer. Sous prétexte de remédier à toutes les friponneries des étapiers et des logements des troupes passant pays, il proposa sérieusement d'obliger toutes les communautés qui en étoient partout le passage ordinaire, de faire des magasins de tout et de construire des casernes. Il séduisit Puységur avec son babil, et poussa si bien sa pointe auprès du Régent, que, malgré l'avis de tout le conseil de guerre, de tous les maréchaux de France, de tous les directeurs et inspecteurs, de tout le vieux militaire, de tous les intendants, il parvint à le faire ordonner et exécuter. On n'y fut pas bien avancé qu'on en reconnut le dommage, la folie et l'impossibilité. Il en coûta au Roi, et fort cher aux communautés qui les premières furent obligées d'obéir, et on en demeura là, et à chercher ce qu'il falloit faire d'abord, c'est-à-dire à diminuer les friponneries et les monopoles en ce genre ; mais, comme en France tout échappe à la punition, il ne faut pas s'étonner si, en connoissant bien tous les abus, on n'est pas encore parvenu à en diminuer aucun et qu'on les voie se multiplier tous les jours.

1499. *Relations du cardinal de Polignac avec le duc et la duchesse du Maine.*

(Page 112.)

17 mars 1718. — Le cardinal de Polignac étoit depuis longues années dans la plus intime confiance de toutes les heures de Mme du Maine et sur le même pied avec M. du Maine. On peut juger de sa justification auprès du Régent à tout ce qui se brassoit et qu'on n'apercevoit pourtant encore que fort imparfaitement, mais assez pour que M. le duc d'Orléans sût à quoi s'en tenir avec M. et Mme du Maine et par conséquent avec le cardinal de Polignac, dont le frère venoit de sortir de prison, pour la requête que lui, sixième, avoit présentée, et qui n'avoit pas été faite sans M. et Mme du Maine et le même cardinal.

1500. *Le tabouret accordé à la femme du garde des sceaux.*

(Page 116.)

27 mars 1718. — On a vu en son lieu dans ces Notes comme la chancelière eut le tabouret et jusqu'où il s'étend, à propos d'une audience du matin au sortir de la toilette de Mme la duchesse de Bourgogne, où, de concert avec la duchesse du Lude, la chancelière hasarda de demeurer. Les gardes des sceaux ayant peu à peu, et dès il y a longtemps, obtenu tout l'extérieur et le rang du chancelier, il ne s'étoit point trouvé de femmes de garde des sceaux depuis le temps du chancelier Séguier, qui obtint le premier le tabouret obscur pour sa femme. La facilité du Régent, l'engouement qui suit toujours la nouveauté des choix, la parité en tout du garde des sceaux avec le chancelier, rendit ce tabouret aisé à établir, dont les femmes de ses successeurs profiteront toutes, puisque Mme Chauvelin en a joui même en présence de la chancelière.

1501. *Disputes dans le Parlement entre la grand chambre et les autres chambres.*

(Pages 118-119.)

12 avril 1718. — Cette querelle dans le Parlement n'est pas nouvelle. La grand chambre a ses prétentions, les autres chambres s'en offensent et ne prétendent pas être moins que la grand chambre membres et parties intégrantes du Parlement, sans l'avis desquelles rien ne doit être censé enregistré par leur commun corps, qui est le Parlement. La grand chambre répond que c'est elle à qui il appartient de les faire, puisque c'est chez elle qu'ils se font, et les autres répliquent que le local ne leur donne aucun droit privatif à elles, puisque l'adresse est faite à tout le Parlement, dont elles sont comme la

grand chambre, qui n'a sur les autres chambres que la primauté de rang, et elles ajoutent qu'elles y sont toujours mandées lorsque le Roi vient seoir. Le point est que la cour, plus aisément maîtresse d'un petit nombre que d'un grand nombre et de têtes expérimentées que de la jeunesse des autres chambres, favorise toujours les prétentions de la grand chambre à cet égard, et que le premier président, qui connoît mieux la grand chambre que les autres, où il ne peut rien, tandis qu'il distribue les procès aux conseillers de la grand chambre, la manie seule plus aisément que tout le Parlement assemblé, et par cette raison la favorise pour soi-même contre les autres chambres. C'est ce qui a toujours fini ces disputes à l'avantage de la grand chambre toutes les fois qu'elles se sont élevées, et ce sont ces querelles civiles dans le Parlement qui l'ont toujours affoibli contre la cour.

1502. *Conflit entre le maréchal de Villars et M. de Bauffremont, qui est mis à la Bastille.*

(Page 122.)

2 avril 1718. — Il seroit difficile d'être plus fou, plus hasardeux, plus audacieux que l'étoit Bauffremont; le temps et les conjonctures en étoient toutes. Les maréchaux de France non ducs et ce qui avoit pris le nom de noblesse s'étoient unis, les uns pour protection et pour se parer du contraste, les autres pour en profiter; mais cette noblesse, devenue fière de son ralliement et de la mollesse du Régent, ne tarda pas à faire sentir aux maréchaux de France qu'ils ne vouloient rien au-dessus d'elle, tant qu'ils pourroient rapprocher tout du niveau, et Bauffremont comme le plus hardi se chargea de le leur faire sentir. Il n'imagina jamais que cela le conduisît à la Bastille; mais sa prompte sortie lui donna un nouveau courage, qui aboutit à une lutte où M. le duc d'Orléans fit le plus méchant personnage, et où la dignité des maréchaux de France et celle de la couronne, qui donne et qui constitue l'autre, souffrit toute sorte d'humiliation par celle où la foiblesse de M. le duc d'Orléans prostitua en cette occasion la dignité de sa personne et de sa Régence. Monsieur le Duc lui-même ne tarda pas à trouver en Bourgogne le même Bauffremont en son chemin, qui lui soulevoit la noblesse par ses lettres et ses efforts, et ce prince s'en plaignit publiquement.

1503. *Catastrophe de Monasterol.*

(Page 125.)

28 mars 1718. — Monasterol étoit un gentilhomme piémontois, attaché de tout temps à l'électeur de Bavière, dont il fut longues années le ministre de confiance en notre cour. C'étoit un homme de plaisir plus que d'affaires, et dont les plaisirs de l'Électeur, où il étoit entré

fort avant, avoient fait la fortune. Il épousa ici une beauté de médiocre esprit et de plus médiocre vertu, veuve du vieux la Chétardye, mère de celui qui est maintenant à Berlin de la part du Roi. Monasterol touchoit fort gros de l'Électeur, avoit aussi des pensions du Roi, et tous les subsides des deux électeurs de Cologne et de Bavière passoient ici par ses mains. Il en donnoient les quittances ; c'étoit le plus gros joueur, le plus magnifique équipage, la meilleure maison, et la table la plus délicate et la plus somptueuse de Paris. Rien de pareil aux habits du mari et de la femme, et, comme on avoit grand besoin de l'Électeur et qu'on en étoit fort content, on avoit pour Monasterol et pour sa femme des égards et des distinctions qui contribuoient encore à rassembler chez eux tout ce qu'il y avoit de meilleur à la cour et à la ville, outre l'agrément et la commodité de toute espèce qui se trouvoit chez eux. Les malheurs d'Hochstedt et de Ramillies ne baissèrent presque point leur état et leur dépense, et fort peu la présence des électeurs en ces pays-ci. La faveur de Monasterol se soutint toujours avec son maître, qui le trouva ici sur le plus grand et meilleur pied du monde, et qui en fut flatté et s'en crut mieux servi ; il lui donna même gros à diverses reprises sur des à-compte que Monasterol n'apuroit point, et sur lesquels l'Électeur ne le pressoit point. Mais après la paix, et de retour dans son électorat, ses ministres allemands le pressèrent de mettre quelque règle dans ses affaires, que l'absence et les malheureuses suites de la guerre avoient fort dérangées, et surtout l'irruption de ses États par l'Empereur depuis Hochstedt jusqu'à l'exécution de la paix. Monasterol, qui continuoit à faire ici belle et agréable figure, fut donc mandé à Munich pour rendre tous ses comptes, dont on n'avoit examiné aucun depuis qu'il avoit commencé à toucher les subsides de l'Électeur, c'est-à-dire depuis le commencement du siècle et de la guerre. Il différa tant qu'il put son départ ; mais, après sept ou huit mois d'excuses et de délais, il fallut partir et se rendre à Munich. Il y trouva des ministres résolus à voir clair en son fait, et l'Électeur prévenu par eux et moins ouvert avec lui. Il n'avoit d'espérance qu'en la bonté tant éprouvée de ce prince ; mais cette bonté, qui pouvoit s'étendre encore à des grâces, ne le pouvoit garantir de l'examen avec bienséance et sans donner lieu aux plus fâcheux soupçons. Il sentoit qu'il ne le pouvoit soutenir et qu'il seroit bientôt convaincu pour plusieurs millions, dont on avoit à lui demander compte, qu'il ne pouvoit rendre, puisqu'il ne pouvoit se dissimuler de les avoir détournés et mangés. Il ne laissa pas de faire bonne contenance en cherchant par où il en sortiroit. Enfin, se trouvant acculé et à la veille de se voir ruiné, disgracié, déshonoré, il se donna, dans sa chambre, un coup de pistolet dans la tête. L'Électeur, qui l'avoit toujours aimé, voulut étouffer une fin si funeste et qui montroit si à découvert de quoi il s'agissoit, et fit passer cela pour une mort subite. Il en fut pour les millions qui se trouvèrent mangés ; nul bien de reste. La femme, qui étoit demeurée à Paris, n'avoit jamais songé à changer de demeure.

Elle profita des meubles et de tout ce qu'elle put, et se consola avec ses galants d'être veuve; mais il ne lui resta qu'eux, et avec le mari finirent la considération et l'abondance.

1504. *L'abbé Abeille.*

(Page 128.)

22 avril 1718. — Abeille étoit un garçon d'esprit, de beaucoup de lettres, fort honnête homme, très désintéressé, et qui avoit des mœurs et de la religion. M. de Luxembourg, à qui il s'étoit attaché et qu'il suivoit toujours à la guerre, lui avoit fait avoir quelques bénéfices et l'avoit mis dans le grand monde, qui ne le gâta en rien, non pas même en modestie. Quoique ce fût l'homme du monde le plus franc et qui disoit le plus librement et le plus naïvement ce qu'il pensoit, il étoit très sûr et de fort bonne compagnie, et aimé et estimé de tout ce qui le connoissoit, surtout de M. le prince de Conti. Après la mort du maréchal, il resta chez M. de Luxembourg son fils, pour qui il conserva le même attachement. Il étoit outré de douleur de la vie que menoit Mme de Luxembourg, et la cacha tant qu'il put au mari; mais, quand il l'eut perdue et qu'il en fut outré de douleur, Abeille, qui ne put souffrir un si grand et si inutile ridicule, lui apprit tout, et le consola. C'étoit un homme d'un bon sens et droit, et que MM. de Luxembourg père et fils auroient mieux fait de croire plus souvent qu'ils ne firent. Il fut regretté de tout ce qui le connoissoit et de beaucoup de gens considérables; c'étoit en effet, outre ce qu'on a dit, un des meilleurs hommes du monde.

1505. *Exclusion donnée par le Régent à Boudin et à Chirac pour la place de premier médecin du Roi.*

(Pages 129-130.)

1er avril 1718. — Dangeau coule ici son venin contre le Régent le plus imperceptiblement qu'il peut. L'horrible idée de poison étoit toujours l'âme et la ressource des ennemis de M. le duc d'Orléans, et le maréchal de Villeroy faisoit d'indignes et de publiques parades de ses vaines précautions à cet égard. Boudin, premier médecin de feu Monseigneur, puis de Madame la Dauphine mère du Roi, livré à la cabale alors régnante, dont il attendoit sa fortune, s'étoit lâché aux propos les plus énormes. Ce qui restoit de très actif de la même cabale l'avoit voulu premier médecin du Roi, et n'osoit le proposer. M. le duc d'Orléans aussi n'y vouloit pas Chirac, qui étoit le sien, et dont l'attachement au Régent auroit excité trop de cris contre son choix, et voilà les deux exclus que Dangeau veut faire entendre[1]....

1. La fin de cette Addition forme plus loin l'Addition n° 1507.

1506. *Dodart, premier médecin du Roi, et son père.*

(Page 130).

1er avril 1718. — Dodart, premier médecin du père du Roi, fut fait premier médecin, beaucoup moins pour sa capacité que pour la sagesse de sa conduite, son éloignement de toute cabale, et la douceur de son esprit et de ses mœurs. Homme de bien d'ailleurs, et fort désintéressé. Il étoit fils de ce Dodart, médecin des princes et princesses de Conti Martinozzi et fille du Roi, célèbre par sa vaste littérature et plus recommandable par sa rare et solide piété, et par sa liaison avec le fameux Port-Royal des Champs auquel il demeura attaché toute sa vie, mais avec tant de sagesse que le Roi, qui mouroit d'envie de le chasser, n'en put jamais trouver de prétexte. C'est lui qui, n'étant pas encore connu de vue de la comtesse de Gramont, élevée et grande amie de Port-Royal, se trouva près d'elle à la chapelle, après la fin du salut, la tête dans un pilier. Il avoit quatre méchants cheveux verts sur une tête chauve, un mauvais habit gris tout usé, avec de gros linge uni ; une physionomie hâve, maigre, exténuée, gercée comme un homme qui meurt de faim et de froid. La comtesse, le prenant pour un pauvre honteux, le tire par la manche et lui présente doucement un écu. Dodart s'incline et se retourne. La comtesse le tire encore toujours avec son écu et le presse de le prendre. Dodart sourit et dit qu'il n'en a pas besoin, et que ce seroit donc pour le donner à un autre. « Tenez, tenez, bonhomme, ne faites point tant de façons, insista la comtesse ; on ne nous voit point, et je vous le donne de bon cœur. — Madame, lui répondit enfin humblement Dodart, je suis Dodart ; j'ai l'honneur d'être le médecin de Mme la princesse de Conti ; je ne vous suis pas moins obligé de votre bonne volonté. » A ces mots, la comtesse fut confondue ; ils se connurent depuis et furent amis. C'étoit un saint très aimable et de beaucoup d'esprit, de douceur et d'agrément dans la conversation, qui savoit mille choses outre les sciences, qui avoit toute la confiance de Mme la princesse de Conti, surtout dans les derniers temps, indépendamment de médecine, assez médiocre médecin, disoit-on partout, dans la pratique, quoique très savant en théorie, qui menoit une vie pauvre, pénitente et le plus qu'il pouvoit solitaire et cachée, et qui avec cela avoit une considération infinie à la cour.

1507. *Chirac est nommé, grâce à Saint-Simon, intendant du Jardin Royal.*

(Page 131.)

1er avril 1718. — .... Chirac[1], dont l'avarice avec de grands biens étoit de beaucoup supérieure à son arrogance, qui étoit pourtant

1. Le commencement de cette Addition forme ci-dessus l'Addition n° 1505.

extrême, et à sa capacité, qui de l'aveu de tous ses confrères le rendoit le prince de la médecine, Chirac, dis-je, vint pour la première et seule fois de sa vie trouver le duc de Saint-Simon, et implorer sa protection pour obtenir du Régent le Jardin du Roi. Il lui en exposa le désordre et la nécessité de le rétablir, ses connoissances et son goût pour le faire et le bien entretenir, les facilités pour cela que lui donneroit sa place auprès du Régent, et appuya surtout que, ayant du bien de reste, il ne pouvoit être soupçonné de n'y pas dépenser tout ce qu'il en retireroit, et sans comparaison plus qu'aucun autre à qui on le pourroit donner. Ces raisons touchèrent le duc, et il le lui obtint. Onques depuis il n'a ouï parler de Chirac. Cet homme si passionné des plantes, et qui devoit tant mettre du sien pour le bien public à ce jardin si utile et si curieux, n'y mit jamais une obole, en tira plus que la quintessence et acheva de le ruiner.

1508. *Garde funèbre du corps de la duchesse de Vendôme.*
(Pages 133-134.)

15 avril 1718. — Dangeau, toujours courtisan politique, s'exprime comme il lui plaît, et Dreux, valet des princes du sang et ennemi de tout rang, de tout ordre et de toute règle, compte à son ordinaire les mensonges à dire et à écrire pour rien. Jamais autres que les filles de France n'avoient été gardées après leur mort. Mademoiselle, fille de Gaston, morte en 1693, la fut la première, comme petite-fille de France. Par ce rang inventé et établi pour elle la première, elle tient sans comparaison plus du fils de France que du prince du sang. Monsieur le Prince, attentif à usurper plus qu'aucun autre prince du sang, et même plus que Monsieur son père, fit en sorte qu'en 1700 quelques dames de médiocre étage gardassent Mlle de Condé et, à leur exemple, quelques-unes plus considérables par le nom. Cette nouveauté fit du bruit, et quoique Monsieur le Prince n'eût osé d'abord faire avertir de la part du Roi, mais seulement eût envoyé prier en son nom, plusieurs dames refusèrent, tellement que, sans hasarder d'aller plus loin, et content de faire adroitement couler dans les registres des cérémonies et dans un grand secret, que le corps de Mademoiselle sa fille avoit été gardé, et par qui il n'en dit mot, laissa tomber le bruit, et se hâta de faire enterrer la princesse pour faire cesser l'occasion de la garder. Madame la Princesse, toute glorieuse qu'elle étoit, savoit bien que ç'avoit été une tentative hardie, adroite, et peu heureuse, et n'avoit pas envie de s'y rembarquer ; ses enfants, plus hardis, et qui connoissoient mieux et leur forces et la sottise du public, et combien le grand maître des cérémonies étoit à leur dévotion, le lui détachèrent pour qu'elle n'allât pas gâter leurs affaires. Il arriva pourtant qu'ils prirent bien garde à ne se pas adresser à des dames qui sussent ce qu'on leur proposoit ni qui sussent se sentir, et que, contents d'une récidive qui alloit confirmer l'entreprise, ils se hâtèrent comme l'autre

fois d'enterrer ce qui avoit été assez gardé. Pour de duchesses ni de princesses étrangères, ni même de simples maréchales de France, ni de dames d'un certain air dans le monde, ou qui savoient ce qu'elles étoient par leur qualité, quoique sans titre, ils n'osèrent se jouer de le proposer à pas une, et imitèrent en cela la sage prudence de feu Monsieur le Prince. Il est mort depuis d'autres princesses du sang, sans qu'on ait plus ouï parler de leur garde.

1509. *Le corps de la duchesse de Vendôme conduit aux Carmélites.*

(Page 137.)

16 avril 1718. — Ces deux duchesses, qui maintenant ont changé de nom et s'appellent de Gramont et de Bouteville, accompagnant avec Mlle de Clermont le corps de Mme de Vendôme aux Carmélites, n'étoient conviées que de la part des princes du sang et non pas de celle du Roi, ni nommées par lui. Cette cérémonie est si bien expliquée dans ces Notes à propos de la duchesse douairière de Saint-Simon et de la duchesse de Châtillon, belle-mère de cette duchesse d'Olonne, puis de Bouteville, qui conduisirent le corps de Mlle de Condé en 1700[1], qu'il n'est pas besoin de s'y étendre ici.

1510. *Entreprise du grand prieur de Vendôme à la Cène le jeudi saint.*

(Page 137.)

14 avril 1718. — Cette récidive de l'inouïe nouveauté de l'année précédente, et contre la parole du Régent, fut l'effet de la même politique qui l'avoit favorisée la première fois : elle piquoit et excitoit tout ce qu'il y avoit de plus grand l'un contre l'autre, et c'étoit le manége favori de M. le duc d'Orléans. Ce fut pourtant, cette année, la dernière fois que cette entreprise eut lieu.

1511. *Dispute entre le cardinal de Polignac et le premier aumônier.*

(Page 138.)

16 avril 1718. — Tout étoit tellement en prétentions nouvelles et tous en tiroient si bon parti, qu'il est surprenant que le premier aumônier, évêque sacré, ait pu sauver son droit de l'usurpation d'un cardinal clerc tonsuré.

1512. *Le comte de Douglas sur le point d'être arrêté.*

(Page 138.)

22 avril 1718. — Ce Douglas, fort indigne de son nom, étoit homme

1. Dans notre tome VII, p. 234 et suivantes.

de beaucoup d'esprit, d'intrigue et d'entreprise ; il s'étoit fort bien mis avec le Régent, et en tiroit considérablement. Ce fut lui dont l'Angleterre se servit pour se défaire du roi Jacques, lorsqu'il alloit s'embarquer pour passer dans la Grande-Bretagne, et ce malheureux auroit réussi sans la sagacité de la maîtresse de la poste de Nonancourt, entre Dreux et Verneuil-au-Perche, à qui ses perquisitions devinrent suspectes à force de les réitérer avec exactitude et de lui promettre gros pour l'avertir du passage d'une chaise de poste qu'il décrivit et qui arriva en effet le lendemain comme il dormoit. Cette habile et courageuse femme mit des chevaux de poste dans une maison dont elle étoit sûre, y fit conduire la chaise sans passer chez elle, avertit le roi Jacques, le travestit en abbé, le cacha, puis dépaysa Douglas en l'éveillant et lui faisant accroire que la chaise avoit passé, ensuite faisant changer de route au roi d'Angleterre, toujours en abbé, qui évita ainsi d'être assassiné. Douglas courut en vain, et revint à Paris, où peu de gens continuèrent à le voir et où à la fin le Régent ne put soutenir les clameurs publiques contre lui. C'est ce qui l'obligea à le faire arrêter, et Stair, dont l'impudence ne se pouvoit assez faire admirer, à crier si haut, qu'il eut le temps de l'envoyer hors du royaume. Je ne sais ce qu'il est devenu depuis.

1513. *Affronts faits par la duchesse de Berry au maréchal de Villars et à Madame de Clermont.*

(Page 139.)

25 avril 1718. — Mme la duchesse de Berry, en cette action comme en beaucoup d'autres, fit voir l'excès de son orgueil et de son peu de jugement. Entraînée par les roués de Monsieur son père, avec qui elle vivoit, elle se mêla de ce qui étoit hors de sa portée et indécent dans sa bouche, lorsque, prenant un parti qui n'étoit pas celui du droit, de l'usage, ni de la raison, elle parla mal à propos au maréchal de Villars sur son style, dont les gens de qualité se plaignoient parce qu'ils ne vouloient plus souffrir rien au-dessus d'eux, et mettre tout dans une égalité qui, en défigurant l'État et le rendant dissemblable à tous les autres, ôtoit les gradations, supprimoit les récompenses, anéantissoit l'ambition, attaquoit l'autorité et la majesté du trône, et réduisoit tout à l'égalité, et, par une suite nécessaire, à la confusion, jetoit tout dans l'oisiveté, dans la paresse et dans le néant, et ne laissoit d'avantage et de distinction qu'aux richesses, par conséquent à la bassesse, à l'avarice et à la cupidité d'en acquérir par tous moyens. A cette faute d'entraînement, Mme la duchesse de Berry en joignit fort tôt après une contradictoire, par l'affront public, en plein Opéra, qu'elle fit à une femme d'une qualité distinguée : c'est où il falloit considérer et respecter la noblesse et ne la pas offenser aussi mal à propos. Mmes de Clermont et de Beauvau étoient à elle et lui faisoient honneur d'y être. Indi-

gnées de la préférence qu'elle donna sur elles à une fille du plus vil étage, mariée à la vérité à un homme de condition[1], mais qui n'étoit pas de la qualité des autres, qui par lui-même étoit encore plus différent d'eux, et desquels tout le mérite n'étoit que ce qui les auroit dû faire chasser de toute honnête maison ; ces dames, indignées, dis-je, de voir Mme de Mouchy seconde dame d'atour, et dans une charge faite exprès pour elle, sans raison que sa faveur, se retirèrent avec toutes les mesures de la bienséance, et tellement avec l'approbation de Madame et de M. et de Mme d'Orléans, qu'elles et leurs maris n'en furent que mieux traités ; c'est ce qui piqua d'autant plus Mme la duchesse de Berry, et de voir encore que le monde applaudissoit à cette conduite, qu'elle ne se posséda plus, jusqu'à se porter à une action qui passoit son pouvoir et sa grandeur, qui avec droit ne pouvoit être faite que par un roi ou une reine, aucun sujet quelque élevé, quelque proche de la couronne qu'il soit, n'en pouvant usurper l'autorité et bannir personne d'aucun lieu hors de sa propre maison, parce qu'il est libre de ne recevoir chez soi que qui on veut ; mais cette princesse abusa de la jeunesse du Roi et de la foiblesse d'un père régent, au scandale du public, qui cria bien haut, mais dont elle se mit peu en peine.

1514. *L'abbé de Saint-Pierre et son livre de* la Polysynodie.

(Page 143.)

25 avril 1718. — L'abbé de Saint-Pierre étoit un vieux fat, premier aumônier de Madame pour se recrépir et se produire, frère de Saint-Pierre, dont on a quelquefois parlé en ces Notes, premier écuyer de Mme la duchesse d'Orléans. Il avoit des bénéfices et des lettres, et s'estimoit un homme merveilleux en tout. Se croyant en liberté de donner l'essor à sa politique par le changement du gouvernement, il fit un livre où il déclama contre le pouvoir despotique et souvent tyrannique que les secrétaires d'État et les contrôleurs généraux des finances avoient exercé sous le feu Roi, qu'il appela vizirs, et vizirats leurs départements, dans lequel il y avoit plus de raison et de vérité que de prudence. Il souleva donc contre lui les restes de cet ancien gouvernement et ceux encore qui aspiroient à y revenir après la Régence. D'anciens courtisans, qui se piquèrent de reconnoissance quand elle n'étoit qu'aux dépens d'autrui et qu'elle ne leur coûtoit rien, crièrent aussi bien haut, et parmi eux le maréchal de Villeroy se distingua, et qui fit tant de bruit et de manège, que M. le duc d'Orléans, qui d'ailleurs n'aimoit pas les Saint-Pierre, n'osa leur résister, et que l'abbé fut honteusement chassé de l'Académie françoise, mais d'assez peu de maisons parce qu'il n'en fréquentoit guères de considérables. Son livre, au reste, étoit plein de chimères sur le gouverne-

1. Mlle Forcadel, mariée au marquis de Mouchy.

ment, comme plusieurs autres de politique qu'il publia depuis, à la ruine de ses libraires.

1515. *L'abbé de Saint-Pierre est chassé de l'Académie française.*

(Page 146.)

6 mai 1718. — M. le duc d'Orléans, qui n'aimoit pas les Saint-Pierre, et qui entendoit les cris de la vieille cour, trouva fort bon que l'abbé de Saint-Pierre fût chassé de l'Académie ; mais, peu amoureux du feu Roi et de son gouvernement, et toujours enclin aux *mezzo-termine,* il se moqua d'eux pour remplir sa place, et leur cita Furetière, pour qui ils avoient eu ce ménagement, quoiqu'il n'en eût gardé aucun avec eux depuis ce Dictionnaire qu'il publia furtivement tandis qu'ils en étoient encore aux premières lettres du leur, et que ses satires contre eux l'eussent fait chasser de l'Académie.

1516. *Mort de la marquise de Castries.*

(Page 149.)

4 mai 1718. — On a parlé ailleurs dans ces Notes du mariage de M. et de Mme de Castries, et en son lieu aussi de celui de leur fils, qui ne dura guères, et de la mort duquel et de leur belle-fille ils ne se sont jamais consolés. Mme de Castries étoit une petite poupée manquée, mais pétillante d'esprit et souvent de malice ; toujours dans la meilleure compagnie de la cour, et très savante sans qu'il y parût jamais, avec tous les airs, toutes les grâces et toute la force d'esprit si vanté des Mortemart. Son mari en fut inconsolable et avec grande raison, et ne céda qu'aux persécutions de son frère pour se remarier, qui, s'en allant à Alby, ne voulut pas le laisser dans une solitude domestique qu'il n'avoit jamais éprouvée. Il épousa donc la fille du marquis de Lévis, devenu peu après duc et pair, et d'une fille de la duchesse de Chevreuse. Eux et tous leurs enfants, morts peu après M. et Mme de Castries, n'ont laissé d'héritiers que les trois fils qui sont venus de ce second mariage.

1517 et 1518. *Madame d'Espinay dame d'atour de la duchesse d'Orléans.*

(Page 150.)

8 avril 1711. — Cette Mme d'Espinay étoit fille de Madame, et s'étoit mise sur le pied d'être fort tourmentée par les princes, comme une espèce de bouffonne. Son mari, d'extraction plus que légère, qui s'étoit enté sur les Espinay Saint-Luc, trouvoit cela mauvais : « Allez, lui disoit-elle, je sais bien ce que je fais : laissez-moi faire, et je ferai votre fortune. » En effet, elle eut un bon régiment de dragons pour lui, et elle est morte dame d'atour de Mme la duchesse d'Orléans. Si le

sujet valoit la peine de s'y arrêter, il y en a cent contes plus plaisants les uns que les autres. Monseigneur fut deux mois à chercher un nom ridicule, et qui pourtant pût être admis à donner à cet enfant[1], qui depuis a épousé un triste Laval, fils du chevalier d'honneur de Mme la duchesse d'Orléans, à qui elle est dame.

6 mai 1718. — Un laquais de feu Mme de Castries, apprenant au Palais-Royal que sa place avoit été donnée à Mme d'Espinay, s'écria : « Dans quel étonnement seroit ma pauvre maîtresse si elle pouvoit savoir qui lui succède ? » On a eu lieu de parler ailleurs de Mme d'Espinay. Mme la duchesse d'Orléans, qui, parce qu'elle étoit fille de M. d'O, la vouloit absolument, en fut néanmoins si honteuse, qu'à cette fois son orgueil s'humilia, et qu'elle tâcha de faire accroire que M. le duc d'Orléans l'avoit voulu. La vérité est qu'il la laissa faire, et que, quoiqu'il s'amusât souvent assez étrangement de Mme d'Espinay en public, il fut le premier à se moquer de ce choix. La pauvre créature y fit pourtant en sorte qu'elle s'y fit aimer de tout le monde et fort regretter, car elle ne vécut pas longtemps après. Sa sœur eut sa place, cette même Mme de Clermont qui avoit quitté Mme la duchesse de Berry, morte alors depuis des années.

1519. *Mort de la reine d'Angleterre Marie d'Este-Modène.*

(Page 151.)

7 mai 1718. — La vie et la mort de cette reine d'Angleterre est comparable pour le moins à celle des plus grands saints. Qui en voudroit entreprendre l'éloge feroit un volume très curieux et bien plus édifiant et instructif que tant d'autres livres de dévotion qui inondent le monde, et la plupart peu propres à faire de grands fruits.

1520. *Obsèques de la reine d'Angleterre.*

(Page 152.)

9 mai 1718. — Le duc de Noailles ne se mêla de ce qui se passa après la mort de la reine d'Angleterre que comme gouverneur de Saint-Germain d'une part, et capitaine des gardes de l'autre, pour que la garde fût décente ; du reste, tout fut de la plus grande simplicité, et la cour de France n'y mit quoi que ce soit du sien.

1521. *Le duc de Giovenazzo et sa famille.*

(Page 152.)

11 mai 1718. — Le grand-père du duc de Giovenazzo étoit un médecin génois si enrichi par le commerce, que son fils acheta beau-

1. Cette Addition se rapporte à la naissance de la fille de Mme d'Espinay en 1711, et le nom choisi par le prince fut Sabigoton ou Salbigothon.

coup de terres à Naples et s'y transporta pour s'y dépayser. Il y augmenta infiniment ses biens et ses acquisitions par la même voie, mais en faisant l'homme de quelque condition. Son fils aîné se trouva homme de beaucoup d'esprit, et son autre fils de même. L'aîné passa en Espagne, et s'y attacha, et le cadet à la cour de Rome, où son argent le poussa dans les charges. Tous deux firent fortune. Giovenazzo, déjà vieux, obtint la grandesse de troisième classe pour trois vies, et la place de conseiller d'État, c'est-à-dire de ministre, qui est le dernier but, et il avoit la capacité nécessaire pour la remplir. L'autre devint cardinal, et c'est ce cardinal del Giudice que Mme des Ursins envoya en France, qui fit en Espagne une si grande figure, qui en fut chassé par Alberoni, et qui se donna après à l'Empereur. Cellamare, ambassadeur à Paris, et dont il sera bientôt étrangement question, n'eut pas moins qu'eux d'esprit, de talents et de manéges. Il étoit déjà grand écuyer de la reine, qui longues années depuis, à la Chandeleur de 1728, le fit faire chevalier du Saint-Esprit, et, après ce qui s'étoit passé, il fut tout à fait rare de voir en même promotion les enfants de M. du Maine, le duc de Richelieu, Cellamare appelé le duc de Giovenazzo, et avec eux le duc de Saint-Simon. Cellamare dès lors étoit veuf et n'avoit qu'une fille unique extrêmement riche, et dont le mari devoit être grand pour sa vie seulement. Il mourut très vieux et très subitement de colère contre Patiño, premier ministre d'Espagne, en partant de Séville, et le matin même du départ de la cour pour revenir à Madrid après trois ans d'absence. Il falloit de l'argent aux équipages de la reine; après mille paroles, Patiño en manqua encore au moment du départ. Giovenazzo lui chanta pouille, et se mit dans un si grand emportement qu'il en mourut en rentrant chez lui, quoique naturellement sage, politique et modéré. Sa fille, fort laide, étoit dans un couvent à Rome; le frère de Cellamare ou le second Giovenazzo étoit devenu cardinal après la mort de son oncle, par les charges du palais, et avoit aussi pris le nom de cardinal del Giudice. Faute de proches, et par la liaison intime qui avoit toujours été entre eux et le duc de Bisaccia, père du comte d'Egmont, le cardinal vient de choisir le second fils de ce comte pour épouser sa nièce, quoique M. de Bisaccia soit mort il y a longtemps, et ces jeunes mariés s'établissent à Naples[1].

1522. *Le duc de Giovenazzo fait grand d'Espagne.*

(Page 153.)

3 février 1698. — Ce qui est faux est que les vice-royautés aient jamais donné les honneurs de la grandesse. Ce duc de Giovenazzo, qui fut fait grand alors, et comme le disent les Mémoires, étoit un vieux conseiller d'État de beaucoup d'esprit, de capacité, de considération,

1. Saint-Simon fait erreur : cette fille était mariée depuis 1722 à un Caraccioli.

mais de la plus courte naissance. On a vu, longtemps depuis, son frère le cardinal del Giudice faire une grande figure en Espagne sous Philippe V, puis venir en France, et y laisser ambassadeur d'Espagne le fils de ce duc de Giovenazzo, sous le nom de prince de Cellamare, qui, après la mort de Louis XIV, y fut arrêté, et en même temps M. et Mme du Maine. Il devint depuis grand écuyer de la seconde femme de Philippe V, et, à son instante prière, chevalier du Saint-Esprit en 1728. Son frère fut cardinal un peu après, sous le nom de cardinal del Giudice, du vivant encore du cardinal son oncle, disgracié et retiré à Rome depuis son voyage de France. Cellamare, qui prit le nom de duc de Giovenazzo après la mort de son père, n'avoit guères moins d'esprit, de souplesse d'esprit et de capacité que lui.

1523. *Bureau du Conseil au sujet des bulles des évêques.*

(Page 155.)

5 mai 1718. — Le duc de Saint-Simon fut chef de ce bureau comme l'ancien des pairs qui en étoient et de tous ceux du conseil de régence. Il fut fait pour y examiner les moyens de se passer de bulles et de sacrer les évêques, pour en faire le rapport au conseil de régence par le chef du bureau, et prendre en effet un parti là-dessus. Cette résolution fit toute seule tout ce que les représentations et les supplications n'avoient pu opérer, et Rome eut tant de peur de perdre pour toujours l'autorité et l'argent des bulles, qu'elle les donna toutes avant que les commissaires eussent eu le temps de s'instruire et de s'assembler. Cet exemple et bien d'autres étrangers et domestiques dans tous les temps montrent bien quelle est la conduite qu'il faut avoir à l'égard de Rome.

1524. *Le comte d'Armagnac, grand écuyer.*

(Page 161.)

13 juin 1718. — Monsieur le Grand fut un des exemples, également long et sensible. du mauvais goût du Roi en favoris. Une très noble et très belle figure, beaucoup de galanterie en son temps, la danse et les modes, une grande assiduité, une flatterie puante, quoique d'ailleurs toutes les manières et toute la splendide magnificence d'un très grand seigneur, furent les grâces qui charmèrent le Roi et qui donnèrent trente ans durant et plus à Monsieur le Grand toutes les privances, toutes les distinctions, toutes les usurpations qu'il voulut, toutes les grâces qu'il lui plut desirer pour soi et pour les siens, qui mirent les ministres les plus accrédités en mesure avec lui. Il savoit ménager, quoique avec hauteur, qui y réduisit jusqu'aux princes du sang, et même jusqu'aux bâtards, et qui lui acquit une considération continuelle et infinie. Brouillé d'ailleurs avec le sens commun, quoique avec la politesse et le savoir-vivre de l'ancienne cour et les entreprises de la nouvelle ; brutal pourtant plus qu'un cheval de carrosse,

et en possession de l'être avec hommes et femmes de tout rang et jusqu'avec les princesses du sang, et de vomir toutes sortes d'ordures sans que cela parût étrange ni qu'il pût être question de s'en fâcher; et de plus, n'aimant que soi et ne gardant pas même les bienséances à cet égard pour sa plus intime famille, sa femme ni ses enfants, ni pendant leur vie ni à leur mort, quoique vivant sans cesse avec eux et gouverné en tout par sa femme. Sa gourmandise étoit encore à un point singulier. Tel fut ce favori dont la maison, remplie de toute la cour et entretenue par le plus gros jeu et le plus continuel qu'il jouoit sans cesse, déchut fort à la mort de sa femme, et dont la sienne ne fut regrettée de personne que du maréchal de Villeroy.

1525. *Habileté des Rohans à l'égard de la duchesse de Berry.*

(Pages 166-167.)

3 août 1718. — Mme la duchesse de Berry se trouvoit offensée pour le sang royal des fiançailles, dans le cabinet du Roi, des princes étrangers et de ceux qui en avoient rang. Elle s'en étoit quelquefois expliquée. Les habiles Rohan, ne voulurent pas s'y commettre, et, pour éviter en coulant, allèrent faire leur mariage modestement en l'abbaye où leur fille étoit élevée auprès de Meaux.

1526. *Venue en France du prince et de la princesse de Carignan.*

(Page 168.)

6 juillet 1718. — Le prince de Carignan, fils de ce fameux muet et petit-fils du prince Thomas et de la princesse du sang dernière de la branche de Soissons, étoit unique de la sienne et cousin germain du célèbre prince Eugène. Il avoit épousé par amour une bâtarde de M. de Savoie et de Mme de Verue. Il n'y avoit personne entre les deux fils de M. de Savoie et lui, et il étoit regardé comme l'héritier très possible de ce prince. Il en prit soin comme de son fils et du mari d'une bâtarde qu'il aimoit avec passion ; mais les mœurs, les dépenses et la conduite de ce gendre, qu'il supporta longtemps, les brouillèrent tellement que celui-ci vint en France. On lui souffrit l'incognito pour le contraindre et l'empêcher d'y fixer sa demeure. Il y est pourtant resté avec son incognito prétendu, sous le nom de M. de Bosque. Sa femme est venue l'y trouver. Ce qu'ils y font depuis qu'ils y sont, tout le monde le voit, le sent et en gémit ; on n'y reconnoît que trop les louveteaux du cardinal d'Ossat, disons mieux, les plus grands loups et les plus affamés.

1527. *Scandale de l'évêque de Beauvais.*

(Pages 169-170.)

19 juillet 1718. — On a vu en son temps que Monsieur de Beauvais et M. de Saint-Aignan étoient frères de M. de Beauvillier, et de quel

lit, et les soins paternels qu'il prit d'eux. L'aîné des deux voulut être d'Église. Il le confia à ce qu'il crut de meilleur dans cette profession, puis le donna à l'évêque d'Orléans, frère d'Armenonville, pour le former sous ses yeux dans son séminaire ; ce fut là, et sur les meilleurs témoignages, que le feu Roi le prit à la mort du cardinal de Janson pour lui donner Beauvais. M. de Beauvillier, quoiqu'il le crût un ange, et il l'étoit encore, représenta au Roi sa jeunesse et le danger de le placer si tôt, et fit tout ce qu'il put pour empêcher qu'il ne fût à cette fois évêque ; mais rien ne put ébranler le Roi, qui, sûr des bons témoignants, répondit qu'un siége comme Beauvais ne se trouveroit plus. Ses premières années se passèrent avec toute l'édification possible ; malheureusement, il se mit à confesser, métier si peu propre à son âge et si peu convenable à son état, à le faire ordinairement plus malheureusement encore. Une jeune créature se mit en tête d'aller à lui pour le séduire ; elle n'y réussit que trop. Sa famille, le cardinal de Noailles, tout vint à son secours pour le cacher et le convertir ; lui-même fit tout l'éclat, et la tête lui tourna si entièrement, qu'après de longs scandales avec différentes maîtresses, qui le ruinèrent et le possédèrent en entier, il projeta de passer en Angleterre. Il fallut enfin changer son évêché en une abbaye et l'enfermer à Cîteaux après d'autres retraites. Il y est encore, sous la garde de l'abbé de Cîteaux, qui n'oublie rien pour se faire décharger d'un si fâcheux hôte.

1528. *M. d'Yolet fait maréchal de camp.*

(Pages 171-172.)

18 juillet 1718. — Tant de gens étoient rentrés dans le service avec leur ancien rang, dont Fervacques et son beau cordon bleu est encore un bon témoin existant, que M. de Saint-Simon, qui avoit été extrêmement content d'Yolet lorsqu'il fit le marché de son régiment de Berry-cavalerie, lorsqu'il quitta le service, pour le marquis de Sandricourt, voulut aussi qu'il ne fût pas plus malheureux que ces autres. Il le fit faire maréchal de camp, et puis le lui apprit. C'étoit un très bon officier, qui en avoit la réputation, d'une grande volonté et de fort ancienne noblesse, connu pour tel en Auvergne, d'où il étoit venu faire un tour à Paris sans penser à cette bonne aventure. Il est mort longtemps avant la guerre dernière, et ce grade ne lui a de rien servi.

1529. *Le comte d'Évreux et ses lettres aux mestres-de-camp de cavalerie.*

(Page 173.)

19 août 1718. — M. le comte d'Évreux, qui étoit l'homme de France le moins simple en le voulant paroître le plus, et qui étoit sans cesse le plus adroitement appliqué à ses buts, étoit ravi de voir l'étrange maladie de cette fermentation de ce qui s'appeloit la noblesse

contre les ducs et contre les maréchaux de France, sans que le rang de prince étranger y eût de part, et de cette manie d'attaquer tout ce qui avoit toujours été et ce que ces Messieurs pouvoient devenir, et uniquement par la jalousie et le dépit de ne l'être pas encore devenus, et avec cela de ne se fâcher pas contre des nouveautés qui ne devoient jamais être, par cette rare raison qu'ils n'y pourroient arriver parce qu'ils n'étoient pas nés princes ou parce que des hasards uniques, tels que ceux qui avoient porté jusque-là les Rohans et les Bouillons, ne se pouvoient espérer. Le comte d'Évreux crut donc pouvoir profiter de la conjoncture au moyen du concours du rang de sa maison avec la supériorité de sa charge[1] sur les colonels de cavalerie, et hasarda le paquet, qui fut vivement repoussé. Mais, s'il se méprit en quelque chose, il ne se trompa pas tout à fait. Il pallia son rang de sa charge. Ces Messieurs ne soutinrent pas ce qu'ils avoient commencé, et l'affaire d'abord fort aigrie, finit par un *mezzo-termine* à l'ordinaire, mais où le comte d'Évreux trouva encore à gagner.

1530 et 1531. *Prodigalité du Régent à l'égard des princes du sang.*

(Page 175.)

20 mai 1716. — On le remarquera ici une fois pour toutes : en dons, en pensions, en gouvernements achetés et mis sur le grand pied pour les princes du sang, et en ce qui n'a été que trop connu sous le nom de Mississipi, il est innombrable ce que les princes et les princesses du sang ont tiré de cette régence ; et ce que tous ensemble ont eu du feu Roi n'est rien auprès, en comptant même ce qu'ont eu de lui les fils et filles, petits-fils et petites-filles de France, les dots que le Roi a fournies, et les pensions du roi Jacques et de sa famille, depuis qu'il fut réfugié en France.

23 mars 1717. — La timidité et la facilité du Régent fut bientôt reconnue, et les princes du sang en surent énormément profiter. Le feu Roi ne leur donnoit que des honneurs, et encore dans les bornes à l'égard des fils et petits-fils de France ; mais ni entrées comme princes du sang, ni gouvernements, ni charges, et Monsieur le Prince, à qui les siennes avec leur survivance furent rendues par la paix des Pyrénées, ne les transmit après sa mort à son petit-fils que par son mariage avec une bâtarde du Roi, en faveur de laquelle le Roi les donna à son fils après son mari ; et M. le duc d'Orléans leur en achète à tous aux dépens du Roi, les met sur le grand pied et y ajoute des pensions, et à eux et à toutes les princesses du sang, filles et autres, et des pensions immenses. Encore ce qui a été public n'est pas une goutte d'eau en comparaison de ce qu'ils ont tiré de millions en secret, dont une partie a été à la fin connue, et l'autre ne l'a pas été moins en gros.

1. Sa charge de colonel général de la cavalerie.

1532. *Réception en France des brefs et bulles du Pape.*
(Pages 211-212.)

7 juillet 1716. — C'est l'usage en France de ne recevoir ni brefs ni bulles que communiqués auparavant, et de n'accorder point d'audience au nonce, quand on le sait chargé de chose importante, qu'on ne sache auparavant de quoi il est question, et comment il s'en acquittera.

APPENDICE

SECONDE PARTIE

I

MÉMOIRE DE M. DE BÂVILLE,

ancien intendant de Languedoc,
sur les mesures à prendre à l'égard des Protestants.

(1724)[1].

Quoique le document qui va suivre dépasse l'époque des *Mémoires*, nous croyons intéressant de le publier ici à cause de la personnalité de son auteur. Saint-Simon ne reparlera plus du fameux intendant de Languedoc, qui, retiré depuis 1717, écrivit ces notes quelques mois seulement avant sa mort. Henri Martin (*Histoire de France*, tome XV, p. 129) les a qualifiées d' « instruction de Tibère », imitant Lémontey, qui, dans l'*Histoire de la Régence* (tome II, p. 153-154), avait écrit ces phrases à effet: « Le vieillard expirait; mais sa force sembla renaître pour une tâche si conforme aux passions de sa vie. L'instruction secrète qu'il dressa pour les intendants est un chef-d'œuvre de ruse et d'oppression. La mort surprit M. de Bâville achevant cet ouvrage et savourant l'odeur de proie qui charmait ses derniers jours. »

« Points qu'on pourroit mettre dans l'instruction qu'il faudroit envoyer aux commandants et intendants dans les provinces, en leur envoyant la nouvelle déclaration.

« 1° de veiller plus que jamais aux assemblées, de disposer des troupes, de manière qu'il ne s'en fasse point dont on ne soit averti. Si les troupes ne peuvent tomber sur les assemblées pour les dissiper et qu'on découvre la paroisse où elles sont tenues, ils doivent en rendre

1. Dépôt des affaires étrangères, vol. *France* 1257, fol. 192. — En marge: « Ce mémoire a été dressé par feu M. de Bâville, conseiller d'État, dans le temps qu'il donna ses réflexions sur le projet de déclaration qui parut en 1724. » Et plus bas, d'une autre main: « R. P. R.; police à l'égard des nouveaux convertis. » — Ci-dessus, p. 11.

les habitants responsables, et la peine doit être d'augmenter le logement des troupes, en sorte qu'on ne sache point qu'il y ait eu aucune assemblée, sans que la paroisse s'en ressente par un plus grand logement. On a reconnu par l'expérience du passé qu'il n'y avoit pas un moyen plus sûr pour empêcher les assemblées, parce qu'alors les habitants les plus riches qui gouvernent les paroisses, loin de les fomenter, comme ils ont accoutumé, les empêchent, par la crainte qu'ils ont qu'il ne leur en coûte, motif le plus puissant qu'ils peuvent avoir pour faire en sorte qu'il n'y en ait plus[1].

« 2° Ils doivent donner une grande attention pour empêcher qu'aucuns juges nouveaux convertis, qui ne pratiquent pas les exercices de notre religion, puissent continuer les fonctions de juges. Il n'est pas possible d'espérer aucune exécution des édits et règlements, si ceux qui doivent les exécuter sont d'une religion opposée. Avant la révocation de l'édit de Nantes, nul homme de la Religion prétendue réformée ne pouvoit exercer aucune charge de judicature, soit royale ou des seigneurs. Il n'est pas juste qu'ils aient plus d'avantage maintenant qu'ils n'en avoient alors. On doit savoir par le témoignage de Messieurs les évêques la conduite que ces juges ont tenue pour la religion ; ils doivent en être instruits par leurs curés. Il faut seulement prendre garde qu'il n'entre en cela de la passion ni de faux rapports. Si c'est un juge royal, il dépend du Roi à l'obliger à se démettre ; si c'est un juge des seigneurs, ce qui arrive plus souvent, le seigneur doit être averti d'en choisir un autre qui soit catholique. Il faut avoir la même attention sur les consuls et ceux qui sont dans les charges politiques, et n'en point souffrir qui ne donnent un bon exemple pour la religion.

« 3° S'il y a des nouveaux convertis qui se marient sans venir à l'église et sans aucune formalité, il faut que les commandants et les intendants fassent mettre l'homme en prison, et la femme dans un couvent, si elle est riche, dans un hôpital, si elle est pauvre. Cela n'arrive presque pas, au moins en Languedoc, qu'à l'égard des gens du menu peuple. Ceux qui ont du bien ont intérêt, pour le conserver, d'assurer l'état de leurs enfants. Les autres ne se marient ainsi que pour être ensemble ; dès qu'on les sépare, ils vont trouver le curé et font finir le scandale.

« 4° Il y a une espèce de gens, outre les prédicants, qui sont très dangereux, principalement dans les villes et gros lieux, qui ne font autre chose que d'aller exhorter en particulier les malades et les mourants, sous prétexte de les assister. M. l'évêque de Nîmes prétend que les religionnaires riches, zélés pour la religion, font des fidéicommis en mourant pour entretenir ces sortes de gens. On remédiera à cela si les relaps sont punis suivant le projet de la déclaration ; car les parents, pour éviter la confiscation, seront les premiers à les éloigner des ma-

1. En marge : « La punition ne doit tomber sur les nouveaux convertis que lorsqu'ils manquent d'avertir. »

lades. Les mêmes personnes se mêlent d'instruire les enfants dans la maison, et entretiennent ceux qui sont riches et aisés dans leurs erreurs, et les excitent de faire tout ce qui est contraire à la religion. Il est à propos, quand il sera avéré que ces personnes feront ce métier, que les commandants et les intendants les envoient demeurer dans des paroisses toutes catholiques, en les menaçant que, s'ils reviennent dans les lieux dont ils sont chassés, ils seront punis plus sévèrement.

« 5° M. l'évêque d'Alais prétend qu'il y a dans son diocèse plusieurs anciens catholiques qui se sont pervertis. La preuve de ce fait est bien difficile : car, s'il n'y a plus d'exercice de religion prétendue réformée, comment peut-on savoir s'ils la professent, à moins qu'ils ne soient pris dans une assemblée ou qu'ils ne le déclarent en mourant. — Au premier cas, ils doivent être jugés suivant l'édit du mois de juin 1680, observé même avant l'édit de la révocation de l'édit de Nantes, qui défend de passer de la religion catholique dans la prétendue réformée, à peine d'amende honorable, de bannissement perpétuel hors du royaume et de confiscation de biens. — Au second cas, ils doivent être jugés comme relaps. Les commandants et les intendants doivent s'informer de la vérité de cet abus et obliger les juges ordinaires d'en faire des exemples. Il ne convient pas de rien statuer sur ce sujet dans la nouvelle déclaration. Il ne faut pas qu'on puisse croire qu'un si grand scandale arrive ; mais il faut punir sévèrement lorsqu'on en aura la preuve.

« 6° Il seroit très important qu'on pût faire brûler les livres venus de Genève, qui sont en grand nombre ; mais, si l'exécution de ce dessein est trop difficile et trop chagrinante pour les nouveaux convertis, il faut du moins que les commandants et les intendants donnent des ordres bien exacts, comme on a fait par le passé, pour empêcher qu'on en vende publiquement chez les libraires, et principalement dans les foires. On en a imprimé et débité publiquement à Lyon.

« 7° Les défenses aux nouveaux convertis de porter les armes ont toujours été observées en Languedoc depuis les troubles des Fanatiques ; mais il y en a maintenant beaucoup, et elles paroissent aux assemblées. Il est très dangereux de les laisser armés. La question est de savoir s'il convient de faire présentement ce désarmement. La raison pour ne pas le faire est de ne pas les inquiéter et de ne pas leur faire voir trop de défiance, et que pendant la paix leur mauvaise volonté n'est pas à craindre ; mais rien ne sera plus nécessaire à la première apparence de guerre, et il faut toujours se souvenir qu'il n'y a que deux moyens sûrs de les contenir : les empêcher de s'assembler et les désarmer. C'est ainsi qu'on a pu les contenir pendant la dernière guerre. Quant à présent, on pourroit mettre dans l'instruction que les fréquentes assemblées dont on a avis doit les obliger de tenir la main aux ordonnances qui défendent aux nouveaux convertis le port d'armes, et remettre à un autre temps à envoyer des ordres plus précis pour le désarmement, qui ne sera pas fort difficile quand on voudra le faire.

« 8° Les commandants et intendants ne peuvent rien faire de plus utile que de visiter souvent les lieux où sont les nouveaux convertis, de s'informer de la manière dont ils vivent, de l'exactitude que les juges et les officiers ont pour les faire observer, de parler eux-mêmes aux nouveaux convertis en faisant venir devant eux les principaux, leur faire entendre les intentions du Roi. Cela fait un très bon effet. leur fait comprendre qu'ils ne peuvent espérer aucun changement, Cette conduite réveille en même temps l'attention de tous ceux qui doivent contribuer à la perfection de ce grand ouvrage. On a remarqué qu'on n'a point fait de visite en ces endroits, en observant ce qui vient d'être remarqué, qui n'ait produit un très bon effet.

« 9° Il a été défendu par la dernière déclaration aux pères et mères d'envoyer élever leurs enfants dans les pays étrangers, sans avoir un passeport signé d'un secrétaire d'État, qui ne peut être donné que sur un certificat signé du commandant ou de l'intendant de la province, qui doivent avoir une grande attention de n'en donner qu'à ceux qu'ils jugeront être bons catholiques, et seulement lorsque les enfants auront seize ou dix-sept ans et qu'ils seront en état de s'instruire pour le commerce. »

II

DÉLIBÉRATIONS DU PARLEMENT
en janvier 1718[1]

« Du vendredi 14e janvier 1718, du matin.

« Ce jour, la Cour, toutes les chambres assemblées, procédant à l'enregistrement de deux édits, l'un pour régler les fonctions et les attributions du trésorier des bâtiments du Roi, et l'autre pour régler celles du trésorier des écuries dudit seigneur,

« A arrêté et ordonné que lesdits deux édits seront registrés au greffe d'icelle pour être exécutés selon leur forme et teneur, et néanmoins M. le premier président a été prié de vouloir bien représenter à M. le duc d'Orléans régent, au nom de la cour, combien la somme de vingt mille livres de taxations attribuée par l'un desdits édits au trésorier des bâtiments a paru considérable, et de le prier de faire examiner si elle est dans une proportion convenable à la dépense dont il est chargé pour son exercice, comme aussi de faire en sorte que l'excédent de la nouvelle finance que les acquéreurs des nouveaux offices seront obligés de fournir par-dessus leur ancienne finance soit employé au remboursement de ceux qui ont été supprimés.

« Et sur ce que presque tous Messieurs, dans leurs opinions sur lesdits édits, ont touché plusieurs objets également importants pour le bien des particuliers, pour celui de l'État et pour le service du Roi dans l'état présent de ses affaires, — et entre les autres le retardement du paiement des arrérages des rentes constituées sur l'hôtel de ville de Paris, ensemble des intérêts des billets de l'État et des receveurs généraux des finances, la triste situation d'un grand nombre d'officiers supprimés depuis longtemps sans avoir encore rien touché du remboursement de leur finance, et celle des créanciers desdits officiers, — et ont représenté qu'ils croyoient du devoir de la cour d'aviser avec sa sagesse et sa prudence ordinaires aux moyens les plus convenables pour parvenir à un soulagement si essentiel pour les peuples et pour le maintien de l'ordre public,

« Ladite cour, toutes lesdites chambres assemblées, a arrêté et ordonné qu'il en sera délibéré, et, attendu l'heure, a continué pour ce faire la présente assemblée à demain huit heures du matin. »

1. Archives nationales, minutes du Parlement, X1B 8899. — Ci-dessus, p. 27.

« Du samedi 15e janvier 1718, du matin.

« Ce jour sur les huit heures du matin, toutes les chambres assemblées suivant l'arrêté du jour d'hier, M. le premier président a dit qu'il avoit été hier au Palais Royal suivant les ordres de la cour et avoit représenté à M. le duc d'Orléans combien est considérable la somme à laquelle les taxations du trésorier des bâtiments du Roi ont été fixées par l'édit que la cour a enregistré, et la justice qu'il y a d'employer au remboursement des anciens officiers supprimés les sommes que peuvent produire les nouvelles finances, et que M. le duc d'Orléans lui avoit répondu que ces taxations lui avoient aussi paru bien fortes, et que cette destination des nouvelles finances lui paroissoit juste.

« M. le premier président a dit ensuite que, la cour ayant remis à aujourd'hui une délibération importante sur plusieurs objets également intéressants pour les particuliers, pour le bien général de l'État et le service du Roi dans la situation présente de ses affaires, peut-être croiroit-elle qu'avant toute chose il faudroit déterminer la manière dont elle se conduira dans des circonstances dans lesquelles elle a marqué hier qu'elle ne pouvoit se dispenser d'agir.

« Sur quoi, la matière mise en délibération, il a été arrêté que la cour prendra la voie de très humbles remontrances au Roi.

« M. le premier président a dit que, pour mettre quelque ordre dans le nombre des objets dont il fut question hier, il croyoit que la cour voudroit bien entendre la lecture d'un mémoire qui en avoit été dressé, et, ayant lu ledit mémoire en entier, il l'a repris par articles.

« Et sur le premier, concernant les billets de l'État et ceux des receveurs généraux des finances, dont les intérêts ni les capitaux ne se payent point, les receveurs généraux ayant obtenu des défenses à leurs créanciers de les contraindre, tant pour lesdits capitaux que pour lesdits intérêts, la matière mise en délibération, la cour a arrêté qu'il sera fait au Roi de très humbles remontrances à ce sujet, et qu'il sera très humblement supplié de vouloir bien ordonner que, en exécution de sa déclaration du 9 septembre 1717, registrée en la cour, il soit fait un fonds pour le paiement de ce qui se trouvera dû des intérêts des billets de l'État non employés et consommés par les voies portées par les édits du mois d'août 1717, comme aussi d'ordonner que, conformément à ladite déclaration, les porteurs des billets particuliers des receveurs généraux de ses finances seront payés des intérêts qui se trouveront dus par ceux qui les auront signés, et qu'il lui plaise de préfixer un temps dans lequel lesdits receveurs généraux pourront être contraints au paiement des principaux portés sur leurs billets.

« Lecture ensuite faite du second article dudit mémoire concernant le paiement des intérêts des finances liquidées des offices et des droits supprimés, lesquelles n'ont point été remboursées, la matière mise en délibération, ladite cour a arrêté que le Roi sera très humblement supplié d'ordonner que, suivant l'article 10e de son édit du mois d'août 1717, registré en icelle, il soit fait un fonds pour le paiement des intérêts du montant desdites finances.

« Après lecture du troisième article dudit mémoire concernant les exemptions particulières des droits d'aide, gabelles, entrées et sorties accordées depuis la révocation faite desdits droits par les articles 4e et 5e de l'édit du mois d'août 1717, la matière mise en délibération, ladite cour a arrêté que le Roi sera pareillement supplié d'ordonner que les articles 4 et 5 de l'édit concernant les révocations d'exemptions particulières des droits d'aides, gabelles, entrées et sorties seront exécutés sans exception, sinon en faveur des hôpitaux, communautés de mendiants et autres communautés séculières et régulières qui ne sauroient subsister sans ce secours, ou en faveur de ceux qui ont aliéné des salines au Roi, et en conséquence que le Roi sera très humblement supplié de révoquer les exemptions qui pourroient avoir été accordées de nouveau, contre la disposition de l'édit, à différents corps, communautés ou particuliers.

« Lecture ensuite faite du quatrième article, concernant le nombre des conseils et des personnes qui les composent, la matière mise en délibération, la cour a arrêté que le Roi sera très humblement supplié de faire examiner si les différents conseils particuliers et la quantité de personnes dont ils sont composés, qui rend l'expédition plus difficile et la décision des affaires plus lente, n'est point préjudiciable à son service par le grand nombre de ceux qui ont connoissance de ses affaires, et n'est point à charge à l'État par les gros appointements qu'ils reçoivent et la suite des dépenses qu'ils entraînent.

« Après quoi, la délibération sur les autres articles a été continuée à trois heures de relevée, et la cour s'est levée, midi étant déjà sonné. »

« Dudit jour 15e janvier 1718, de relevée.

« Lecture faite de l'article concernant les doubles emplois, la matière mise en délibération, ladite cour a arrêté que le Roi sera très humblement supplié de donner ordre que les doubles emplois, si à charge à son État, soient retranchés, autant que son service le pourra permettre.

« Lecture ensuite faite de l'article concernant les rentes sur l'hôtel de ville de Paris, dont les arrérages sont fort reculés, la matière mise en délibération, la cour a arrêté que, avant de prendre aucune résolution sur cet article, les prévôt des marchands et échevins et autres officiers du bureau de la Ville seront mandés venir en icelle lundi matin rendre compte, toutes les chambres assemblées, de l'état présent desdites rentes, et d'où peut venir le retardement du paiement desdits arrérages.

« Lecture ensuite faite du dernier article, concernant les gages, appointements et droits des officiers comptables, la matière mise en délibération, la cour a cru pouvoir se dispenser de rien arrêter quant à présent sur cet article. »

« Du lundi 17e janvier 1718, du matin.

« Ce jour sur les huit heures du matin, toutes les chambres assemblées suivant l'arrêté de samedi dernier, les prévôt des marchands, échevins et autres officiers du bureau de la Ville étant au parquet des huissiers, mandés suivant les ordres de la cour, après que le prévôt des marchands a eu rendu compte de ce qui lui a été demandé dans la présente assemblée par M. le premier président, suivant les intentions que la cour lui avoit marquées, et par quelques-uns de Messieurs, sur l'état présent des rentes constituées sur l'hôtel de ville, eux retirés, la matière mise en délibération,

« La cour, après avoir considéré de quelle importance il est pour la fortune des particuliers et le service du Roi qu'il ne se trouve point surchargé de nouvelles dettes par le retardement du paiement des arrérages des rentes, a arrêté que le Roi sera très humblement supplié de vouloir bien ordonner que, à l'effet que les rentes de l'hôtel de ville puissent être payées régulièrement à bureau ouvert de demi-année en demi-année, et que les arrérages arriérés puissent être payés aux rentiers en conformité de l'édit du mois de décembre 1713, tous les fonds nécessaires jusqu'à concurrence du courant des rentes et des arrérages arriérés soient remis, sans aucun divertissement et suivant l'ancien usage, des mains des fermiers et receveurs particuliers en celles des caissiers généraux des aides et gabelles, pour par eux être pareillement remis et en deniers comptants et sans aucuns billets, de semaine en semaine, ès mains des payeurs des rentes.

« Et ensuite, sur ce qui avoit été proposé par plusieurs de Messieurs, tant dans cette assemblée que dans les précédentes, qu'il étoit également à craindre que les autres deniers royaux ne fussent divertis des caisses des officiers comptables et confiés ès mains de personnes n'ayant aucune qualité pour les recevoir[1], la matière mise en délibération, la cour a arrêté que le Roi sera supplié de vouloir bien faire exécuter les anciennes ordonnances et que, conformément à icelles, tous deniers royaux, de quelque nature qu'ils puissent être, soient remis entre les mains des officiers préposés pour les recevoir, pourvus d'offices de finance, ayant prêté serment en justice, sans que lesdits deniers puissent être remis et déposés ès mains d'aucune autre personne, sous quelque prétexte que ce soit. »

« Du mercredi 19e janvier 1718, du matin.

« Ce jour, toutes les chambres assemblées en la grand chambre en la manière ordinaire, lecture a été faite par M. le premier président

1. Allusion à Law et à sa banque.

des articles arrêtés dans les délibérations des 15 et 17 de ce mois, ainsi qu'ils suivent :

. . . .

« Et ensuite la matière mise en délibération sur la manière dont chacun desdits articles avoit été rédigé,

Les articles concernant les billets de l'État et ceux des receveurs généraux des finances ont été approuvés.

« L'article concernant les intérêts des finances des offices supprimés a été pareillement approuvé ; mais il a été arrêté que la cour surseoira quant à présent à faire les remontrances arrêtées sur icelui.

« L'article concernant les exemptions particulières des droits d'aides et gabelles, entrées et sorties a été approuvé.

« L'article concernant les différents conseils ayant été relu et la matière mise en délibération sur icelui, il a été arrêté que cet article n'entreroit point dans les remontrances à faire au Roi, mais qu'on s'adresseroit à M. le duc d'Orléans régent pour le prier d'y faire attention, et à la surcharge que le nombre et les appointements des personnes qui composent les conseils peuvent causer à l'État.

« Lecture faite des derniers articles concernant les doubles emplois, le paiement des rentes constituées sur l'hôtel de ville de Paris et le dépôt des deniers royaux entre les mains des officiers destinés à les recevoir et à les garder, suivant l'ancien ordre du royaume, ces articles ont été approuvés suivant qu'ils ont été rédigés.

« Et ensuite, les gens du Roi ayant été mandés en la cour, M. le premier président leur a dit que la cour ayant arrêté de faire au Roi de très humbles remontrances sur plusieurs points importants pour son service, les chargeoit de savoir le jour et l'heure auxquels il lui plairoit les recevoir. Les gens du Roi ont dit qu'ils exécuteroient les ordres de la cour. »

Procès-verbal du conseil de régence du samedi 22 janvier 1718[1].

« Monseigneur le Régent a dit que, le Roi ayant donné jour au Parlement au mercredi suivant à onze heures du matin pour recevoir les remontrances qu'il avoit été délibéré, les chambres assemblées, de porter à Sa Majesté, il croyoit devoir expliquer au Conseil tous les articles desdites remontrances, afin qu'on pût délibérer quelles réponses y seroient faites, tant par le Roi que par M. le Chancelier ; que le premier article regardoit les intérêts des billets de l'État, le second les billets des receveurs généraux, le troisième l'éloignement du paiement des rentes sur la Ville, qui devoient être naturellement acquittées tous les six mois, et le quatrième pour que les deniers du

1. Ms. Franç. 23673, fol. 75 v°.

Roi fussent remis entre les mains d'officiers comptables à la Chambre des comptes en deniers pour être payés de même. Il a été en conséquence agité si le Parlement avoit droit de faire de pareilles remontrances, et s'il ne sortoit pas par là des bornes prescrites par l'édit de 1641. Après plusieurs raisonnements sur cette matière, il a été décidé que le Roi répondroit seulement en ces termes sans y rien changer : « J'ai entendu ce que vous m'avez représenté. Mon chancelier vous « expliquera mes intentions », et que le chancelier diroit pour toute réponse ces mots : « Le Roi est persuadé des bonnes intentions de son « Parlement et fera examiner dans son Conseil ce qui est dans les « règles sur les différents articles que vous avez traités, et vous fera « ensuite savoir sa volonté. »

III

LES PRÉTENTIONS DU DUC DE LORRAINE

Fragment inédit de Saint-Simon.

Nous avons indiqué dans le précédent volume, p. 232, que Saint-Simon, après l'affaire du pays de l'Alleu, avait biffé sur son manuscrit un très long passage qui occupe les douze dernières lignes de la page 2100 du manuscrit, la page 2101 tout entière, et les huit premières lignes de la page 2102. Après l'avoir biffé, il a écrit en marge : « Nota. Tout cet article est ici prématuré et se trouvera mieux détaillé et en son ordre ci-après, p. 2140, 2141 et 2142. » Ce passage est une première rédaction de l'affaire du duc de Lorraine, qu'il a racontée fort au long ci-dessus, p. 64 et suivantes. Nous croyons intéressant de donner ici le texte de cette première rédaction, plus condensée que celle qu'il a rédigée en second lieu, mais dont bien des traits et des expressions se retrouveront les mêmes.

« Le[1] duc de Lorraine sut profiter habilement de la facilité de cette régence. Jamais il ne gagna tant, si gros, ni à si bon marché. M. le duc d'Orléans, aimoit fort Madame sa sœur, avec qui il avoit été élevé, et passé sa jeunesse jusqu'à son mariage avec le duc de Lorraine. Il avoit pour Madame un respect et une déférence extrême, quand elle n'attaquoit ni ses goûts ni ses plaisirs, et Madame, qui aimoit extrêmement Madame sa fille, avoit une passion aveuglément allemande pour M. de Lorraine, pour sa famille, pour sa grandeur, lequel sut tirer grand parti de ces conjonctures. Ainsi, dans le temps le plus mort pour lui, où personne n'avoit le plus léger besoin de lui pour quoi que ce pût être, et où il étoit sans existence aucune, il sut étendre fort loin ses domaines utiles et sa souveraineté aux dépends de la France, partie sur de vieilles prétentions usées, anéanties, qu'il n'auroit jamais osé renouveler avec tout autre qu'avec M. le duc d'Orléans, partie pour des dédommagements ineptes d'injustices prétendues du temps des perfidies sans fin du vieux duc Charles IV, qui avoient mérité toutes sortes de châtiments, dédommagements encore dont M. de Lorraine n'avoit jamais osé parler, et qu'il ne se hasarda même de proposer que comme une grâce. M. le duc d'Orléans, rendu après assez peu de

1. Il y a ici en tête sur la marge la manchette suivante : « Le duc de Lorraine obtient aux dépends de la France un vaste arrondissement de domaine et de souveraineté, avec l'Altesse Royale. Je m'abstiens du Conseil où cela fut accordé. »

résistance, se trouva embarrassé de l'exécution. Il sentit bien quelle déprédation gratuite il alloit mettre sur son compte sans le plus léger prétexte, et ce qu'il s'en pourroit dire un jour. C'est ce qui l'engagea à prendre le détour de faire examiner cette affaire par Saint-Contest, conseiller d'État, de se garder bien de nommer d'autres commissaires pour y travailler avec lui, et de le charger d'en faire après le rapport au conseil de régence. Saint-Contest avoit de la capacité et de l'esprit[1], infiniment de liant et, sous un extérieur lourd, pesant, grossier et simple, beaucoup d'adresse et de finesse, un desir de plaire au-dessus de tout et par tout, et une oreille qui entendoit à demi-mot. C'étoit aussi l'homme qu'il falloit au Régent pour tout faire et ne regarder à rien que ce qu'il falloit pour faire réussir cette étrange affaire. Il avoit de plus été longtemps intendant à Metz et en grande relation avec toute la Lorraine. Cela rendoit son choix plus naturel. Il sut bien aussi y répondre, et ne laisser rien à desirer au Régent et à son beau-frère. Comme il eut avancé son travail, M. le duc d'Orléans, à qui il en rendoit souvent compte, voulut s'assurer des principaux de la Régence, et des présidents des autres conseils, qui devoient entrer en celui de régence le jour que Saint-Contest y rapporteroit[2]. Les princes du sang, avides pour eux-mêmes et n'entendant rien, n'étoient pas pour lui résister; les bâtards encore moins, pincés de si frais et qui craignoient pis. On verra aussi bientôt que M. du Maine couvoit des desseins qui ne lui permettoient pas de résistance, en chose surtout où le Régent donnoit une si juste prise sur soi. Le Chancelier, très humble serviteur et mené en laisse par le duc de Noailles, n'avoit garde de résister, quand il ne s'agissoit ni du Parlement ni de la robe. Le maréchal de Villeroy auroit eu là de quoi exercer dignement son amertume; mais le grand écuyer, son beau-frère, l'avoit tonnelé, à qui de tout temps il n'osoit résister. Tallard, son protégé, et par les Rohans serviteur très soumis de Mmes de Remiremont et d'Espinoy, n'avoit garde de s'opposer. On a vu sur le traité d'Angleterre quelle étoit la misère du maréchal d'Huxelles, qui par son emploi des affaires étrangères étoit plus en droit que personne de montrer de la fermeté et de trouver mauvais qu'autre que lui et le conseil auquel il présidoit fût chargé de l'examen de cette affaire. On a vu souvent la bassesse de l'esprit courtisan et flatteur des ducs de Noailles et d'Antin. Villars ne valoit pas mieux qu'eux en ce genre; la queue du conseil n'osoit branler. M. le duc d'Orléans, qui n'avoit pas oublié mon aventure avec lui au Conseil, que j'ai racontée en son lieu, et la convention qui l'avoit suivie[3], se douta bien que je ne serois pas aisé à persuader. Il m'en parla à trois ou quatre reprises différentes sans y rien gagner. A la fin, il voulut que Saint-Contest me vint rapporter l'affaire chez moi tête à tête. Nous

1. Ici en manchette sur la marge : « Caractère de Saint-Contest. »
2. Manchette : « Misère des personnages des conseils. »
3. Tome XXXI, p. 40-42.

y employâmes toute une après-dînée. Je n'eus pas peine à l'arrêter sur tout, jusqu'à sourire et ne savoir que répondre, sinon le desir extrême du Régent de faire ces grâces à M. de Lorraine. Nous étions fort amis, et liés de père en fils, et nous ne nous cachions pas l'un de l'autre. Dès le lendemain, le Régent sut par Saint-Contest qu'il n'avoit pas réussi à me convaincre. Il m'en parla encore lui-même, et fit un dernier effort, parce que l'affaire alloit être rapportée. Enfin, me voyant inflexible, il usa de la convention et me pria de ne me point trouver au conseil du surlendemain, où l'affaire devoit être rapportée et décidée. Je lui dis qu'il me faisoit le plus grand plaisir du monde, et lui promis d'être incommodé et de l'être encore pour le conseil du jour suivant, pour qu'on ne pût soupçonner d'affectation. Je tins parole ; je demeurai chez moi, et j'envoyai prier la Vrillière de faire mes excuses et que j'étois incommodé. Ainsi l'affaire passa tout de suite sans opposition de personne et contre l'avis intérieur de tous, qui ne s'en cachèrent pas à leurs amis et qui par cette double conduite ne se firent pas honneur. Je n'avois pas été plus favorable au titre d'Altesse Royale que M. le duc d'Orléans lui voulut accorder en même temps, et qui passa comme le reste. Le père de M. de Lorraine, mari d'une reine de Pologne sœur de l'empereur Léopold, ne l'avoit jamais prétendu, ni avant lui le duc de Lorraine gendre de Henri II, si abandonnément favorisé par Catherine de Médicis, qui fit tant d'efforts pour le porter sur le trône de France au préjudice d'Henri IV. Le beau-frère du Régent y avoit, s'il se peut, encore moins de droit qu'eux. Les ducs de Savoie, gendres de Philippe II et d'Henri IV, n'avoient point prétendu à ce titre. Le premier duc de Savoie qui l'avoit obtenu étoit celui d'alors, beau-frère de M. le duc d'Orléans. Il avoit si bien fait que sa chimère de roi de Chypre lui avoit enfin valu la Salle Royale à Rome pour ses ambassadeurs comme à ceux des couronnes, à Vienne le traitement de tête couronnée aussi à ses ambassadeurs, et de là, par exemple de l'une à l'autre cour, dans toutes celles de l'Europe. Il n'en avoit aucun traitement pour sa personne jusqu'au traité qui le fit roi de Sicile ; mais il l'avoit partout pour ses ambassadeurs. C'est ce qui lui fit obtenir pour lui-même l'Altesse Royale, et non son mariage avec une petite-fille de France, qui l'avoit par elle et pour elle, mais sans le lui communiquer. La chimère des ducs de Lorraine prétendus rois de Jérusalem n'avoit pas été si heureuse. Ils n'influoient rien nulle part en Europe ; aucune cour n'avoit besoin d'eux. Le duc de Savoie influoit beaucoup sur l'Italie, et les puissances avoient toutes à compter avec lui de ce côté-là. Il en sut profiter après s'être agrandi plus que ses pères, et c'est [ce] qui fit la différence du succès de la chimère de Chypre d'avec celle de Jérusalem, qui ne put obtenir la moindre distinction en pas une cour pour les ministres de Lorraine. Ainsi rien de pareil dans le fait entre ces deux souverains. Mais, ayant tous deux épousé les sœurs de M. le duc d'Orléans, qui comme petites-filles de France avoient l'Altesse Royale, quoique M. de Savoie l'eût acquis d'ailleurs longtemps après son mariage, comme il vient d'être expliqué, M. le duc d'Orléans voulut tout confondre et fit donner pour la France l'Altesse Royale au duc de Lorraine. Cette affaire réveilla le Grand-Duc, qui la prétendit aussi à même titre de gendre de Gaston et de mari d'une petite-fille de France qui avoit l'Altesse Royale ; mais il ne fut pas écouté, parce qu'il n'avoit pas les mêmes entours auprès du Régent. Le duc d'Holstein-Gottorp se mit aussi à la prétendre par ses alliances si proches avec les trois couronnes du Nord ; mais il y en avoit deux devenues héréditaires presque du règne du feu Roi, dont l'une est depuis peu rentrée dans son premier état d'élective, et la troisième n'a commencée d'être connue que de nos jours et à sortir de sa barbarie, et encore quelle sorte étrange de succession depuis ce grand czar Pierre Ier ! Mais le Régent, qui n'avoit pas les mêmes impulsions, ne voulut point ouïr parler de ces deux autres Altesses Royales. »

IV

TESTAMENT DE L'ABBÉ D'ESTRÉES[1]

« Aujourd'hui mercredi deuxième jour de mars, sur les quatre heures après-midi, l'an mil sept cent dix-huit, au mandement d'Illustrissime et Révérendissime seigneur Mgr Jean d'Estrées, abbé de Saint-Claude, nommé par Sa Majesté à l'archevêché de Cambray, commandeur des ordres du Roi et conseiller au conseil royal des affaires étrangères, les notaires à Paris soussignés se sont transportés en son hôtel, sis à Paris rue Neuve-Saint-Honoré, paroisse Saint-Roch, où étant, ils l'auroient trouvé en une chambre au second étage ayant vue sur le jardin, assis dans un fauteil, malade de corps, sain toutefois d'esprit, mémoire et entendement, comme il est apparu auxdits notaires soussignés par ses paroles et ses discours, lequel leur auroit déclaré que, voulant disposer et ordonner de ses dernières volontés, tandis que la raison gouverne entièrement ses pensées et actions, il a fait, dicté et nommé auxdits notaires son testament et ordonnance de dernière volonté, selon et ainsi qu'il ensuit.

« Premièrement a déclaré qu'il meurt dans le sein de l'église catholique, apostolique et romaine, hors laquelle il n'y a point de salut.

« Il desire d'être enterré en l'église de Saint-Roch, sa paroisse, avec toute la plus grande simplicité, sans aucune tenture ni sans armes.

« Veut et ordonne qu'il soit dit, le jour de son décès si faire se peut, sinon le lendemain, deux cents messes en ladite église de Saint-Roch pour le repos de son âme;

« Plus cinquante messes en l'église des Petits-Augustins du faubourg Saint-Germain, à même intention;

« Plus autres cinquante messes en l'église des Capucines de la place de Vendôme;

« Autres cinquante messes en l'église du couvent de l'Assomption, rue Neûve-Saint-Honoré;

« Autres cinquante messes en l'église des Filles de Sainte-Marie, faubourg Saint-Jacques, où est Madame d'Estrées, cousine dudit seigneur testateur[2].

« Donne et légue aux pauvres de la paroisse Saint-Roch la somme de deux cents livres, qui seront mises entre les mains du sieur desservant la cure de ladite paroisse, pour être par lui distribuées.

1. Ci-dessus, p. 99. — Archives nationales, M 400, dossier XI, copie certifiée.

2. Marie-Félicité-Perpétue d'Estrées, fille du duc François-Annibal III, née le 1er février 1680.

« Donne et lègue ledit seigneur testateur à Mgr le maréchal d'Estrées, Mme de Courtenvaux et Mlle de Tourbes[1], ses frères et sœurs, qu'il a toujours honorés et aimés tendrement, les rentes qui lui sont dues par M. le duc de Gramont[2], par M. Mailly du Breuil[3], et par les Jacobins du faubourg Saint-Germain, et qui proviennent du legs universel qui a été fait audit seigneur testateur par feu Mme la maréchale d'Estrées, sa mère[4], ensemble tous les propres qui se trouveront appartenir audit seigneur testateur au jour de son décès et dont il n'auroit pas disposé par donation ou autrement.

« Donne et lègue aux Bénédictins de l'abbaye de Saint-Germain-des-Prés sa bibliothèque avec tous les manuscrits, et outre la somme de vingt mille livres une fois payée, à condition qu'ils se chargeront, moyennant cette somme et celles qui se trouveront être dues audit seigneur testateur dans les abbayes d'Évron et de Préaux, de faire faire toutes les réparations qui se trouveront à faire dans lesdites deux abbayes, bâtiments et lieux en dépendants, et dont la succession dudit seigneur testateur pourroit être tenue, et en outre de faire mille livres de rente viagère aux personnes ci-après, auxquelles mondit seigneur testateur en fait don et legs :

Savoir, cent livres à Mme d'Estrées, religieuse aux Dames de Sainte-Marie du faubourg Saint-Jacques, pareilles cent livres à Mme d'Estrées, religieuse à l'Assomption[5], deux cents livres à Lépine, maître d'hôtel et officier dudit seigneur testateur, sa vie durant et celle de sa femme et du survivant d'eux deux, pareilles deux cents livres à La Rive, son valet de chambre-tapissier, aussi sa vie durant et celle de sa femme et du survivant d'eux deux, pareilles deux cents livres à Montbas, son valet de chambre, qui a soin de son écurie, sa vie durant, à Hervé, son aide d'office, cent livres sa vie durant, à Lacroix, son cocher, aussi cent livres de rente viagère sa vie durant.

« Donne et lègue à Hervé, ancien valet de chambre de Mme la maréchale d'Estrées et qui est au service dudit seigneur testateur depuis dix-huit mois ou deux ans, la somme de trois cents livres une fois payée.

« Donne et lègue ledit seigneur testateur à tous ses autres domestiques auxquels il n'a point donné de pension, une année de leurs gages, outre ce qui se trouvera leur être dû.

« Donne et lègue ledit seigneur testateur aux pauvres de l'abbaye de Villeneuve près Nantes[6], la somme de trente mille livres, pour être dis-

1. Victor-Marie (tome II, p. 99), Marie-Anne-Catherine d'Estrées (tome XI, p. 18) et Élisabeth-Rosalie d'Estrées (tome IV, p. 320).
2. Antoine-Charles IV, duc de Gramont : tome III, p. 20.
3. André Mailly du Breuil, receveur général des finances à Tours.
4. Marie-Marguerite Morin, fille de Morin le Juif, dont on a vu la mort en 1714 : tome XXIV, p. 268-270.
5. Marie-Anne d'Estrées, sœur du testateur.
6. Notre-Dame de Villeneuve, de l'ordre de Cîteaux, dép. Loire-Inférieure, comm. Les Sorinières.

tribuée par les avis de M. l'évêque de Nantes[1], M. de la Tullaye, ancien procureur général de la Chambre des comptes de Nantes[2], et M. l'abbé de la Vieuville[3], espérant de leur ancienne amitié qu'ils voudront bien se donner ce soin pour l'acquit de la conscience dudit seigneur testateur.

« Donne et lègue aux pauvres de la prévôté de Vertou la somme de six mille livres, pour être distribuée par les mêmes personnes, en prenant les avis du prieur de Vertou.

« Donne et lègue aux pauvres de l'abbaye d'Évron la somme de trente mille livres, qui sera distribuée, de concert avec M. l'évêque du Mans[4], [par] M. l'abbé Levaye, grand doyen de cette église, et le Père prieur de ladite abbaye d'Évron.

« Donne et lègue aux pauvres de l'abbaye de Préaux pareille somme de trente mille livres, qui sera distribuée aussi de concert avec M. l'évêque de Lisieux[5], le Père prieur de ladite abbaye, de la participation de la personne qui sera ci-après nommée par ledit seigneur testateur pour exécuter le présent testament.

« Donne et lègue ledit seigneur testateur à M. Dupin, M. de la Guiche, M. Dufay et M. le grand prieur de Saint-Claude la somme de trente mille livres, avec les sommes qui seront dues pour les fermages de ladite abbaye, pour être par eux employées, premièrement aux réparations de ladite abbaye de Saint-Claude et bâtiments en dépendant, et le surplus par eux distribué pour les besoins de l'hôpital dudit lieu et pour les pauvres de la campagne, selon que leur piété leur fera juger plus à propos, à condition qu'il ne pourra être rien demandé à la succession de feu M. le cardinal d'Estrées[6], pour ce qui pourroit être dû à cause desdites réparations par ladite succession, et sans aussi qu'il puisse être rien répété par la succession dudit seigneur cardinal d'Estrées contre celle dudit seigneur testateur, pour raison de la somme qu'il a reçue pour ce qui restoit dû à la succession de mondit seigneur le cardinal d'Estrées par les fermiers de ladite abbaye de Saint-Claude et que ledit seigneur testateur a employé à partie des réparations qui étoient à faire à ladite abbaye.

« Donne et lègue ledit seigneur testateur la somme de dix mille livres une fois payée à l'Hôtel-Dieu de Paris, voulant et entendant ledit seigneur testateur que, si, au jour de son décès, tous ses biens ne suffisoient pas pour acquitter les legs par lui ci-dessus faits, autres que ceux faits auxdits seigneur, dame et demoiselle ses

1. Louis de la Vergne de Tressan : tome XXII, p. 250.
2. François Salomon de la Tullaye, mort en juillet 1725.
3. Charles-Emmanuel, abbé de la Vieuville, aumônier du Roi : tome XIX, p. 341.
4. Pierre Rogier de Crévy, évêque du Mans en 1712, mort en 1723.
5. Henri-Ignace de Brancas : tome XXI, p. 87.
6. César, cardinal d'Estrées, oncle du testateur, mort en 1714, et aussi abbé de Saint-Claude.

frère et sœurs et à ses domestiques, ce qui s'en manqueroit seroit supporté à proportion et au sol la livre, comme aussi, s'il se trouvoit de l'excédent, il sera partagé entre les légataires aussi à proportion et au sol la livre, duquel surplus audit cas ledit seigneur testateur leur fait don et legs.

« Déclare ledit seigneur testateur qu'il ne sauroit assez se louer de M. le prieur Marion, en qui il n'a trouvé que de bonnes qualités, fidélité, désintéressement et beaucoup de connoissances, étant fâché de n'avoir pu faire davantage pour lui. Son mérite, qui est connu, ne permettra pas qu'il demeure sans être recherché et sans obtenir quelque chose de meilleur que ce qu'il avoit auprès dudit seigneur testateur.

« Donne et lègue à M. de Levignan un contrat de dix-sept mille livres de principal sur la Ville appartenant audit seigneur testateur sous le nom de M. l'abbé Cherrier, sans qu'il soit sujet à la contribution ci-dessus ordonnée.

« Et pour exécuter le présent testament ledit seigneur testateur a choisi la personne de M. le président Lambert l'oncle [1], qu'il prie de vouloir bien donner ses soins pour que le présent testament soit exécuté dans toute sa rigueur, ledit seigneur testateur l'ayant fait pour la décharge de sa conscience, le priant d'agréer trois des meilleurs tableaux dudit seigneur testateur à son choix.

« Révoquant ledit seigneur testateur tous autres testaments et codiciles qu'il pourroit avoir faits avant le présent, auquel seul il s'arrête comme étant son intention et dernière volonté.

« Ce fut ainsi fait, dicté et nommé par ledit seigneur testateur auxdits notaires, et à lui par l'un d'eux, l'autre présent, lu et relu, qu'il a dit bien entendre et y a persisté, à Paris, en ladite chambre sus désignée, lesdits jour et an et heure que dessus, et a signé ces présentes, dont il n'est point resté de minute et qui ont été délivrées en original audit seigneur testateur de sa réquisition.

« Signé : L'ABBÉ D'ESTRÉES, avec Bapteste et Boscheron avec paraphes. »

1. Nicolas Lambert, président de la deuxième chambre des requêtes du Parlement, prévôt des marchands en 1724, mort en 1729.

V

LA MORT DE LA REINE D'ANGLETERRE

Nous donnons ci-après quelques documents relatifs à la mort et aux obsèques de Marie-Béatrice-Éléonore d'Este-Modène, reine d'Angleterre, veuve du roi Jacques II, morte à Saint-Germain le 7 mai 1718. Le premier de ces documents est un extrait de la lettre circulaire que le monastère de la Visitation de Chaillot adressa le 4 novembre 1720 aux autres couvents de l'ordre; nous en devons la communication à l'obligeance de la Révérende Mère Supérieure du premier Monastère de Paris, à laquelle nous adressons tous nos remerciements.

Extrait de la lettre circulaire de notre monastère de Chaillot, datée du 4 novembre 1720.

« ... Nos grandes solennités se passent présentement sans aucun éclat extérieur. Ce qui en faisoit autrefois le plus grand ornement étoit la présence de la feue reine d'Angleterre, dont l'éminente piété servoit d'un puissant motif pour animer notre ferveur. Vos Charités, sans doute, Nos très honorées Sœurs, auroient un grand desir de voir imprimé le recueil des vertus de cette incomparable princesse ; le détail de sa sainte vie seroit assurément le sujet d'une grande édification; mais cet honneur étoit réservé à une meilleure plume que la nôtre. Le R. P. Gaillard, de la Compagnie de Jésus, son confesseur et le dépositaire des sentiments de cette auguste reine, en a pris le soin, et s'en est parfaitement bien acquitté ; son ouvrage seroit déjà donné au public, si le roi d'Angleterre, son fils, avoit bien voulu en permettre l'impression, ce que Sa Majesté n'accorde pas présentement pour des raisons très importantes. C'est aussi ce qui nous a privées de la consolation d'entendre prononcer dans notre église l'éloge funèbre de cette grande reine, véritablement au-dessus de toutes les louanges qu'on eût pu lui donner. La profonde vénération que nous conservons pour sa vertu nous rend le précieux dépôt de son corps infiniment respectable ; il nous fut apporté le 9 mai 1718, deux jours après sa mort, avec son cœur et une partie de ses entrailles, à onze heures et demie du soir, accomplissant ainsi d'une manière bien triste pour nous la promesse qu'elle nous avoit faite de se rendre dans notre maison ce jour là même, quelque chose qui pût arriver. M. l'abbé Ingleton, premier aumônier de Sa Majesté, officia en cette triste occasion ; il étoit accompagné du R. P. Gaillard, de plusieurs ecclésiastiques, et d'un

1. Ci-dessus, p. 151-152.

grand nombre de seigneurs et dames de la cour en habit de cérémonie, qui paroissoient pénétrés de la plus vive douleur. M. l'abbé Ingleton portoit le cœur de la reine sur un carreau de velours noir couvert d'un crêpe. Il entra dans notre cloître avec ceux qui l'accompagnoient, et fit quelques pas; ensuite on se rangea des deux côtés, et, Notre très honorée Mère s'étant avancée, M. Ingleton lui présenta le cœur de la reine en prononçant un discours qui fut souvent interrompu par l'abondance des larmes de ceux qui assistoient à cette triste cérémonie. Ce discours est si touchant que nous croyons faire plaisir à Vos Charités de vous en faire fidèlement le récit :

« C'est, Madame, pour la troisième fois que dans cette église je « m'acquitte d'un lugubre et très triste devoir qui demanderoit plutôt « des larmes que des paroles, et je renouvelle encore aujourd'hui vos « trop justes gémissements en vous présentant les dépouilles de la « mortalité, ces précieux restes de mon auguste maîtresse, très excel- « lente, très puissante et sérénissime Marie, reine de la Grande- « Bretagne.

« Si les soupirs des pauvres, si vos vœux, vos prières, et celles de « tous les peuples avoient été efficaces, nous n'aurions pas vu si tôt ce « lamentable jour. Mais ces cendres ne nous apprennent que trop « quelle est la fragilité de cette vie passagère et combien il faut peu « compter sur ce qui est mortel. C'est ainsi que la figure de ce monde « passe et que toute sa gloire se change en poussière, semblable à ces « feux nocturnes qui s'éteignent bientôt et qui se changent en des ténè- « bres éternelles. Mais ce qui subsistera toujours, et ce que « toute la vicissitude des temps ne détruira jamais, ce sont les admi- « rables exemples que cette très pieuse reine nous a laissés et pendant « sa vie et à sa mort.

« Mesdames, je n'entreprend pas de vous faire ici son panégyrique « ni l'éloge de ses héroïques vertus, puisque j'ai l'honneur de parler « devant vous qui avez eu le bonheur d'être si longtemps témoins de sa « très solide piété, et qu'elle a éclaté à vos yeux bien plus par les « actions que par les paroles. Elle est comme imprimée dans vo- « cœurs, et elle s'y conservera beaucoup mieux que dans les écrit, « qui la publieront.

« Pendant donc, Madame, que nous déplorons ce coup si fatal aux « pauvres, si désolant pour la maison de cette grande princesse, la « perte enfin que vous et nous venons de faire, qui nous est commune « avec tout le monde chrétien, et qui fait verser des larmes et aux « grands et aux petits, je puis dire très véritablement ce que saint « Grégoire-le-Grand disoit autrefois : « Je suis bien plus porté à pleu- « rer qu'à parler. »

« Mais, Mesdames, ces pleurs nous regardent et non cette auguste « morte. Elle est délivrée pour toujours des dangers et des afflictions « qui ont duré si longtemps, et la vie dont elle jouit vaut infiniment « mieux que celle qu'elle vient de finir si chrétiennement ; mais pour

« nous, en la perdant, nous avons perdu ce qui faisoit notre joie, « notre espérance et notre gloire, sa mort, qui est la juste punition « de nos péchés, est la récompense et la couronne de ses mérites ; le « ciel lui étoit dû, et nous étions indignes de la posséder plus long- « temps. Pendant que nous sommes accablés de douleur sur la terre, « elle triomphe dans le séjour des saints ; ainsi Dieu juste et miséri- « cordieux fait éclater sa gloire en récompensant ses vertus, et en se « vengeant de nos infidélités.

« En présence donc de ce saint autel devant lequel cette religieuse « reine a répandu tant de fois son cœur, nous offrons à ce grand Dieu « et le sacrifice de nos louanges et celui d'un cœur contrit et humilié. « Pendant que tous les saints et les chœurs des anges célèbrent « là-haut la gloire de son triomphe, pensons à la perte irréparable que « nous avons faite, et pour laquelle nous ne verserons jamais assez de « larmes, car c'est nous qui avons tout perdu ; pour elle, Jésus-Christ « étoit sa vie, et en mourant elle a infiniment gagné.

« Oui, très digne, très pieuse et très charitable reine, par une mort « temporelle vous vivez et vous régnez, non sur la terre, mais devant « le trône de Dieu ; au lieu d'une couronne périssable, celle que vous « avez obtenue sera éternelle ; vous avez et mérité et gagné un « royaume que l'injuste persécuteur ne pourra jamais vous enlever ; car, « selon l'expression de saint Augustin, vous régnez dans la maison de « mon Dieu, inaccessible à l'injustice des hommes ; mais vous vivrez « aussi à jamais dans nos âmes, par les sentiments les plus tendres et « par la vénération la plus profonde. Tous les cœurs des vrais enfants « de l'Église seront pour vous autant de monuments vivants où votre « glorieuse mémoire subsistera éternellement. »

« Quoique Notre très honorée Mère [Sœur Anne-Charlotte Bochart de Saron] fût pénétrée de la plus vive douleur, elle répondit avec beaucoup de fermeté et de présence d'esprit :

« Monsieur, c'est avec tout le respect et la vénération imaginables « que nous recevons ces précieux dépôts dont notre monastère est « aujourd'hui honoré suivant les dernières volontés de notre auguste « reine. Sa Majesté, qui nous a toujours favorisées de ses royales « bontés pendant sa vie, a voulu continuer à nous en donner des « marques après sa mort. Nos cœurs en sont pénétrés de la plus vive « reconnoissance et nous regardons comme des reliques d'une prédes- « tinée les précieux restes de cette grande reine, encore plus digne de « respect par ses héroïques vertus que par sa dignité royale. Toute la « France en a été témoin, et nous sommes remplies d'admiration de « celles que nous avons eu le bonheur de lui voir pratiquer dans ce « monastère, dont nous ne perdrons jamais le souvenir, qui nous exci- « tera sans cesse à remplir nos devoirs envers Dieu avez zèle et fidé- « lité. Nous joindrons aux prières que nous allons faire pour le repos « de l'âme de cette pieuse et incomparable princesse, des actions de « grâces de toutes celles que le Seigneur lui a faites sur la terre, et

« de la gloire dont nous croyons qu'elle jouit dans le ciel. Après une « vie remplie d'afflictions, soutenues avec une foi, une constance et « une soumission à la volonté de Dieu qui fera l'admiration des siècles « à venir, ce cœur vraiment royal, qui a toujours été rempli des « flammes de l'amour divin, vient se réunir à celui du roi Jacques II, « son auguste époux, dont Dieu a déjà fait connoître la sainteté par des « merveilles éclatantes. Pendant que leurs âmes reçoivent dans le ciel « la couronne de justice pour récompense de leur fidélité et du « mépris qu'ils ont fait des royaumes de la terre, nous conserverons « avec la même vénération ce corps si respectable en toutes manières, « qui doit un jour être réuni à son âme bienheureuse, et si, dans la « suite, nous sommes privées de ce précieux trésor, nous aurons la « consolation de savoir que ce sera pour être transporté dans ses États, « après l'heureux rétablissement du roi Jacques III son auguste fils, « pour lequel nous faisons depuis longtemps des prières et des vœux « que nous continuerons jusqu'à ce qu'il soit assis dans le trône de « ses ancêtres pour y faire régner avec lui la justice et l'abondance de « la paix. »

« Notre très honorée Mère ayant cessé de parler, on s'avança vers le chœur, et aussitôt les gardes qui portoient le corps de la reine entrèrent et le placèrent sous un magnifique dais qui étoit préparé sur une estrade de plusieurs degrés garnis d'un grand nombre de flambeaux. C'est là où ce précieux dépôt est resté l'espace de deux mois en attendant que notre grande tribune où repose le cœur du roi Jacques II, son auguste époux, celui de la princesse Louise-Marie, leur fille, et de la reine Henriette-Marie de France, notre fondatrice, fût en état de le recevoir, ayant été obligées de faire de grosses réparations. C'est dans ce saint lieu que nous allons souvent implorer la miséricorde de Dieu par l'intercession de cette pieuse reine ; plusieurs d'entre nous croient déjà en avoir ressenti les effets. Cependant, quoique nous ayons eu plus de penchant à l'invoquer qu'à prier pour elle, nous n'avons pas laissé de lui rendre devant Dieu nos devoirs. Dès le lendemain de la triste cérémonie dont nous venons de parler, on fit dans notre église un service le plus solennel qu'il nous fut possible qui a été réitéré à la fin de l'année, pendant laquelle nous en avons aussi fait un tous les mois dans notre simplicité ordinaire... »

Obsèques de la reine d'Angleterre[1].

Je soussigné, maître des cérémonies de France, grand bailli et gouverneur de Sens, baron de Dolot, certifie que, très haute, très puissante et très excellente princesse Marie-Béatrix-Éléonore d'Este de Modène, reine de la Grande-Bretagne, étant décédée à Saint-Germain-

1. Archives nationales, carton K 1303, nos 110 et 111.

en-Laye le septième de ce mois, S. A. R. Mr le gduc d'Orléans, régent du royaume, m'ordonna de m'y transporter, pour au nom du Roi rendre et faire rendre à cette princesse les honneurs funèbres dus à son haut rang. Mais, ayant trouvé que par son testament elle vouloit que son corps fût déposé au couvent des religieuses de la Visitation de Sainte-Marie à Chaillot, pour y être jusques à ce que le corps du roi d'Angleterre, son mari, et celui de la princesse leur fille soient transportés, et qu'elle vouloit que son cœur et ses entrailles restassent à perpétuité audit couvent, avec le cœur du roi et celui de la reine sa mère, en conséquence de cette disposition et par ordre exprès du Roi, j'ai fait transporter le corps, le cœur et les entrailles audit couvent le 9e dudit mois, où ils ont été remis par M. l'abbé d'Ingleton, premier aumônier de Sa Majesté Britannique, entre les mains des supérieure et religieuses dudit couvent, en présence de ses dames d'honneur, de Mylord Middleton, son grand chambellan, des principaux officiers de sa maison, et de moi. En foi de quoi, j'ai signé le présent certificat et y ai fait apposer le cachet de mes armes. Fait à Paris le douzième mai mil sept cent dix huit.

DESGRANGES.

Certificat.

Aujourd'hui est comparu par devant nous conseillers du Roi, notaires à Paris soussignés Messire Jean Ingleton, prêtre, docteur de Sorbonne, aumônier de la reine d'Angleterre et ci-devant sous-précepteur du roi d'Angleterre, demeurant au château de Saint-Germain-en-Laye, étant de présent à Chaillot lès Paris, lequel a certifié et attesté à tous présents et à venir que, le 9 mai de la présente année 1718, sur les onze heures du soir, ayant assisté au convoi du corps, du cœur et de partie des entrailles de très haute, très puissante et très excellente princesse Marie d'Este, veuve de très haut, très puissant et très excellent prince Jacques second, roi de la Grande Bretagne, dans le monastère royal dudit Chaillot, laquelle décéda à Saint-Germain-en-Laye le 7 dudit mois de mai, il y fut reçu par dévote mère Anne-Charlotte Bochart de Saron, supérieure, assistée de toute la communauté des religieuses dudit monastère, en présence de M. le comte de Middleton, grand chambellan de la reine, M. Ducousan, contrôleur général de la reine, de M. Crave, écuyer de la main, de M. le comte de Molza, aussi écuyer de la main, de M. Caryl, aussi écuyer de la main de la reine, de M. de Nugent, écuyer, et du P. Gaillard, jésuite, confesseur de la reine. Le corps de la reine a été mis en dépôt dans le chœur de ladite église jusques à ce qu'il soit transféré ; les entrailles ont été enterrées dans le chœur de ladite église, et le cœur a été mis auprès de celui du roi d'Angleterre, son époux, de celui de la princesse d'Angleterre, sa fille, et de celui de très haute, très puissante et très excellente princesse Henriette-Marie de France, reine de la Grande-Bretagne, fondatrice dudit monastère. De laquella présente certification et attestation ladite dévote mère Anne-Charlotte Bochart de Saron, supérieure, sœur Catherine-Emmanuel de Richebourg, assistante, sœur Anne-Élisabeth Moufle [*suit l'énumération des vingt-huit religieuses*] toutes religieuses audit monastère ont requis et demandé acte aux notaires soussignés, qui leur ont octroyé au grand parloir où elles étoient assemblées au son de la cloche, l'an mil sept cent dix-huit le vingt-sept juin avant midi, et ont signé la minute des présentes demeurée à Le Roy, notaire. (Signé) Valet, Le Roy.

Lettre du roi Jacques III à la Supérieure du couvent de Chaillot[1].

Ma Révérende Mère, vous aurez vu par une lettre que je vous ai déjà écrite que je n'ignorois pas l'attachement et l'estime particulière que la Reine ma très honorée mère avoit pour vous et toute votre communauté, et l'affection avec laquelle l'une et l'autre y ont si bien correspondu. Ainsi, bien loin de désapprouver la lettre de condoléance que vous m'avez écrite en votre nom et au nom de toutes vos religieuses, je la regarde comme une nouvelle preuve de votre zèle, et l'ai reçue avec toute la sensibilité due à un si triste sujet. J'ai besoin du secours de toutes vos prières pour m'aider à supporter la grande et irréparable perte que je viens de faire avec la résignation que je dois. Continuez me les donc, je vous prie, et joignez les avec celles que j'espère que cette âme juste offre aujourd'huy dans le ciel pour vous aussi bien que pour moi ; c'est la consolation la plus solide que sa mort nous laisse. A l'égard de son corps et de son cœur, ils sont en bonnes mains, puisqu'ils sont où la Reine a souhaité qu'ils fussent, et vous ne devez point douter qu'en cela comme en toutes autres choses les dernières volontés d'une si digne mère ne me soient toujours sacrées, et que je ne me fasse un plaisir de vous donner, et à toute votre maison, des marques de mon estime et de ma bienveillance, quand il plaira à la Providence de m'en donner les moyens.

Votre bon ami,
JACQUES R.

A Urbino, ce 16 juin 1718.

1. Archives nationales, carton K 1303, n° 93.

VI

CONTRAT DE MARIAGE DU DUC D'ALBRET ET DE Mlle DE BARBEZIEUX[1]

1er juillet 1718.

Par devant les notaires à Paris soussignés furent présents très haut et très puissant seigneur Mgr Godefroy-Maurice de la Tour d'Auvergne, par la grâce de Dieu souverain duc de Bouillon, vicomte de Turenne, duc d'Albret et de Château-Thierry, comte d'Évreux, du bas Armagnac et de Nègrepelisse, baron de la Tour et de Montgascon, vicomte de Castillon, pair et ci-devant grand chambellan de France, gouverneur et lieutenant-général de haute et basse Auvergne, demeurant en son hôtel à Paris, quai Malaquais, paroisse de Saint-Sulpice, — très haut et très puissant prince Monseigneur Emmanuel-Théodose de la Tour d'Auvergne, duc d'Albret, pair et grand chambellan de France, gouverneur et lieutenant-général de haute et basse Auvergne, fils aîné de mondit seigneur le duc de Bouillon, demeurant audit hôtel de Bouillon, susdite paroisse Saint-Sulpice.

Et haut et puissant seigneur Yves, marquis d'Alègre, lieutenant général des armées du Roi, gouverneur des ville et château de Saint-Omer, nommé par Sa Majesté ambassadeur extraordinaire pour l'Angleterre, — haute et puissante dame Jeanne-Françoise de Garaud de Caminade, marquise d'Alègre, épouse dudit seigneur, de lui autorisée à l'effet des présentes, demeurant en leur hôtel à Paris, rue de la Planche, faubourg Saint-Germain, susdite paroisse Saint-Sulpice, stipulant tant pour eux en leur nom que pour haute et puissante damoiselle Louise-Françoise-Angélique le Tellier de Louvois de Barbezieux, leur petite-fille, fille de défunts haut et puissant seigneur Messire Louis-François-Marie le Tellier, chevalier, marquis de Barbezieux et de Louvois, conseiller du Roi en tous ses conseils, secrétaire d'État et des commandements de Sa Majesté, commandeur et chancelier de ses Ordres, et de haute et puissante dame, dame Marie-Thérèse-Delphine-Eustachie d'Alègre, son épouse, ladite damoiselle de Barbezieux à ce présente et consentante, demeurant en l'hôtel desdits seigneur et dame d'Alègre, paroisse de Saint-Sulpice,

Lesquelles parties,

En la présence et de l'agrément de Son Altesse Royale Monseigneur Philippe, duc d'Orléans, régent du royaume, — très haut, très puissant et très excellent prince Mgr Louis-Armand de Bourbon, prince de

1. Ci-dessus, p. 166. — Archives nationales, reg. Y 18, fol. 37 bis v°.

Conti, prince du sang, — Messire Louis-Marie d'Aumont, duc d'Aumont, pair de France, gouverneur du Boulonnois, chevalier des Ordres du Roi et premier gentilhomme de sa chambre, ami des parties, — haut et puissant seigneur Jean-Baptiste-François Desmaretz, chevalier, marquis de Maillebois, maréchal des camps et armées du Roi, maître de sa garde-robe, lieutenant général de la province de Languedoc, — haute et puissante dame Marie-Emmanuelle d'Alègre, son épouse, tante de ladite damoiselle future épouse, — haute et puissante dame Marie-Marguerite d'Alègre, veuve de haut et puissant seigneur Messire Maximilien-François de Boulogne de Licques, comte de Ruppelmonde, maréchal des camps et armées du roi d'Espagne, tante de ladite damoiselle future épouse, — et sieur Claude Rigodon, bourgeois de Paris, tuteur onéraire de ladite damoiselle future épouse,

Ont fait et accordé ce qui suit pour parvenir au mariage futur qui sera fait entre ledit seigneur prince Emmanuel-Théodose de la Tour d'Auvergne, duc d'Albret, et ladite damoiselle Louise-Françoise-Angélique le Tellier de Louvois de Barbezieux, qui, sous l'autorité et consentement, savoir, de la part dudit seigneur duc d'Albret, de mondit seigneur duc de Bouillon, son père, et, de la part de ladite demoiselle de Barbezieux, de mesdits seigneur et dame marquis et marquise d'Alègre, ses aïeul et aïeule, se sont promis prendre en mariage et en faire célébrer les solennités suivant l'usage de l'église catholique, apostolique et romaine, dans le plus bref temps que faire se pourra.

Seront lesdits seigneur et demoiselle futurs époux communs en tous leurs biens meubles et conquêts immeubles qu'ils feront pendant leur mariage suivant la coutume de la prévôté et vicomté de Paris, conformément à laquelle les parties entendent contracter et que les conventions du futur mariage soient réglées, encore qu'ils fassent leur demeure et des acquisitions en d'autres coutumes contraires ou différentes, auxquelles et à toutes lois et usages lesdites parties dérogent et renoncent expressément, notamment à la coutume de Normandie ; ne seront néanmoins tenus des dettes l'un de l'autre faites et créées avant leur mariage.....

Lesdits seigneur et damoiselle futurs époux se prennent aux biens et droits qui leur appartiennent, ceux dudit seigneur futur époux consistant aux terres, seigneuries et biens qui lui ont été donnés par Son Altesse Monseigneur le duc de Bouillon, son père, et défunte Madame la duchesse de Bouillon, sa mère, par Son Éminence Monseigneur le cardinal de Bouillon, son oncle, pour la succession mobilière de Madame la duchesse de Melun, sa fille, par la donation à lui faite par ces présentes par mondit seigneur le duc de Bouillon, son père, et..... notamment en la somme de 350 000# faisant partie de celle de 800 000# du brevet de retenue accordé par le Roi sur la charge de grand chambellan de France le 24 avril 1717 ;

Les biens et droits de ladite damoiselle future épouse consistant : premièrement, en ce qui lui appartient du chef dudit défunt seigneur marquis de Barbezieux, son père, pour la part et portion de ladite damoiselle, soit en qualité de son héritière bénéficiaire, ou de donataire de Madame la marquise d'Harcourt, sa sœur; — plus en la somme de cent mille livres pour son tiers de celle de trois cent mille livres de récompense accordée par le Roi sur la charge de secrétaire d'État dudit défunt seigneur marquis de Barbezieux, son père; — plus en ce qui revient à ladite damoiselle future épouse, en qualité de légataire universelle de Madame la marquise d'Harcourt, sa sœur, de défunte Madame la marquise de Barbezieux, leur mère; — plus, dans les fruits et revenus, arrérages et intérêts de tous lesdits biens, pour ce qui en appartient à ladite damoiselle future épouse, desquels biens il a été fait un partage provisionnel..... en la présence de Messieurs les marquis d'Alègre et de Courtenvaux, tuteurs honoraires tant de Madame la marquise d'Harcourt avant son mariage que de ladite damoiselle future épouse,... devant Lefèvre et son confrère, notaires à Paris, le 29 mai 1717, par lequel il paroît que lesdits biens appartenant à ladite damoiselle future épouse montent à la somme de 588 652[lt] 7 sous 2 deniers, conformément à l'avis des parents joint à la minute dudit partage; — plus en la part et portion qui revient et appartient à ladite damoiselle future épouse dans les biens de la succession de défunte Madame de Louvois, son aïeule paternelle, en qualité de sa légataire universelle conjointement avec madite dame marquise d'Harcourt et défunte Madame la duchesse d'Olonne, ses sœurs et autres légataires universels; — plus en la part et portion qui revient à ladite damoiselle future épouse dans les biens de ladite défunte dame duchesse d'Olonne, sa sœur consanguine.....; — plus dans les fruits et revenus échus de tous lesdits biens, suivant les liquidations et partages qui sont à faire.

En outre, en faveur dudit mariage, ledit seigneur marquis d'Alègre et ladite dame marquise d'Alègre, aïeul et aïeule de ladite damoiselle future épouse, conservent et rappellent dès à présent ladite damoiselle future épouse, leur petite-fille, et à son défaut ses enfants et descendants, dans tous les droits qui pourront lui appartenir dans toutes les successions directes et collatérales, etc.....

Il sera prélevé sur les biens de ladite damoiselle future épouse une somme de trente mille livres pour être employée à l'achat de ses habits de noces et dépendances, sans répétition de ladite somme en aucun cas contre ledit seigneur futur époux.

Des biens desdits seigneur et damoiselle futurs époux il en entrera en communauté de chaque côté la somme de 75 000[lt], et le surplus avec tout ce qui aviendra et écherra pendant ledit mariage en meubles et immeubles leur sera et demeurera propre et aux leurs de leur côté et ligne respectivement.

Ledit seigneur futur époux a doué et doue ladite damoiselle future épouse de douze mille livres de rente de douaire préfix, s'il y a des enfants dudit mariage, et de dix mille livres seulement, s'il n'y a point d'enfant. Outre lequel douaire, ladite damoiselle future épouse aura pendant sa viduité son habitation dans le château du duché de Château-Thierry, meublé de meubles convenables suivant sa condition. Le survivant desdits futurs époux prendra par préciput sur les biens de la communauté la somme de quarante mille livres, en meubles suivant la prisée de l'inventaire sans crue, ou en deniers comptants.... Et, outre ladite somme, ledit seigneur futur époux, s'il survit, aura encore ses habits, linge et hardes à son usage, avec ses armes, chevaux et équipages, et ladite damoiselle future épouse, si elle survit, aura pareillement ses habits, linge et hardes, sa toilette garnie de son argenterie servant à son usage et toutes les pierreries et bagues qu'elle aura lors, outre celles qui lui seront parvenues pour le partage de la succession de Mme la marquise de Louvois ou par autres successions, donations ou autrement.....

Son Altesse Mgr le duc de Bouillon, père dudit seigneur futur époux, pour témoigner la satisfaction qu'il a dudit futur mariage, s'oblige personnellement et solidairement avec ledit seigneur futur époux,.... au payement tant du douaire que du préciput et habitation de ladite damoiselle future épouse, ainsi qu'ils sont ci-dessus stipulés.... pendant sa vie seulement.

Et en outre ledit seigneur duc de Bouillon père, ayant examiné les avantages par lui faits à mondit seigneur le duc d'Albret, son fils aîné, par son contrat de mariage du 31 janvier 1696 avec défunte très haute et très puissante princesse Marie-Victoire-Armande de la Trémoïlle, et desirant augmenter lesdits avantages,.... et réunir autant qu'il le pourra sur la tête dudit seigneur duc d'Albret, chef de sa maison, l'intégrité de ses biens, laissant néanmoins à Messeigneurs ses fils puînés et à Mademoiselle de Bouillon, sa fille, la légitime que les lois leur accordent, confirme en premier lieu la donation...... faite.... par ledit contrat de mariage du 31 janvier 1696 du duché souverain de Bouillon, du vicomté de Turenne,... du duché et pairie d'Albret et bas Armagnac,... du comté d'Auvergne y compris la baronnie de la Tour, de la manière que mondit seigneur le duc de Bouillon a droit d'en jouir en vertu du contrat d'échange fait entre le Roi et feu Mgr Frédéric-Maurice de la Tour d'Auvergne, duc de Bouillon, prince souverain de Sedan et Raucourt, son père, et de l'hôtel de Bouillon, où mondit seigneur duc de Bouillon demeure à Paris avec les maisons en dépendant..... Comme aussi mondit seigneur le duc de Bouillon a par ces présentes donné et donne à mondit seigneur le duc d'Albret.... tous les biens, terres et seigneuries, effets mobiliers et immobiliers qui lui appartiennent de présent et même ceux qui lui appartiendront au jour de son décès, et ce sous les conditions, clauses et réserves, ci-après exprimées.... : premièrement ledit seigneur s'est réservé l'usufruit de tous lesdits biens donnés pendant sa vie ; en second lieu mondit seigneur le duc de Bouillon se réserve de disposer desdits biens... par vente, donation. legs testamentaire ou autrement, même de les affecter et hypothéquer aux dettes qu'il pourroit contracter..... ; en troisième lieu, mondit seigneur le duc d'Albret sera tenu de fournir la légitime.... à Messeigneurs les fils putnés de mondit seigneur le duc de Bouillon et à madite demoiselle de Bouillon sa fille,... et attendu que mondit seigneur le duc de Bouillon a disposé, au profit de Mlle de Bouillon, sa fille, de la somme de trois cent mille livres comprise au brevet de retenue accordé par le Roi à mondit seigneur père sur la charge de gouverneur de haute et basse Auvergne, ne sera faite aucune imputation ni déduction de ladite somme de trois cent mille livres sur la légitime de Mlle de Bouillon; en quatrième lieu, ce qui aviendra à mondit seigneur duc d'Albret, donataire, en conséquence de la présente donation, après lesdites charges et légitimes acquittées, sera par spécial affecté et hypothéqué à la dot, remploi de propres et reprises de ladite damoiselle future épouse, ladite donation étant expressément faite à cette condition....

Enfin ledit seigneur donateur a par ces présentes, pour conserver la splendeur et dignité de sa maison, substitué et substitue tous les biens meubles et immeubles compris en la présente donation.... à Monseigneur de la Tour d'Auvergne, fils aîné de Monseigneur le duc d'Albret, et à son défaut à l'aîné des mâles et descendants par mâles de mondit seigneur le prince de Bouillon, et successivement par substitution fidéicommissaire graduelle et perpétuelle,.......

Et attendu que, par le brevet de retenue et d'assurance de la somme de huit cent mille livres qu'il a plu au Roi accorder le 24 avril 1717 à la maison de Bouillon sur la charge de grand chambellan de France....., ledit seigneur futur époux a la faculté de disposer de la somme de trois cent cinquante mille livres.... en faveur de tel de ses enfants qu'il voudra choisir, ledit seigneur futur époux a fait par ces présentes donation entre vifs et irrévocable à tous les enfants qui naîtront dudit futur mariage de ladite somme de trois cent cinquante mille livres pour la partager entre eux également....., se réservant néanmoins ledit seigneur futur époux, au cas qu'il n'y ait aucuns enfants mâles dudit futur mariage, de pouvoir disposer sur lesdites trois cent cinquante mille livres de la somme de cent vingt mille livres au profit de la damoiselle sa fille de son premier lit....

Fait et passé à Paris, à l'égard de Son Altesse Royale Monseigneur le duc d'Orléans en son palais, de Son Altesse Sérénissime Monseigneur le prince de Conti à l'hôtel de Conti, et de Monseigneur le duc de Bouillon audit hôtel de Bouillon, et des autres parties contractantes en l'hôtel desdits seigneur et dame d'Alègre, l'an 1718 le premier juillet après midi, et ont signé la minute des présentes demeurée à Meunier, l'un des notaires soussignés.

VII

LE SCANDALE DE L'ÉVÊQUE DE BEAUVAIS[1]

Il existe aux Archives nationales, sous la cote M 788, n° 1, une histoire manuscrite de M. de Saint-Aignan, évêque de Beauvais, écrite par un de ses familiers. C'est un ensemble de petits cahiers et de feuilles doubles de formats divers, d'une écriture serrée et assez difficile à lire, comprenant 384 folios; le folio 385 n'est que commencé et s'arrête brusquement dans le courant du récit de l'année 1733. L'auteur n'est pas aisé à connaître. Il fit la connaissance de l'évêque chez deux diocésains de Beauvais, le littérateur Jean-François Leriget de la Faye et la marquise de Curton, née de Scoraille de Roussille, où il fréquentait souvent et où il eut occasion de voir le prélat[2]. Il s'attacha dès lors à lui d'amitié et accepta de rédiger une histoire de sa vie d'après des documents fournis par lui : il parle à diverses reprises des mémoires qui lui ont été donnés et sur lesquels il a composé son récit[3]. Sauf cette liaison avec M. de la Faye et Mme de Curton, l'auteur ne donne pas d'autre indication sur sa personnalité que de dire qu'il a publié une traduction des poésies d'Anacréon. Or les traducteurs d'Anacréon au XVIIIe siècle sont La Fosse, Longepierre, François Gacon et Colomb de Seillans. Ce dernier fit paraître en 1754 une imitation en vers des œuvres du poète grec et mourut en 1758. Les trois premiers étant morts respectivement en 1708, 1721 et 1725, et le récit de la vie de l'évêque de Beauvais étant poussé jusqu'en 1733, il semble que l'auteur de ce récit ne peut être que le quatrième, Colomb de Seillans, littérateur peu connu; mais ce n'est là qu'une hypothèse.

L'Histoire de M. de Saint-Aignan ne contribuera pas à augmenter la notoriété de son auteur, quel qu'il soit. C'est un récit extrêmement développé et même diffus de la vie de l'évêque dans ses plus menus détails; il s'y rencontre des longueurs et des inutilités bien fatigantes. Comme autre caractère, il présente une partialité extrême en faveur du prélat, dont les actions, même les plus blâmables, sont présentées sous l'apparence la plus favorable. Nous allons en extraire ce qui regarde la conduite du jeune évêque en 1718, dont le scandale nécessita les mesures de rigueur prises contre lui. Malgré la discrétion et les termes enveloppés du narrateur, on y rencontrera quelques précisions intéressantes. Nous commençons au folio 163 r° :

1. Ci-dessus, p. 170.
2. Il raconte cela au folio 252 r°.
3. Notamment folios 1 v° et 236 r°.

« Le prélat avoit accordé la cure de sa cathédrale, sur la recommandation de la duchesse sa mère, à un religieux réformé d'un ordre que je ne dois pas nommer par ménagement, habile prédicateur, mais dont les sentiments et les mœurs ne répondoient nullement à la sainteté de sa profession... Jusqu'alors la vie qu'on menoit à l'évêché étoit des plus régulières. Le religieux en question, la trouvant trop sérieuse, persuada au prélat d'attirer chez lui compagnie, de donner des petits repas et d'en accepter aussi dans la ville, sous prétexte de se dissiper et de prendre un peu de relâche dans son grand travail. Le prélat, naturellement complaisant, se laissa persuader et prit goût pour la sœur d'un de ses officiers, qui avoit beaucoup d'esprit. Le religieux l'entraîna jusqu'à le mener dans la maison de cette personne, sous prétexte qu'il ne devoit pas se contraindre jusqu'au point de se rendre l'esclave des censures de la ville. Il n'en fallut pas davantage, dans une ville comme Beauvais, l'une des plus médisantes du royaume, pour donner lieu à parler. Les nouvelles s'en répandirent bientôt à Paris et alarmèrent la famille du prélat... La duchesse de B[eauvillier] fut la première à lui en faire des reproches ; mais, au lieu de les faire avec modération et douceur, elle les fit en termes fort aigres. Le prélat, qui ne se sentoit pas aussi coupable qu'on vouloit qu'il le fût, et qui se lassoit enfin de la domination tyrannique que sa famille vouloit continuer d'exercer sur lui, répondit à cette lettre assez sèchement, qu'il n'étoit plus un écolier et qu'il savoit ce qu'il avoit à faire... »

Ici intervient une longue histoire de prédicateur de carême, de changement d'un grand vicaire, etc., dans lesquels on voulut voir de l'hostilité contre les jésuites et de l'inclination pour le parti du cardinal de Noailles.

(Fol. 167 v°): « Le changement qui se fit en ce même temps parmi les officiers du comté augmenta encore les plaintes et les clameurs. Le prélat suivit un peu trop les conseils de la personne dont on a parlé ci-dessus et d'un cordelier, son proche parent, à qui elle avoit procuré d'être grand vicaire. Les personnes du sexe portent quelquefois plus loin qu'elles ne devroient leur ressentiment. Celle-ci, n'ignorant pas qu'il avoit été question du libre accès qu'elle avoit à l'évêché dans le voyage du marquis et de la marquise de l'Aubespine, qui avoient refusé de la voir,... se persuada que le procureur fiscal de l'évêché, quoique son cousin germain, étoit un de ceux qui avoient le plus parlé contre elle. Elle en fit ses plaintes au prélat, à qui cet officier déplaisoit d'ailleurs par d'autres endroits..., et cela détermina le prélat à le révoquer... Il donna la charge de procureur fiscal à celui qui étoit avocat fiscal, et la charge d'avocat fiscal au frère de la personne en question. »

Cela fit quelque bruit, et la duchesse de Saint-Aignan, sa mère, vint inopinément le trouver à son château de Bresles, et le menaça de faire donner des lettres de cachet à des personnes de son entourage. L'évêque résolut d'aller s'en éclaircir auprès du Régent et partit pour Paris.

(Folio 171 r°) : « Le prélat ne put avoir audience du Régent que le soir ; il en fut reçu très gracieusement. Il prit la liberté de lui demander si c'étoit par son ordre que sa mère, sa sœur et son beau-frère étoient venus chez lui lui faire des algarades et le menacer de lettres de cachet pour les gens qui l'approchoient. A quoi le Régent lui répondit qu'il n'y avoit aucune part, qu'il blâmoit fort la conduite que sa famille avoit tenue en cette occasion, et que ce n'étoit pas un homme comme lui qui devoit appréhender les lettres de cachet, puisqu'il étoit plutôt de rang et assez accrédité pour en faire donner aux autres. Le prélat pria derechef le Régent de vouloir bien lui dire s'il se plaignoit de sa conduite, à quoi le Régent répondit qu'il en étoit très content, et, sur ce que le prélat insistoit qu'il alloit faire la visite de son diocèse et qu'il voudroit bien être hors d'inquiétude,.... le Régent le rassura dans les termes les plus gracieux et lui dit qu'il pouvoit être tranquille et qu'il n'avoit rien à craindre... Cependant la duchesse de B[eauvillier] remuoit ciel et terre contre lui et faisoit agir le duc de Saint-Simon, qui étoit ami intime du Régent, dont on changea tellement l'esprit qu'il envoya chercher le prélat, sans doute pour lui parler tout autrement qu'il n'avoit fait la veille. Mais le valet de chambre qui fut envoyé le trouva parti, il y avoit environ une heure. Le duc de Saint-Simon, livré à la duchesse de B[eauvillier] poussa plus avant sa pointe. » [Ils déterminèrent la duchesse de Saint-Aignan à aller se plaindre elle-même au Régent.] « Le Régent répondit que, tant que l'évêque de Beauvais ne feroit rien qui choquât ouvertement la bienséance, il ne falloit pas le tourmenter. Mais le duc de Saint-Simon obtint de lui, à force d'importunités, qu'on lui écriroit de sa part, et, comme il avoit pris l'ascendant dans toutes sortes d'affaires sur l'esprit de ce prince, il alla lui-même dicter la lettre à l'abbé de Thésut, secrétaire de ses commandements. On a su de ce dernier cette circonstance. L'amertume et le fiel n'y étoient pas épargnés[1], quoique cet abbé qui ne vouloit pas se prêter à la passion du duc de Saint-Simon, eût refusé d'y ajouter bien d'autres assaisonnements qu'il vouloit y faire entrer. Le prélat reçut cette lettre peu de jours après son retour dans son diocèse... Dans cet embarras, il écrivit à l'ancien évêque de Troyes, qui étoit du conseil de régence ; mais il en reçut une réponse qui ne lui laissoit rien espérer de favorable..... [Cependant à Beauvais] la fureur des mécontents, surtout des officiers congédiés,... avoit été jusqu'à maltraiter celle qu'on croyoit y avoir eu le plus de part. On poussa la violence jusqu'à l'accabler de pierres dans sa maison. Pour mettre sa vie à couvert, elle pria le prélat de lui permettre de se loger pour quelque temps avec sa belle-sœur et son frère, qui par sa charge de verdier avoit un logement dans la cour de l'évêché, entièrement séparé de celui du prélat. D'autres personnes du sexe y avoient logé du temps du cardinal de Janson, sans qu'on y eût trouvé à redire. Ce fut

1. C'est la lettre dont on trouvera le texte plus loin, p. 355.

cependant... ce que les critiques de la morale sévère ne purent digérer... (Folio 172 r°) Ne voulant faire de peine ni donner de scandale à personne.... il signifia à la personne qu'elle eût à se retirer de l'évêché. Il écrivit la même chose au Régent, qu'on avoit terriblement indisposé contre lui, et se retira dans son château de Bresles. Cependant, cette personne, ne se trouvant plus en sûreté dans la ville, le vint trouver, accompagnée d'une dame des plus respectables du pays, pour lui demander conseil sur ce qu'elle avoit à faire. Le prélat s'étoit adressé au comte de Livry, son neveu, et l'avoit engagé à le venir voir dans l'embarras où il étoit, et il étoit arrivé dans ces mêmes circonstances. Le comte fut d'avis qu'il étoit absolument nécessaire que la personne en question quittât la ville et le diocèse et qu'elle se retirât à Paris, où il promit de la placer d'une façon convenable. Le prélat y consentit, et l'arrangement fut pris pour que ce départ se fît incognito et sans bruit... (Folio 172 v°). Le comte de Livry avoit été d'un avis qui n'étoit pas le meilleur de tous : il avoit persuadé au prélat, pour apprendre à vivre aux gens de Beauvais, de n'y être que le plus rarement qu'il pourroit, de se faire meubler un appartement à Paris et d'y passer une partie de son temps et l'autre partie à Bresles, et le prélat le crut trop à la lettre... (Folio 173 r°) ...Il se détermina à aller à Paris ; c'étoit au commencement du mois de juillet [1718]... et il vint loger à l'hôtel de Tours... Il y avoit près de deux mois que le comte de Livry avoit fait venir à Paris la personne dont on a parlé... Le prélat alla rendre visite au secrétaire d'État chargé de l'expédition des affaires de la Régence. Celui-ci parut interdit de le voir et le reçut d'un air embarrassé. Il lui demanda s'il avoit vu le Régent, ce qui l'obligea d'aller au Palais-Royal. On a déjà rapporté les persécutions que faisoit le duc de Saint-Simon au Régent, ameuté par la duchesse de Beauvillier, et on sait que ce prince accordoit assez volontiers aux importunités ce qu'il avoit refusé d'abord ; qu'il y avoit de plus certains quarts d'heure dans la journée dans lesquels on lui faisoit signer tout ce qu'on vouloit... On donna mille mauvaises couleurs au voyage que l'évêque de Beauvais étoit venu faire à Paris ;... on fit entendre au Régent que la personne dont on a parlé avoit la principale part à ce voyage, que c'étoit un esprit pernicieux, qui le gouverneroit également de loin comme de près, et qu'elle et sa famille le ruineroient. Les dévots se mirent de la partie... Enfin, quelques jours après, l'orage qui grondoit depuis quelque temps éclata tout à fait. Tandis que l'évêque étoit tranquille à l'hôtel de Tours, on avoit surpris du Régent une lettre de cachet pour faire enfermer la personne en question. Les duchesses de Saint-Aignan et de Beauvillier l'avoient sollicitée ellesmêmes, et en étoient enfin venues à bout. Une troupe d'archers fut avec grand vacarme enlever cette personne et la conduisit à Sainte-Pélagie. Je laisse à penser le fracas que causa cet enlèvement fait avec si peu de ménagement au milieu de Paris... Le comte de Livry, qui lui en annonça le premier la nouvelle, lui persuada de se retirer près de

Paris à une campagne qui lui appartenoit; mais le prélat n'y put rester qu'un jour; du moins je le trouve ainsi écrit dans mes mémoires... (Folio 176 r°)... Les Livry furent les seuls de la famille auprès desquels le prélat trouva de l'amitié, de la compassion et de la consolation. Le marquis, homme plein de courage et d'honneur, fut trouver le Régent à qui il fit de grands reproches, et traita la duchesse de Beauvillier et le duc de Saint-Simon comme ils le méritoient... »

Les feuillets suivants renferment le récit de la vie de l'évêque pendant les années suivantes, de ses discussions avec sa famille, etc., tout cela raconté avec beaucoup de longueurs, et en donnant toujours le beau rôle au prélat. En 1725, à la requête du duc de Saint-Aignan, le Parlement régla la manière dont il pourrait acquitter ses dettes. Tous ses revenus étaient saisis pour payer ses créanciers; on ne lui laissait guère que huit ou dix mille livres par an. La personne en question avait obtenue enfin d'être internée à Senlis. Le récit continue ainsi, après avoir parlé de l'arrêt ci-dessus :

(Fol. 253 v°) « Je ne peux m'empêcher de blâmer une visite qu'il alla rendre dans ce temps-là à la personne qu'on avoit reléguée à Senlis... La cour étoit pour lors à Chantilly, dont Senlis n'étoit éloigné que de deux lieues. La renommée aux cent bouches eut bientôt porté les nouvelles de ce voyage... Ajoutez à cela la licence que s'étoit donnée fort mal à propos quelques jours auparavant la personne en question de se trouver au rendez-vous de la chasse, où étoit le Roi et toute la cour... Le prélat ne déguisa pas non plus sa marche, étant venu loger à l'hôtellerie des Trois pots d'étain, qui étoit remplie de monde, où la personne en question vint lui rendre visite en plein jour... L'ancien évêque de Fréjus, qui agissoit dès lors en premier ministre, lui écrivit à ce sujet une lettre de réprimande, dans laquelle il lui conseilloit d'observer mieux ses démarches et sa conduite,... qu'autrement les suites en seroient très fâcheuses pour lui... On parloit d'envoyer la personne en question du côté de Toulon ou de Montpellier... »

(Folio 256 v°) « Cependant le temps approchoit dans lequel le prélat devoit subir l'épreuve la plus rude et la plus affligeante par laquelle il eût encore passé... La personne exilée à Senlis, qui a été sans contredit la cause de ses plus cruelles disgrâces, impatiente de son exil, qui duroit depuis dix mois, avoit écrit au duc de Bourbon pour demander permission de revenir à Beauvais dans le sein de sa famille..... Naturellement vive et entreprenante, ayant attendu pendant quinze jours la réponse du ministre et n'en recevant aucune, elle prit le silence de la cour pour un consentement et se détermina à venir à Beauvais le plus secrètement qu'elle put. Elle arriva la nuit et se retira dans la communauté des sœurs Barrettes, se persuadant faussement qu'on l'y laisseroit tranquille... (folio 257 r°). Tout Beauvais fut surpris de sa démarche et encore plus de sa hardiesse... Aussitôt qu'elle fût à Beauvais, elle écrivit au duc de Bourbon et au comte de Saint-Florentin qui exerçoit la charge de secrétaire d'État pour le marquis de la Vrillière son père, qui étoit alors dangereusement malade de la maladie dont il mourut fort peu de temps après. Le prélat écrivit de son côté pour excuser la démarche de la personne en question, représentant qu'elle n'avoit pas de quoi vivre à Senlis, et demandant qu'on lui permît de rester à Beauvais dans la communauté qu'elle avoit choisie, promettant au surplus qu'elle y seroit tranquille et que la cour n'entendroit plus parler d'elle..... (Folio 258 v°). Cependant l'évêque n'étoit pas sans inquiétude au sujet du courrier qu'il avoit envoyé et du sujet pour lequel il l'avoit dépêché. Il vint même sur ces entrefaites une lettre du premier commis du comte de Saint-Florentin, adressée à la personne en question... par laquelle il blâmoit fort la témérité qu'elle (folio 259 r°) avoit eue de quitter le lieu de son exil sans permission, et on lui enjoignoit d'y retourner, toutes raisons cessantes. Mais, comme cette lettre n'étoit que d'un commis,... elle jugea à propos de se tenir tranquille. Huit ou dix jours s'écoulèrent, pendant lesquels on amusa à la cour le messager du prélat, qui y fut mal reçu, et on fit partir en poste un courrier du cabinet qui arriva à Beauvais avec une lettre de cachet portant ordre à la personne de s'en retourner sans délai au lieu de son exil et d'y demeurer jusqu'à nouvel ordre..... Comme il étoit tard, l'exécution de l'ordre fut remise au lendemain sur les huit heures du matin. Cependant la personne, qui appréhendoit de trouver quelque autre ordre en chemin encore plus mauvais que celui qu'on venoit de lui signifier, prévint l'heure dont elle étoit convenue, et..... elle monta à cheval sur les trois heures du matin et se rendit à Senlis par une autre route que le grand chemin ordinaire. Le prélat fut averti le lendemain matin de tout ce qui se passoit et en fut piqué jusqu'au vif..... On renouvela les défenses plus sévères que jamais d'entretenir aucun commerce de lettres ou d'envois entre Senlis et Beauvais; mais quel moyen à un bon cœur tel que celui du prélat de laisser mourir de faim une personne qu'on persécute à son occasion..... (folio 259 v°). L'orage grondoit déjà assez fortement. La personne y donna elle-même une nouvelle occasion: elle s'étoit brouillée de son côté avec sa famille, principalement avec deux de ses frères..... Il fut question entre eux de quelques effets dont ils s'étoient emparés au préjudice de leur sœur; elle les leur redemanda, les menaçant de les faire assigner en justice... Ils réclamèrent la protection du duc de Saint-Aignan, et se joignirent à lui pour faire enfermer leur sœur. On s'adressa pour cela à l'ancien évêque de Fréjus, dont le zèle n'avoit pas besoin d'être excité en cette occasion; il promit qu'on auroit satisfaction sur ce point avant qu'il fût peu. En effet, tandis qu'on ne pensoit à rien moins, le même courrier de cabinet dont on a ci-devant parlé, accompagné d'un archer du guet à cheval et d'une chaise à deux places, fut envoyé à Senlis avec une lettre de cachet pour arrêter la personne et la conduire (fol. 261 r°) dans un couvent. Il fallut partir sur le champ. On lui fit d'abord entendre qu'on la menoit à Saint-Cyr, où elle ne manqueroit de rien..... On arriva enfin au terme de sa prison, dans le fonds du Perche à douze lieues par delà Chartres ; c'étoit un prieuré de Bénédictines assez délabré appelé Loigny. Elle y fut consignée aux religieuses avec défense expresse de la laisser écrire ni parler à personne. Lorsque l'évêque de Beauvais en apprit la nouvelle, il en fut percé de douleur..... Il ne laissa pas d'écrire et d'envoyer des secours à cette personne. Il falloit s'en tenir là ; mais il conçut un dessein qui l'a précipité lui-même dans l'abîme le plus affreux. Il lui fit entendre qu'il la tireroit tôt ou tard de sa captivité, ce qui n'eût pas été extrêmement difficile, les murs du couvent où elle étoit n'étant point du tout élevés, et qu'il la feroit passer en Italie, où il trouveroit des protections qui la mettroient mieux qu'elle n'étoit auparavant..... Malheureusement pour lui, il se confia à un imbécile, qui étoit de Senlis et dont le père... avoit un emploi dans la justice de Chantilly. Pour faire sa cour au duc de Bourbon, il fit arrêter son fils par le prévôt de la maréchaussée de Senlis,... (fol. 261 v°) sur le soupçon qu'on lui trouveroit quelques papiers, dont on ne lui donna pas le temps de se défaire. Il s'en trouva un malheureusement, de l'écriture de l'évêque de Beauvais, dans lequel il étoit fait mention de l'enlèvement en question. Le prisonnier d'ailleurs, ayant été interrogé juridiquement, lâcha par bêtise beaucoup de choses qui avoient rapport à cet écrit. Le tout fut envoyé à la cour, où on ne parloit pas moins que d'envoyer l'évêque de Beauvais à la Bastille. C'étoit à la Saint-Martin de cette année 1725... Le duc de Saint-Aignan, averti de tout, fit commuer la peine, en disant qu'il se chargeoit de son frère et qu'il en répondoit au Roi. Il partit en même temps pour Beauvais, où il arriva sur le soir, le jour même de la Saint-Martin..... Le prélat fut d'autant plus surpris de l'arrivée de son frère qu'il y avoit cinq ans qu'il n'avoit mis le pied à Beauvais... Le duc de Saint-Aignan, ne voulant pas l'effrayer d'abord, lui dit que, la duchesse sa mère étant à l'extrémité, il étoit venu le chercher pour aller ensemble lui rendre les derniers devoirs... Il lui parla ensuite des bruits qui couroient sur son compte, et lui déclara enfin nettement le sujet pour lequel il étoit envoyé, qui étoit de le tirer, ou pour mieux dire de l'arracher de son diocèse, et lui donna à choisir de se retirer ou chez l'évêque de Chartres son ami, ou chez la marquise de l'Aubespine sa sœur, ou enfin à Paris dans la maison du Noviciat des jésuites, lui faisant entendre au reste que ce n'étoit qu'à cette condition qu'il lui avoit sauvé la Bastille... Il lui fit voir dans la suite trois lettres de cachet dont il étoit porteur, l'une pour la Bastille, l'autre pour l'abbaye du Mont-Saint-Michel, et la troisième enfin pour le Noviciat des Jésuites. Le prélat, après avoir versé bien des larmes,... prit le parti du Noviciat des Jésuites..., et le lendemain 12ᵉ novembre (folio 262 r°), à la pointe du jour, les deux frères montèrent ensemble dans la même chaise de poste, et se rendirent le même jour sur le soir à Paris..... Cependant le public... se persuada que l'évêque avoit eu l'intention de se retirer en Angleterre avec la personne (folio 262 v°) en question, et le bruit s'en répandit dans tout

Paris. L'évêque répondit pour sa justification qu'on n'avoit rien trouvé, dans l'écrit qui faisoit tout son crime, qui dénotât un pareil dessein, qu'on ne prenoit pas un semblable parti qu'on n'eût eu auparavant quelque commerce de lettres dans le pays où on avoit envie d'aller, et qu'on ne pouvoit pas lui reprocher qu'il eût écrit sur ce sujet la moindre chose ; que de plus il passoit continuellement des Anglois par Beauvais pour aller à Calais et qu'on ne l'avoit jamais vu en conférence ni en liaison avec aucun d'eux. Il écrivit la même chose quelque temps après à l'ancien évêque de Fréjus.... Le duc de Saint-Aignan le conduisit chez lui à Paris, où il le retint pendant deux jours et le traita avec beaucoup d'humanité. Il lui persuada ensuite d'écrire au recteur du Noviciat des jésuites, pour lui demander un appartement dans sa maison, comme s'il vouloit s'y retirer de lui même, pour ne pas lui donner à connoître que c'étoit en vertu d'une lettre de cachet.... Le surlendemain de son arrivée à Paris, qui étoit le 13e novembre, il le conduisit lui-même au Noviciat des jésuites.... »

Nous arrêtons là ces extraits. L'auteur raconte ensuite que « la personne en question » fut ramenée peu de temps après de Loigny à Sainte-Pélagie. Mais l'évêque, ayant appris cela par l'intermédiaire d'une femme de chambre de la comtesse de Melun amie d'un archer du guet, réussit encore à correspondre avec elle. La cour la fit enlever de nouveau et conduire secrètement aux Madelonnettes de La Flèche, dès le début de l'année 1726. — Par la suite, il raconte les circonstances qui amenèrent la démission de l'évêque de Beauvais et son internement à Cîteaux, mais en donnant toujours le beau rôle au prélat. Le récit, toujours très diffus, ne dépasse pas, comme nous l'avons dit, l'année 1733.

Après son audience du Régent, dont il a été parlé dans les fragments ci-dessus, p. 350, M. de Saint-Aignan était reparti précipitamment pour Beauvais, d'où il écrivit le 13 mai 1718 une lettre au prince (Dépôt des affaires étrangères, vol. *France* 1233, fol. 27), pour se plaindre de sa famille, du cardinal de Noailles et du duc de Saint-Simon. Comme il ne prenait aucune mesure pour tenir sa promesse d'éloigner la personne en question, le Régent lui adressa le 30 mai la lettre suivante (*ibidem*, fol. 32, minute), dont on remarquera les termes vigoureux, peu habituels chez ce prince :

« Monsieur mon cousin

« Vous êtes parti si tôt, après m'avoir vu, que je n'ai pu m'expliquer avec vous avec le loisir que j'aurois desiré sur l'affaire qui vous a amené. J'y supplée par ce mot, en vous faisant souvenir que vous avez promis à M. le cardinal de Noailles, par une lettre de votre main que j'ai vue, de mettre la personne en question dans un couvent huit jours après Pâques. Si vous aviez tenu parole, vous vous seriez épargné bien des peines. Il ne paroît pas, au bout d'un mois, que vous vous mettiez en peine d'y satisfaire. Je crains que vous n'interprétiez pas bien ce que je vous ai bien voulu dire, que je ne voulois pas vous scandaliser[1] et que vous ne continuiez à vous scandaliser vous-même. Or c'est ce qu'il ne m'est pas permis de souffrir. Ainsi je vous avertis d'exécuter entre ci et quinze jours précis et préfix cette parole que vous avez donnée, et en lieu sûr et hors de votre diocèse et de votre portée, et que, si cela n'est pas fait en ce terme pour tout délai, j'y saurai pourvoir incontinent après par l'autorité du Roi. Il est donc en vos mains d'éviter d'être scandalisé et de finir le scandale. Je ne doute pas que vous ne preniez ce parti, et je vous y exhorte d'autant plus que vous devez compter qu'il finira, par vous ou par moi, dans ce terme.

« Je suis,

« Monsieur mon cousin,

« Votre très affectionné cousin. »

Cette injonction pressante avait été évidemment déterminée par une lettre que Saint-Simon avait adressée le 29 mai à l'abbé de Thésut, secrétaire des commandements du Régent, sur cette déplorable affaire et sur la nécessité de la faire finir. Nous ne connaissons pas malheureusement le texte de cette lettre; mais l'original a passé en vente chez M. Étienne Charavay, expert en autographes, et est mentionné dans son *Catalogue n° 200*, année 1883.

Le 3 juin, l'évêque répondit par une très longue lettre (vol. *France*, 1233, fol. 38 à 40), dans laquelle il déclare qu'il ne peut sans déshonneur accomplir ce qu'on lui demande, les circonstances n'étant plus les mêmes, etc., etc. C'est alors que le Régent recourut à la lettre de cachet.

Ajoutons comme renseignement complémentaire une lettre inédite de l'évêque qui a passé en vente publique chez Étienne Charavay le 19 décembre 1890 (n° 138 du Catalogue). Il l'adressa au cardinal de Fleury, probablement en 1727 (la pièce ne porte pas de date d'année), lorsque Fleury, cardinal depuis septembre 1726, avait remplacé comme premier ministre le duc de Bourbon.

Ce 5e juillet.

« Monseigneur,

« Toutes les bontés que Votre Éminence m'a marqué me font espérer qu'elle voudra bien enfin exaucer le vœu que je fais depuis longtemps, et m'attacher à elle. Je le desire à un point que je ne peux me persuader de n'être pas écouté. Elle jugera bientôt par elle-même combien les mauvaises impressions qu'on lui a voulu donner de moi sont contraires à la vérité. Ma conduite, Monseigneur, sous des yeux aussi éclairés et aussi pénétrants, mais en même temps aussi équitables que

1. Au sens de faire de vous un objet de scandale.

les vôtres, lui persuadera que je ne suis pas indigne de sa confiance ni de ses bienfaits. La passion (si j'ose le dire) avec laquelle je demande d'être employé sous les ordres de Votre Éminence lui répondra de ma fidélité, de ma soumission à ses moindres volontés et de la docilité qu'elle trouvera en moi. Se pourroit-il faire, Monseigneur, qu'après les espérances qu'elle m'a laissé envisager en plus d'une occasion, elle voulût jeter les yeux sur un autre pour l'appeler auprès d'elle, comme on me le mande? J'ai d'autres sentiments de sa bienveillance et de sa bonté pour moi. Que j'en ressente enfin les effets, Monseigneur! Un seul mot de votre bouche peut faire mon bonheur. Je me suis mis dans l'esprit que vous feriez ma fortune, et je compte encore que je ne serai pas trompé dans mon attente. C'est la grâce que j'ose demander à Votre Éminence, et, en attendant l'honneur de ses ordres, celle de me dire avec autant de respect que d'attachement et de zèle,

« de Votre Éminence,

« Monseigneur,

« Très humble et très obéissant serviteur

« De Saint-Aignan,

« évêque et comte de Beauvais. »

ADDITIONS ET CORRECTIONS

Page 7, note 4. A propos de l'édit créant la Compagnie d'Occident, le greffier Gilbert de Voisins inséra la note suivante dans son compte rendu de la séance du 31 décembre 1717 (reg. U 361) qui ne figure pas dans le registre officiel : « Enfin M. de Vienne a fait lecture du cinquième édit, qui fixe à cent millions le fonds de la Compagnie d'Occident, pour lesquels il est créé quatre millions de rente au denier vingt-cinq, savoir : deux millions sur la ferme du contrôle des actes, un million sur la ferme du tabac et un million sur celle des postes, et, en suite des conclusions pour l'enregistrement, M. le premier président ayant pris les avis à l'ordinaire, il s'est trouvé cinquante-sept voix pour l'enregistrement, conformément aux conclusions du procureur général du Roi, où l'arrêt a passé, quinze ou dix-sept seulement à l'avis de M. de Saint-Martin, beaucoup de Messieurs s'étant retirés, qui étoit de supplier très humblement le Roi d'assigner un fonds autre que celui sur le contrôle des actes des notaires, qui étoit même très à charge au public, et quatre ou cinq à nommer des commissaires pour examiner l'édit. »

Page 18, note 4. Cinq arrêts du conseil d'État du 20 juin 1718 prescrivirent l'établissement d'une nouvelle manière de lever la taille dans les élections de la Rochelle, Marennes, Cognac, Saintes et Saint-Jean d'Angély (Archives nationales, AD † 748).

Page 27, note 2. La nouvelle de ces mouvements du Parlement était envoyée dès le 17 janvier par M. Amelot au cardinal Gualterio (British Museum, ms. Addit. 20365, fol. 274) : « Les chambres du Parlement ont été assemblées ces jours-ci au sujet de l'enregistrement de quelques édits. Cela a donné occasion à des grands discours de quelques membres de cette Compagnie, et ensuite à des remontrances qu'on a résolu de faire au Roi sur diverses parties du gouvernement des finances. On en écrira sans doute à Rome avec des couleurs plus vives et plus fortes qu'il ne conviendroit ; mais, dans le fond, cela ne peut avoir de grandes suites, et les temps de minorité ont toujours été sujets à ces sortes de mouvements et d'agitations. »

Page 41, note 1. Amelot écrivait le 31 janvier 1718 au cardinal Gualterio (British Museum, ms. Addit. 20 365, fol. 278, communication de M. Gaucheron) : « S. A. R. a ôté les sceaux à M. le Chancelier, qui s'est retiré à la campagne, et ils ont été donnés à M. d'Argenson, avec commission pour présider au Conseil. M. le duc de Noailles, dans le moment qu'il a su cette nouvelle, a donné sa démission de la présidence des finances, et ce ministère a passé en même temps entre les mains du nouveau garde des sceaux. Voilà matière à réflexions. Votre Éminence me dispensera de les faire. »

Page 50, note 3. Texte du brevet d'assurance accordé au marquis de Torcy (reg. O [1] 62, fol. 33) : « Aujourd'hui 23 février 1718, le Roi étant à Paris, s'étant fait représenter le brevet expédié par son ordre et pour assurance de sa volonté, le 2 octobre de l'année 1715, par lequel Sa Majesté a déclaré que, ayant donné et octroyé au sieur Jean-Baptiste Colbert, marquis de Torcy, la charge de grand maître et surintendant général des courriers, postes et relais de France, en considération des grands et importants services qu'il a rendus au feu Roi, pendant l'espace de vingt-six années, dans les fonctions importantes de la charge de secrétaire et ministre d'État ayant le département des affaires étrangères, elle veut et entend que, en cas que ledit sieur marquis de Torcy vienne à se démettre de ladite charge de grand maître et surintendant général des postes, courriers et relais de France, décéder en possession d'icelle, ou autrement en quelque sorte et manière qu'elle puisse vaquer, celui qui sera agréé par Sa Majesté pour en être pourvu ne puisse y être admis ni reçu, ni lui en être expédié aucunes provisions qu'après avoir payé réellement et effectivement en deniers comptants la somme de cent cinquante mille livres d'assurance que Sa Majesté lui a accordé sur ladite charge, laquelle somme demeureroit affectée et hypothéquée par privilège et préférence à la dot de la dame marquise d'Ancezune, fille dudit sieur marquis de Torcy, et, au cas que ladite somme de cent cinquante mille livres soit remboursée à ladite dame marquise d'Ancezune et que ledit sieur marquis de Torcy emprunte de quoi l'acquitter, veut Sa Majesté que ceux de qui il aura fait lesdits emprunts aient les mêmes privilèges, préférence et hypothèque que ladite dame marquise d'Ancezune,... et que, en cas que par la suite ledit sieur marquis de Torcy rembourse de ses deniers la dot de ladite dame,... Sa Majesté permet audit sieur marquis de Torcy de disposer de ladite somme de cent cinquante mille livres, ou de partie d'icelle qui pour lors lui appartiendra, en la manière et comme bon lui semblera, sans qu'elle puisse être sujette aux dettes et créances qu'il pourroit avoir faites, attendu que Sa Majesté accorde cette grâce audit sieur marquis de Torcy comme une pure libéralité et comme une récompense de ses services,...... — Sa Majesté, satisfaite des services que ledit sieur marquis de Torcy continue de lui rendre, non seulement dans les fonctions de la charge de grand maître et surintendant général des postes, mais encore dans son conseil de régence, voulant pour cet effet lui donner de nouvelles marques de ses bontés, de l'avis de M. le duc d'Orléans, régent, a déclaré et déclare, veut et entend que, en cas que ledit sieur marquis de Torcy vienne à se démettre de ladite charge de grand maître et surintendant général des postes, courriers et relais de France, décéder en possession d'icelle, ou autrement en quelque sorte et manière qu'elle puisse vaquer, celui qui sera agréé par Sa Majesté pour en être pourvu, ne puisse y être admis ni reçu, ni lui en être expédié aucunes provisions qu'après avoir payé réellement et effectivement, en deniers comptants, la somme de quatre cent mille livres, au lieu de celle de cent cinquante mille livres portée audit brevet du 2 octobre 1715, laquelle somme de quatre cent mille livres demeurera jusqu'à concurrence affectée et hypothéquée par privilège et préférence au payement tant de la dot de ladite dame marquise d'Ancezune, conformément au précédent brevet, que de la dot de la dame marquise du Plessis-Châtillon, seconde fille dudit sieur marquis de Torcy, portée par son contrat de mariage passé par devant Lefèvre, notaire, ce jour d'hui. Veut Sa Majesté que, si ledit sieur marquis de Torcy emprunte de quoi rembourser lesdites dots en tout ou en partie, ceux qui auront prêté aient les mêmes privilège, hypothèque et préférence que lesdites dames marquises d'Ancezune et du Plessis-Châtillon, au moyen des déclarations et subrogations qui seront mentionnées aux actes qui en seront passés, tout ainsi et de la même manière que s'ils étoient nommément exprimés dans le présent brevet. Permet aussi Sa Majesté audit sieur marquis de Torcy d'emprunter de telle manière qu'il avisera jusqu'à concurrence de ce qui restera de libre de ladite somme de quatre cent mille livres, soit présentement ou par la suite, et de donner une affectation et hypothèque spéciale et privilégiée sur le présent brevet aux créanciers qui prêteront leurs deniers, pourvu toutefois et non autrement qu'il en soit fait mention en marge ou au dos du présent brevet, qui sera déposé chez un notaire à Paris, lesquels créanciers seront néanmoins postérieurs en privilège au payement desdites dots envers lesdites dames marquises d'Ancezune et du Plessis-Châtillon, ou envers les créanciers des deniers desquels elles auront été remboursées et subrogés auxdites dots tant qu'ils subsisteront. Permet Sa Majesté audit sieur marquis de Torcy de pouvoir disposer par donation entre vifs ou par testament de ladite somme de quatre cent mille livres, si lors elle n'étoit plus chargée de dettes, ou de ce qui en restera de libre, en faveur d'un ou de plusieurs de ses enfants, en tel temps et de telle manière que bon lui semblera, sans que cet avantage soit sujet à rapport dans sa succession ni qu'il puisse augmenter la légitime de ses autres enfants; et, si ledit sieur marquis de Torcy vient à décéder en possession de ladite charge sans avoir fait ladite disposition, ladite somme de quatre cent mille livres ou ce qui en restera de libre tombera dans sa succession, même dans sa communauté de biens, si la dame marquise de Torcy, sa femme, le survit, pour être partagée dans l'ordre ordinaire comme effet mobilier, voulant Sa Majesté que toutes les conditions du présent brevet fassent loi et soient exécutées, attendu que le don de quatre cent mille livres y contenu est une pure libéralité de Sa Majesté à laquelle elle a voulu apposer lesdites conditions. Et, pour assurance de sa volonté, elle m'a commandé d'expédier le présent brevet, qu'elle a signé de sa main et fait contresigner par moi, etc. »

Page 58, note 1. M. Amelot s'empressa d'envoyer l'écho de ces fêtes au cardinal Gualterio, 28 février 1718 (British Museum, ms. Addit. 20365, fol. 284, communication de M. Gaucheron) : « On n'est occupé ici ces jours gras que de fêtes et de spectacles. Il y eut avant hier un souper magnifique et un grand bal chez Monsieur le Duc, où étoient tous nos princes et princesses ainsi que la cour de Lorraine. Ce sera ce soir chez Mme la duchesse de Berry au palais du Luxembourg, où il y a trois cents personnes invitées au souper. Il y aura un grand concert avant le repas, et ensuite bal dans la fameuse galerie peinte par Rubens. Toutes les dames et tous les seigneurs seront en habits neufs, et les quitteront ensuite pour se mettre en habits de masques. Ce sera une des plus superbes fêtes que l'on ait vu depuis longtemps, et, si les étrangers qui en seront spectateurs ne sont pas persuadés qu'il y ait de l'argent de reste en France, ils auront grand tort. »

Page 62, note 3. Relation de la visite du duc de Lorraine au Parlement (Archives nationales, U 361) : « Ce jour [7 mars], sur les neuf heures du matin, M. le duc de Lorraine, arrivé en cette ville le 18 février dernier sous le nom de comte de Blamont, est venu au Parlement pour y voir la séance de la cour et y entendre les plaidoiries. Il partit du Palais-Royal et vint descendre de carrosse chez M. le premier président, où il fut reçu par M. le bailli de Mesmes, ambassadeur de l'ordre de Malte, frère de M. le premier président, et par le sieur comte de Lautrec, son gendre, qui le conduisirent au Palais avec M. le greffier, qui étoit allé le saluer chez M. le premier président, passant par la galerie neuve, celle des prisonniers, devant la buvette et par la porte du côté du greffe, par laquelle il entra en la grand chambre. Il étoit accompagné du sieur marquis de Craon, son premier écuyer, du sieur président Mahuet, son envoyé extraordinaire en France, et de quelques personnes de condition, sans gens de ses livrées, ayant seulement deux pages de M. le duc d'Orléans régent et quatre ou cinq personnes de ses livrées. M. le duc de Lorraine monta dans la lanterne du côté de la cheminée, qui avoit été tapissée très proprement, avec lesdits sieurs ambassadeur de Malte, comte de Lautrec, son envoyé et son premier écuyer, et dans l'autre lanterne du côté du greffe, aussi tapissée, se mirent plusieurs personnes de condition de sa suite. Peu de temps après que M. le duc de Lorraine fut placé, MM. les présidents, revêtus de leurs manteaux fourrés, le mortier à la main, et Messieurs en robes noires à l'ordinaire, partirent de la grande buvette en l'ordre accoutumé, les huissiers marchant devant eux, et vinrent prendre leurs places ordinaires pour la grande audience, et, avant de les prendre, ils saluèrent M. le duc de Lorraine; qui les salua aussi, étant debout et découvert. (*Il entendit plaider une affaire et prononcer l'arrêt.*) Après quoi, la cour se leva, à près d'onze heures, MM. les présidents et Messieurs ayant encore salué M. le duc de Lorraine, ainsi qu'ils avoient fait en entrant à l'audience, et allèrent à la buvette. M. le duc de Lorraine s'en retourna chez M. le premier président par la grande salle et la galerie des merciers, par la galerie vis-à-vis de la Sainte-Chapelle, en laquelle il entra pour la voir et y faire sa prière. M. le premier président y entra aussi peu de temps après et le conduisit chez lui avec ceux qui l'avoient conduit au Palais. Il y demeura assez de temps à causer, et ensuite M. le premier président et sa famille le reconduisirent jusqu'à son carrosse. M. le premier président avoit fait venir au Palais plusieurs officiers du guet avec une compagnie d'archers, pour empêcher la foule dans les passages et endroits où M. le duc de Lorraine devoit passer; ce qui se passa sans embarras et sans confusion. »

Page 78, note 5. Extrait du procès-verbal du conseil de régence pour l'approbation du traité conclu avec la Lorraine, séance du 5 décembre 1717 (Bibliothèque nationale, ms. Franç. 23669, fol. 275 v°) : « M. de Saint-Contest a rapporté un projet de traité entre le Roi et le duc de Lorraine, tant pour les limites que pour les autres contestations, ledit traité consistant en soixante-huit articles. Il a été seulement observé que, quoiqu'il eût été promis à ce prince par le feu Roi, lors de son mariage, qu'on lui donneroit le titre d'Altesse Royale, quand il l'auroit pu obtenir de l'Empereur et qu'il en rapportât le diplôme, il ne lui seroit néanmoins point donné dans le traité en question, pour des raisons particulières qui ont été déduites, mais qu'il seroit mandé au ministre du Roi de le lui donner dans les audiences et à l'avenir. Comme en même temps il a été lu un mémoire [des évêques] de Lorraine, qui se plaignent de n'avoir pu jusqu'à présent faire régler les contestations qu'ils ont avec ce prince, et que les commissaires qui sont ici ont témoigné qu'ils n'avoient point de commission ni d'entendre ni de parler sur cette affaire, il a été décidé que l'expédition du traité seroit suspendue jusques à ce qu'on fût convenu avec lesdits commissaires pour régler la demande des évêques de Lorraine, et cela dans un temps limité. » Puis, au 16 janvier 1718 (ms. Franç. 23670, fol. 15) : « A été lu une lettre de l'envoyé de Lorraine, qui demande que le traité qui reste à faire avec le duc de Lorraine et qui n'a été arrêté que parce qu'on vouloit y insérer l'affaire des évêques et que M. le duc de Lorraine y veut la qualité d'Altesse Royale, soit signé. Il a été dit que, comme M. le duc de Lorraine s'engageoit par une lettre écrite à Monseigneur le Régent de consentir qu'il fût nommé des commissaires de part et d'autre sur l'affaire des évêques, le traité seroit signé, et que, à l'égard du titre d'Altesse Royale, comme elle avoit été passée dans des traités qu'il rapporte, elle lui seroit donnée; qu'ainsi il seroit dit à M. de Saint-Contest de signer le traité. »

Il y eut encore par la suite quelques contestations, dont les échos se retrouvent dans les extraits suivants : 4 décembre 1718 (ms. Franç. 23673, fol. 58) : « M. le duc de Noailles.... ...a rapporté que, par traité fait entre le Roi et Charles IV, duc de Lorraine, il y a eu une cession faite de deux villages pour former une route de demi-lieue, qui conduit de France en Lorraine, et qu'il se trouve maintenant quelque difficulté pour les bois dépendants desdits villages, que M. le duc de Lorraine prétend ne faire point partie de la cession qui a été faite. Il a été décidé d'en communiquer à l'envoyé de Lorraine pour être ensuite fait mention dans le traité original qui doit être fait incessamment. » Enfin, au 8 janvier 1719 (*ibidem*, fol. 69 v°) : « A rapporté la contestation que le Roi a avec le duc de Lorraine au sujet de la propriété des bois de Trine et de Cutigny, que le duc de Lorraine prétend ne point faire partie des villages cédés au Roi pour l'ouverture du chemin qui va en Lorraine. Il a été décidé d'attendre que les envoyés de Lorraine prouvassent incontestablement de quelle manière le duc de Lorraine possédoit les bois en question. »

Page 127, note 4. Il y a quelques renseignements sur le rappel de M. de Monasterol à Munich et sur sa mort dans les correspondances du volume *Bavière* 67 du Dépôt des affaires étrangères. Le maréchal d'Huxelles écrit le 28 janvier 1718 au marquis de Saumery, envoyé de France (fol. 108) : « Je ne doute pas que M. le comte de Monasterol ne soit arrivé à Munich. Vous savez que sa conduite a toujours été très agréable au feu Roi. Elle ne l'est pas moins à Monseigneur le Régent. Son Altesse Royale m'a ordonné de vous le marquer, afin que vous puissiez lui rendre les témoignages qu'il mérite, et je vous serai très obligé en mon particulier de tout ce qu'il devra à vos bons offices. » — De son côté, M. de Saumery écrivait au maréchal le 29 janvier (fol. 109) : « M. le comte de Monasterol est arrivé ici depuis deux jours..... Je me contenterai de vous dire qu'il paroît aimé et estimé dans cette cour et que, à la manière dont l'Électeur l'a reçu, il a lieu de se flatter que ce prince lui rendra la justice qu'il peut desirer. » — Le 12 février (fol. 114) : « J'ai informé M. le comte de Monasterol de ce que vous avez bien voulu me marquer d'obligeant sur son sujet. Je profiterai avec bien du plaisir des occasions qui se présenteront de lui faire connoître l'empressement que j'ai d'exécuter vos ordres. J'étois déjà prévenu en sa faveur par l'estime et la réputation où il est ici, et l'envie que j'aurois de lui rendre service n'est accompagné de réserve que par des raisons qu'il approuve lui-même et dont il vous rendra compte à son retour. » — Enfin, le 26 mars (fol. 130) : « M. de Monasterol est mort en huit jours d'une fluxion de poitrine. J'avois eu l'honneur de vous écrire la veille de sa mort sans vous parler de sa maladie, les médecins assurant le même jour qu'il étoit sans danger. Je ne doute pas que les ennemis qu'il peut avoir ne profitent de cette conjoncture pour persuader à l'Électeur qu'il a mal gouverné ses affaires. Comme je n'en avois aucune connoissance et qu'il ne me convenoit pas de m'en occuper, je ne sais si les choses qu'on lui imputera sur ce sujet seront bien ou mal fondées. Je puis seulement avoir l'honneur de vous dire que, malgré les mauvais offices qu'on tâchoit de lui rendre auprès de l'Électeur, il m'a paru que ce prince conservoit pour lui un fonds d'estime et d'amitié, qui l'auroit, je crois, engagé de lui donner la satisfaction qu'il pouvoit desirer. »

Page 146, note 1. Lorsqu'il apprit son exclusion de l'Académie, l'abbé de Saint-Pierre adressa à son ami M. de Sacy la lettre suivante, qui peut-être n'arrangea pas ses affaires : « Palais-Royal, 6 mai 1718. — Je vous supplie, Monsieur, de marquer, de ma part, à la Compagnie que je ressens fort la perte que je fais d'être privé désormais de l'honneur et du plaisir d'assister aux assemblées. Vous savez, Monsieur, par les démarches que j'ai faites, combien je desirois d'éviter cette perte ; mais je vous supplie de témoigner à mes anciens confrères que je ressens encore plus la peine que mon imprudence leur a fait souffrir. Je vous supplie encore, Monsieur, de les prier de ma part de me pardonner le déplaisir que je leur ai causé, et que je leur ai pardonné le grand tort qu'ils m'ont fait, et que, si j'étois jamais en pouvoir de rendre service à ceux-mêmes qui ont paru le plus animés et qui ont le plus penché à la sévérité, j'en saisirois les occasions avec joie. Je n'ai point de meilleure preuve de la sincérité de mes sentiments que la confiance avec laquelle je m'adresserois à eux, si j'avois besoin de leur secours. La raison et la religion m'inspirent ces sentiments, et je crois que vous me connoissez assez pour en pouvoir répondre. J'ai prié mes amis de parler dans le même sens aux autres personnes que l'on m'a dit que j'ai offensées. Je m'en vais à la campagne de peur que l'on ne me fasse parler contre mes véritables sentiments. J'ai besoin de calme et de repos. » (Citée par Léonce de Lavergne dans la *Revue des Deux Mondes*, 1er février 1869).

Page 149, note 3. Le 19 juillet 1718, le Parlement rendit un arrêté pour la reconstruction du pont et l'établissement, en attendant, d'un passage provisoire en charpente (reg. X1A 8435, fol. 445 vo et suivants). A la suite de cet arrêté, est transcrit dans les registres le procès-verbal de la visite du pont et des maisons incendiées ou démolies, par une commission composée du prévôt des marchands et de quatre échevins, du procureur du Roi de la Ville avec son greffier, du premier président et des gens du Roi du Parlement, du lieutenant de police, du lieutenant criminel et du procureur du Roi au Châtelet, du duc d'Antin, surintendant des Bâtiments, et du marquis de Beringhen, commissaire des ponts et chaussées de France, assistés de Robert de Cotte, premier architecte du Roi, Jacques Gabriel et Jules-Robert de Cotte, architectes ordinaires, François Jomard, maître général des bâtiments, pont et chaussées de France, Jean Beausire, maître général des bâtiments du Roi et de la Ville, Jean-Baptiste-Augustin Beausire, architecte juré, et Jean Dubois, expert juré ès œuvres de maçonnerie. Les architectes firent un rapport spécial, et l'on se mit immédiatement à l'œuvre pour l'établissement du passage provisoire en bois, dont la réception eut lieu le 1er août (procès-verbal, aux folios 517-521). Il y a un rapport sur l'état du pont, avec des plans à l'appui dans, le carton X1B 8900, liasse de septembre, aux Archives nationales.

Page 154, note 2. La reine d'Angleterre, Marie d'Este, usait volontiers des empiriques pour sa santé. Voici une lettre qui fut écrite en 1702 à la mère Priolo, alors ancienne supérieure de la Visitation de Chaillot, par un jésuite qui soigna alors la reine (Archives nationales, M 856, dossier 6, n° 63) : « Pax Christi. — A Saint-Germain, 15 mars 1702. — Madame, j'ai lu votre lettre pleine de zèle pour la santé de la reine, et j'ai entendu les dames Strickland et Molza sur le même sujet, et les sentiments des docteurs et chirurgiens. Je tâcherai de faire tout mon possible pour rétablir une santé si précieuse. Mais la ferveur et continuation de vos prières et de votre sainte communauté surpassera de beaucoup nos diligences pour obtenir cette grâce du ciel. Cependant la reine a changé la mortification du corps en l'obéissance suivant les ordres des médecins et ma direction ; elle a commencé de sortir à la promenade après le dîner. On a pris quelque ordre pour empêcher l'importunité des officiers et des audiences. Plaise à Dieu d'exaucer nos desirs et prières à sa plus grande gloire. Je me recommande humblement à vos saintes prières et de la Révérende Mère supérieure avec sa communauté. Je suis, Madame, votre très humble serviteur in Christo. BARTHÉLEMY RUGA, de la Compagnie de Jésus. » *Au dos :* « A Madame, Madame Françoise-Angélique Priolo, religieuse de la Visitation, à Chaillot. »

Page 156, note 4. Il y a d'intéressantes nouvelles sur le travail des commissaires du conseil de régence pour la question des bulles dans les gazettes étrangères, notamment dans celle *de Leyde*, nos 39 à 41 et Extrordinaire 42, et dans la *Gazette de Rotterdam*, n° 29.

Page 161, note 3. Le 30 juin 1718, le conseil de régence évoqua au Roi ou à des commissaires désignés par le Conseil les contestations qui pourraient survenir dans l'inventaire des effets de la succession du comte d'Armagnac (ms. Franç. 23 666, fol. 73 v°).

Page 268, note 1. Guillaume Éon était depuis 1718 à Londres comme agent de l'Espagne pour le commerce. En décembre 1721 il fut accrédité spécialement près de la cour d'Angleterre (*Gazette* de 1722, p. 10), Il appartenait à une famille de commerçants et d'armateurs malouins, dont était aussi ce Pierre Éon de la Baronnie, maître à la Chambre des comptes, qui épousa Geneviève-Françoise d'Argouges par contrat du 29 juillet 1699 (minute du notaire Pierre Caillet). Rigaud fit en 1722, pour cinq cents livres, le portrait d'un Éon, de Saint-Malo, parent de notre Guillaume Éon.

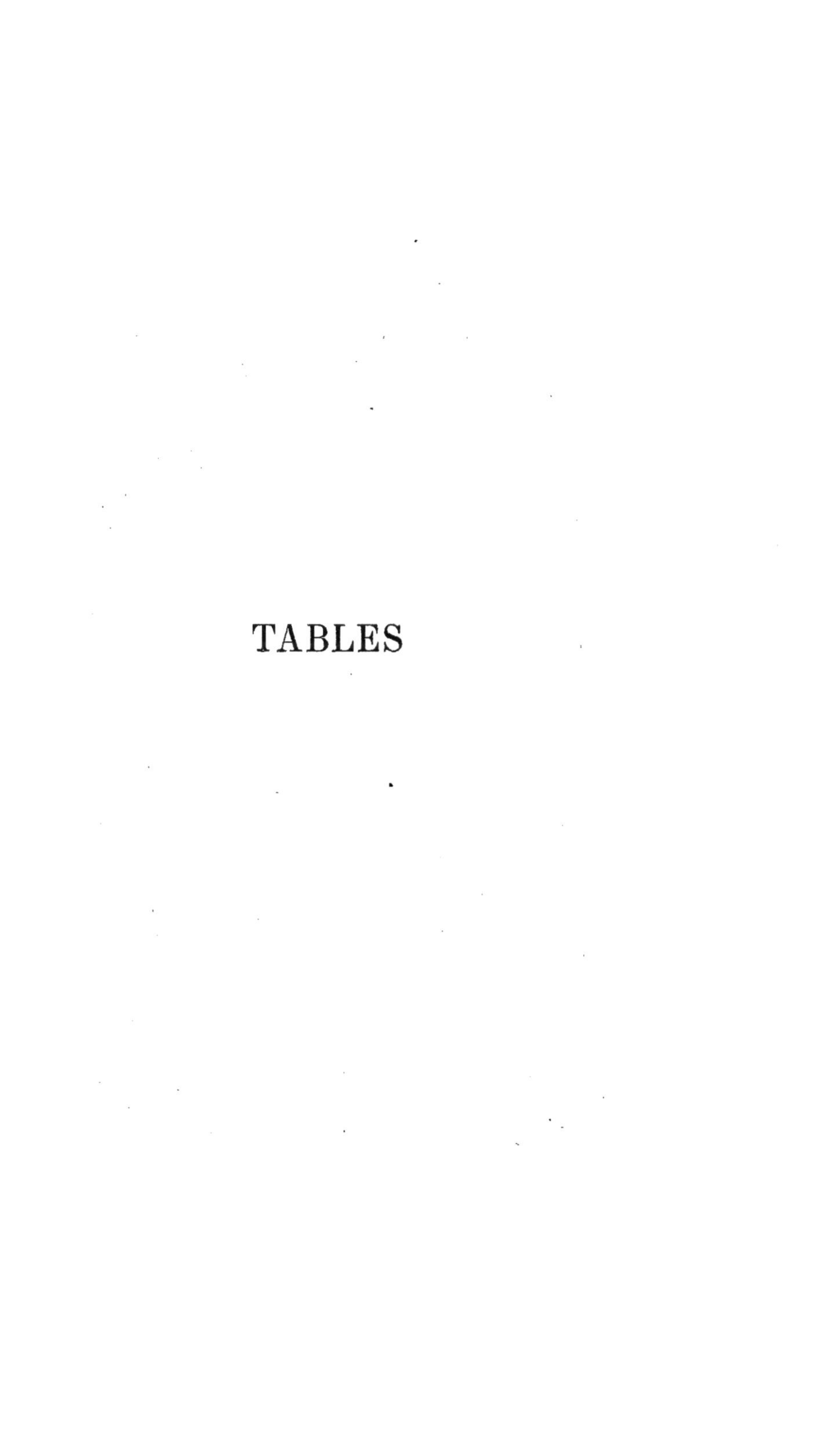

TABLES

I

TABLE DES SOMMAIRES

QUI SONT EN MARGE DU MANUSCRIT AUTOGRAPHE.

1718.

II

TABLE ALPHABÉTIQUE

DES NOMS PROPRES

ET DES MOTS OU LOCUTIONS ANNOTÉS DANS LES *MÉMOIRES*

N. B. Nous donnons en italique l'orthographe de Saint-Simon, lorsqu'elle diffère de celle que nous avons adoptée.

Le chiffre de la page où se trouve la note principale relative à chaque mot est marqué d'un astérisque.

L'indication (Add.) renvoie aux Additions et Corrections.

A

C

D

N

O

P

Q

R

S

T

U

V

W

Y

Z

III

TABLE DE L'APPENDICE

PREMIÈRE PARTIE

ADDITIONS DE SAINT-SIMON AU *JOURNAL DE DANGEAU*

(Les chiffres placés entre parenthèses renvoient au passage des *Mémoires* qui correspond à l'Addition.)

SECONDE PARTIE

I

II

III

IV

V

VI

VII

TABLE DES MATIÈRES

CONTENUES DANS LE TRENTE-TROISIÈME VOLUME.

FIN DU TOME TRENTE-TROISIÈME.

CHARTRES. — IMPRIMERIE DURAND, RUE FULBERT.

www.ingramcontent.com/pod-product-compliance
Ingram Content Group UK Ltd.
Pitfield, Milton Keynes, MK11 3LW, UK
UKHW022325190726
13856UKWH00001B/212